乳房MRIを極める！

サーベイランスから
MRIガイド下生検まで

編 著 戸﨑 光宏
相良病院附属ブレストセンター放射線科 部長
昭和大学医学部放射線医学講座 客員教授

インナービジョン

刊行にあたって

2018年4月にMRIガイド下生検が保険収載された。2007年に日本で初めてこの手技を開始し，全国での普及活動を行ってきたが，やっと目標が達成できた。これが本書を執筆するきっかけとなった一番の理由である。この保険収載と同時に，昭和大学で若手医師の読影指導とMRIガイド下生検の立ち上げを行うことになった。そこで改めて，MRIガイド下生検の手技だけでなく，乳房MRIの読影そのものを学ぶための教材がないことに気付いた。それが二番目の理由である。もう一つの理由は，現在の私の研究テーマである「リスクに応じた予防医学」に，乳房MRIが非常に重要な役割を担うことを伝えたかったからである。遺伝学的な情報により癌治療やがん検診が大きく変わる時代が到来し，乳癌診療における乳房MRIの重要性は今後さらに増すと予想される。本書はインナービジョン社の協力を得て刊行されることになった。第Ⅰ章のレクチャー編は，月刊インナービジョン誌の連載「めざせ達人シリーズ＜乳房MRI編＞」をまとめた内容である。第Ⅱ章では乳房MRIの解説編，第Ⅲ章ではMRIガイド下生検について執筆した。乳房MRIの重要な目的の一つが，MRIガイド下生検の対象病変 (MRI-detected lesion) の有無を判定することである。そして，それがMRIでしか見えない病変 (MRI-only visible lesion) なのか，超音波検査で描出可能な病変なのか，の判断が重要である。つまり，乳房MRIを正確に読影するためには，超音波検査にも精通していることが必須となる。そこで，Break Timeとして超音波についても記述した。また，相良安昭先生には外科医の立場からDCISの治療について，大井恭代先生には乳腺病理の中でも画像診断医が最も知りたい項目を，佐々木道郎先生にはPET/MRIの魅力について執筆いただいた。なお刊行にあたり，インナービジョン社の花房喜久枝氏には大変お世話になった。この場を借りて深謝したい。

近年のAI（人工知能）の発展で画像診断は劇的な変化を遂げるであろう。新たなAIとの共存の時代において，本書が乳腺の画像診断を発展，進化させるための一助になれば幸いである。

　2019年6月

戸﨑光宏

Contents

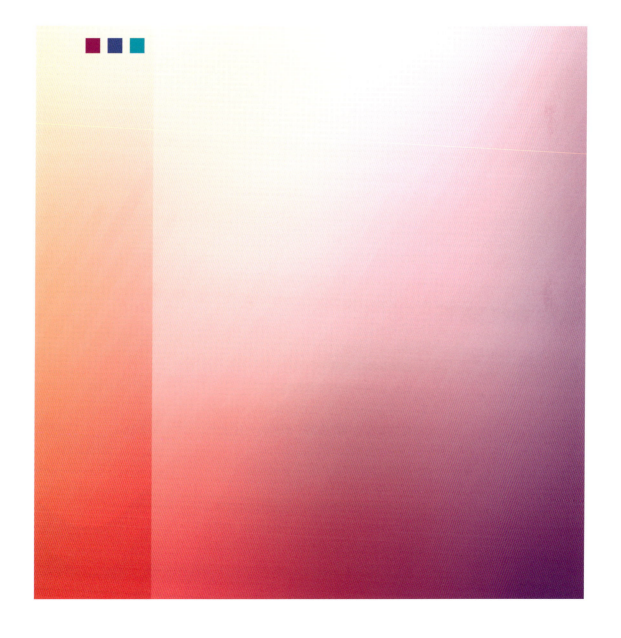

Contents

■第Ⅰ章　乳房 MRI：レクチャー編
乳房 MRI 読影の基礎知識
（戸﨑光宏）**13**

① 読影の順番
Abbreviated MRI からわかること ・・・・・・・・・・・・・・・・・・・・・・・・・・・・・ 14
② 撮像法の基本概念 ・・ 20
③ 乳癌の広がり診断 ・・・ 26
④ 月経周期と BPE ・・ 32

■第Ⅱ章　乳房 MRI：解説編
39

第 1 部：変わりゆく乳がん検診と MRI ・・・・・・・・・・・・・・・・・（戸﨑光宏）**40**

1. はじめに ・・・ 40
2. マンモグラフィ検診神話の崩壊 ・・・・・・・・・・・・・・・・・・・・・・・・・・・・・・ 41
 2-1. 『乳癌診療ガイドライン 2015 年版』での改訂のインパクト ・・・・・・・ 41
 2-2. 2D マンモグラフィの限界：
  3D マンモグラフィ・造影マンモグラフィの登場・・・・・・・・・・・・・・・ 41
 2-3. J-START の結果 ・・・・・・・・・・・・・・・・・・・・・・・・・・・・・・・・・・・・・・・ 44
3. デンスブレスト ・・・ 45
 3-1. 乳腺濃度が示す 2 つの意義：個別化検診・・・・・・・・・・・・・・・・・・・・・ 45
 3-2. ナンシーさんの功績：デンスブレストの通知 ・・・・・・・・・・・・・・・・ 46
 3-3. 日本の現状・・ 47
4. 過剰診断・・・ 48
 4-1. 過剰診断の定義・・・ 48
 4-2. 石灰化病変に対する MRI の役割 ・・・・・・・・・・・・・・・・・・・・・・・・・・ 48
 4-3. Calcified DCIS：MRI の弱点か？　癌もどきか？ ・・・・・・・・・・・・・ 50
5. DCIS に対する治療の変遷─米国の大規模癌データベースを
 用いたコホート研究の経験から・・・・・・・・・・・・・・・・・・・・・・・・（相良安昭）53
 5-1. 米国における癌のデータベース ・・・・・・・・・・・・・・・・・・・・・・・・・・・ 53
  5-1-1. Surveillance, Epidemiology,
   and End Results (SEER) プログラム ・・・・・・・・・・・・・・・・・・・・・ 53
  5-1-2. National Cancer Database （NCDB） ・・・・・・・・・・・・・・・・・ 53
 5-2. DCIS と乳がん検診 ・・・・・・・・・・・・・・・・・・・・・・・・・・・・・・・・・・・・ 54
 5-3. DCIS に対する集学的治療 ・・・・・・・・・・・・・・・・・・・・・・・・・・・・・・ 55

5-4. DCIS に対する手術療法の変遷	55
5-5. DCIS に対する放射線治療の変遷	57
5-6. DCIS に対する内分泌療法の変遷	59
5-7. 今後の展望	59

第 2 部：日本のガイドラインから見る乳房 MRI ･･･････････ (戸﨑光宏) 63

1. はじめに	63
2. 乳腺 CT がはやった理由	63
2-1. ガイドラインにおける CT と MRI の扱い	63
2-2. 日本と欧米の乳腺画像診断医の違い	64
2-3. 普及しなかったダイナミック MRI	64
2-4. 乳腺 CT が日本で普及した背景	64
2-5. 乳腺 CT は乳房 MRI に置き換わるのか？	65
3. 乳腺 CT で筆者が取り組んだこと：乳癌の広がり分類	67
4. 乳房 MRI の適応	70
4-1. 日本のガイドライン上での進化	70
4-2. 日本と欧米との比較	71
4-3. 広がり診断：その意義は世界で議論されている	72
5. 乳房 MRI サーベイランス	73
5-1. 欧米では一番の適応	73
5-2. 乳癌ハイリスク女性に対する MRI サーベイランス：海外のデータ	74
5-3. 乳癌ハイリスク女性に対する日本での取り組み	75
5-4. 国内初の乳房 MRIサーベイランス前向き試験： 厚生労働省科研費事業	76
6. ハイリスク外来：個別化サーベイランスに必要な知識	77
6-1. MRIサーベイランスを行うための準備：quality-assured breast MRI	77
6-2. *BRCA1* と *BRCA2* は，分けて対応すべきでは	80
6-3. *BRCA* の画像の特徴	83
6-4. "Beyond HBOC"：パネル検査の時代の個別化サーベイランス	85
6-5. 実際のハイリスク外来	88
6-5-1. 同時か交互か	88
6-5-2. マンモグラフィや超音波検査の追加の意義	89
6-5-3. マンモグラフィは省略可能か？	91

Contents

第 3 部：BI-RADS-MRI と読影方法 ・・・・・・・・・・・・・・・・・・・・(戸﨑光宏) 95

1. はじめに ・・95
2. 欧米の合作，BI-RADS-MRI の誕生 ・・・・・・・・・・・・・・・・・・・・・・・・・95
   2-1. 撮像法の歴史（ダイナミック撮像 vs. 高分解能撮像）・・・・・・・・・・・95
   2-2. 脂肪抑制法：サブトラクションの意義 ・・・・・・・・・・・・・・・・・・・97
   2-3. Kinetic curve の定義：ドイツの概念を採用・・・・・・・・・・・・・・・・・97
   2-4. 後期相は何分まで必要か：abbreviated MRI の欠点 ・・・・・・・・・・102
3. 腫瘤（用語の解説）・・・・・・・・・・・・・・・・・・・・・・・・・・・・・・・・・・・・・・103
   3-1. 変更された用語・・・・・・・・・・・・・・・・・・・・・・・・・・・・・・・・・・・・103
   3-2. Shape/margin・・・・・・・・・・・・・・・・・・・・・・・・・・・・・・・・・・・・・103
   3-3. 時相により異なる評価・・・・・・・・・・・・・・・・・・・・・・・・・・・・・・105
      3-3-1. 乏血性腫瘍の辺縁・・・・・・・・・・・・・・・・・・・・・・・・・・・・105
      3-3-2. Blooming sign ・・・・・・・・・・・・・・・・・・・・・・・・・・・・・105
   3-4. Internal enhancement ・・・・・・・・・・・・・・・・・・・・・・・・・・・・・106
      3-4-1. Rim enhancement ・・・・・・・・・・・・・・・・・・・・・・・・・108
      3-4-2. Enhancing internal septation ・・・・・・・・・・・・・・・・・108
      3-4-3. Central enhancement ・・・・・・・・・・・・・・・・・・・・・・・109
      3-4-4. Dark internal septation ・・・・・・・・・・・・・・・・・・・・・110
4. 非腫瘤性病変（用語の解説）・・・・・・・・・・・・・・・・・・・・・・・・・・・・・・111
   4-1. BI-RADS-MRI 第 2 版を編集 ・・・・・・・・・・・・・・・・・・・・・・・・・・111
   4-2. 厄介な存在であった "ductal enhancement"・・・・・・・・・・・・・・・111
   4-3. 採用されなかった "branching"：本来のあるべき姿とは ・・・・・・・・113
      4-3-1. Branching の位置付け ・・・・・・・・・・・・・・・・・・・・・・113
      4-3-2. Linear の内部評価とは？ ・・・・・・・・・・・・・・・・・・・・114
   4-4. Internal enhancement ・・・・・・・・・・・・・・・・・・・・・・・・・・・・・117
      4-4-1. 消えた用語：stippled/punctate と reticular/dendritic ・・・・・・・117
      4-4-2. Clumped・・・・・・・・・・・・・・・・・・・・・・・・・・・・・・・117
      4-4-3. Clustered ring enhancement（clustered rings）・・・・・・・・117
   4-5. 筆者の評価方法・・・・・・・・・・・・・・・・・・・・・・・・・・・・・・・・・・・119
5. BI-RADS のカテゴリー分類・・・・・・・・・・・・・・・・・・・・・・・・・・・・・・121
   5-1. アセスメントカテゴリーとマネジメント ・・・・・・・・・・・・・・・・・121
      5-1-1. カテゴリー 0 ・・・・・・・・・・・・・・・・・・・・・・・・・・・・・121
      5-1-2. カテゴリー 1，2 ・・・・・・・・・・・・・・・・・・・・・・・・・・122
      5-1-3. カテゴリー 3 ・・・・・・・・・・・・・・・・・・・・・・・・・・・・・122

5-1-4. カテゴリー4 ・・・・・・・・・・・・・・・・・・・・・・・・・・・ 123
5-1-5. カテゴリー5 ・・・・・・・・・・・・・・・・・・・・・・・・・・・ 123
5-1-6. カテゴリー6 ・・・・・・・・・・・・・・・・・・・・・・・・・・・ 124
5-2. カテゴリーのヒエラルキー ・・・・・・・・・・・・・・・・・・・・ 124
6. 読影方法の変遷 ・・・・・・・・・・・・・・・・・・・・・・・・・・・・・・・・ 124
6-1. Göttingen score（Fischer's score）・・・・・・・・・・・・・・ 124
6-2. さまざまな読影方法 ・・・・・・・・・・・・・・・・・・・・・・・・・・ 124
6-2-1. MARIBS study ・・・・・・・・・・・・・・・・・・・・・・・・・ 125
6-2-2. Architectural model ・・・・・・・・・・・・・・・・・・・・・ 126
6-2-3. 形態と造影パターンを組み合わせた読影方法 ・・・・・・・・・ 126
6-3. 筆者の読影方法 ・・・・・・・・・・・・・・・・・・・・・・・・・・・・・ 126
6-3-1. 10年以上使用している読影方法 ・・・・・・・・・・・・・・・ 126
6-3-2. 腫瘤 ・・・・・・・・・・・・・・・・・・・・・・・・・・・・・・・・ 126
6-3-3. 非腫瘤性病変 ・・・・・・・・・・・・・・・・・・・・・・・・・・ 129
6-3-4. Focus ・・・・・・・・・・・・・・・・・・・・・・・・・・・・・・ 131
6-4. 実践編：症例解説 ・・・・・・・・・・・・・・・・・・・・・・・・・・ 133

Break Time：超音波について ・・・・・・・・・・・・・・・・・・・（戸﨑光宏）151

1 乳房超音波検査のカテゴリー分類 ～筆者の考え方～ ・・・・・・・・・・・・・151
2 乳房超音波検査のカテゴリー分類 ～ドプラ法を加味すべきか？？～ ・・・・・・・152
3 腫瘤に使う用語（1）～消えた echogenic halo ～ ・・・・・・・・・・・・・・155
4 腫瘤に使う用語（2）～前方境界線の断裂の問題点～ ・・・・・・・・・・・・・156
5 アップグレード方式を採用した理由 ・・・・・・・・・・・・・・・・・・・・・・157
6 BI-RADS カテゴリー4（A，B，C）の問題点 ・・・・・・・・・・・・・・・・158
7 BI-RADS カテゴリー3の所見 ・・・・・・・・・・・・・・・・・・・・・・・・160
8 囊胞性病変と complex cystic and solid mass ・・・・・・・・・・・・・・・161
9 日本のカテゴリー分類（カテゴリー3）とどう付き合うか ・・・・・・・・・・・162
10 超音波検診のカテゴリーとは ・・・・・・・・・・・・・・・・・・・・・・・・164
11 BI-RADS に非腫瘤性病変はない？ ・・・・・・・・・・・・・・・・・・・・・165
12 自動超音波検査でわかったこと ～圧迫の意義～ ・・・・・・・・・・・・・・・168

Contents

第 4 部：乳腺病理 ・・・・・・・・・・・・・・・・・・・・・・・・・・・・・・・・・・・・・（大井恭代） 170

1. はじめに ・・ 170
2. 乳腺症とは ・・ 170
3. 非浸潤性乳管癌（DCIS）の病理 ・・・・・・・・・・・・・・・・・・・・・・・・・・・・・ 179
4. おわりに ・・ 185

第 5 部：バイオマーカーとしての MRI ・・・・・・・・・・・・・・・・・（戸﨑光宏） 186

1. はじめに ・・ 186
2. 術前薬物療法における MRI の役割 ・・・・・・・・・・・・・・・・・・・・・・・・・・・ 186
　　2-1. 薬物療法終了後の癌の残存評価 ・・・・・・・・・・・・・・・・・・・・・・・・・・ 186
　　　　2-1-1. 術前薬物療法前の広がりのパターン（tumor distribution）・・・・・・ 187
　　　　2-1-2. 薬物療法後の縮小パターン（shrinkage pattern）・・・・・・・・・・・・・・ 188
　　2-2. 薬物療法の治療効果判定や治療効果予測 ・・・・・・・・・・・・・・・・・・ 189
3. MR スペクトロスコピー（MRS）・・・・・・・・・・・・・・・・・・・・・・・・・・・・・・ 190
　　3-1. 乳腺 MRS で観察される代謝物質 ・・・・・・・・・・・・・・・・・・・・・・・・・ 190
　　3-2. 撮像技術・・・ 191
　　　　3-2-1. ボクセルサイズ・・・・・・・・・・・・・・・・・・・・・・・・・・・・・・・・・・・・・・ 191
　　　　3-2-2. シミング・・ 191
　　　　3-2-3. エコー時間・・ 192
　　　　3-2-4. 脂肪抑制・・・ 192
　　　　3-2-5. 水抑制・・・ 192
　　　　3-2-6. 定量化・・・ 192
　　3-3. 良悪性の鑑別・・ 192
　　3-4. バイオマーカーとしての MRS vs. PET・・・・・・・・・・・・・・・・・・・・・ 193
　　3-5. 治療効果予測：MRS vs. PET，DWI ・・・・・・・・・・・・・・・・・・・・・ 195
　　　　3-5-1. MRS と PET の相関性（ボクセルサイズは固定）・・・・・・・・・・・・ 195
　　　　3-5-2. 早期効果予測の適切なタイミング ・・・・・・・・・・・・・・・・・・・・・・ 195
4. PET/MRI による乳癌診療 ・・・・・・・・・・・・・・・・・・・・・・・・・（佐々木道郎）199
　　4-1. はじめに ・・ 199
　　4-2. PET/MRI の特徴・・・・・・・・・・・・・・・・・・・・・・・・・・・・・・・・・・・・・・ 200
　　4-3. PET/MRI の適応・・・・・・・・・・・・・・・・・・・・・・・・・・・・・・・・・・・・・・ 200
　　4-4. 撮像方法および読影方法・・・・・・・・・・・・・・・・・・・・・・・・・・・・・・・ 201
　　4-5. PET vs. DWI ・・ 201
　　4-6. 症例提示・・ 203
　　4-7. 将来展望・・ 206

■第Ⅲ章　MRI ガイド下生検

（戸﨑光宏）**209**

第 1 部：MRI ガイド下生検の歴史 ･･････････････････ 210
1. はじめに ･･210
2. ドイツ留学のエピソード：乳腺を専門にした理由 ･･･････････211
3. MRI-guided intervention のさまざまなデバイス ･･･････････213
4. 2 つの論文の紹介（欧州の多施設研究とコンセンサス会議）･･････214

第 2 部：日本での保険収載までの 11 年間 ･･････････ 219
1. MRI 検出病変の対応：US ガイド下生検の限界 ･･････････････219
2. 日本での MRI ガイド下生検の立ち上げ ･････････････････220
　2-1. 吸引式生検のデバイス ･･････････････････････････220
　2-2. 日本での普及活動 ･･･････････････････････････････221
　2-3. 日本での成績 ･････････････････････････････････224
　2-4. MRI ガイド下生検の精度管理 ･････････････････････227

第 3 部：手技の解説 ･･･････････････････････････････ 229
1. 欧州で普及した aiming device ･･････････････････････229
2. 現在の標準的手技（グリッドとピラー）････････････････232
3. MRI ガイド下生検のテクニック ･･･････････････････････250
　キヤノンメディカルシステムズ株式会社 ･･････････････････250
　シーメンスヘルスケア株式会社 ･･････････････････････253
　株式会社フィリップス・ジャパン ･･････････････････････256
　GE ヘルスケア・ジャパン株式会社 ･･･････････････････259

索　　引･･･263

著者紹介･･･269

奥　　付･･･270

（注）第Ⅰ章，第Ⅲ章第3部：手技の解説「3．MRI ガイド下生検のテクニック」は，月刊インナービジョン 2018 年 9 月号～2019 年 2 月号掲載の「めざせ達人シリーズ＜乳房 MRI 編＞乳房 MRI & MRI ガイド下生検のビギナー塾」をベースに，単行本化に際し加筆・修正したものです。

Chapter

I

乳房 MRI：
レクチャー編
乳房 MRI 読影の基礎知識

① 読影の順番
　Abbreviated MRI からわかること ・・・・・・・・・・・・・・ 14

② 撮像法の基本概念 ・・・・・・・・・・・・・・・・・・・・・・・・・ 20

③ 乳癌の広がり診断・・・・・・・・・・・・・・・・・・・・・・・・・ 26

④ 月経周期とBPE ・・・・・・・・・・・・・・・・・・・・・・・・・・ 32

1 読影の順番
Abbreviated MRIからわかること

どの画像が大切か？

乳房MRIを実際に読影する際，一番最初に持たれる疑問は，「なんでこんなに画像が多いのか？ どの画像から見ていけばよいのか？」ではないだろうか。確かに，それを教えてくれる教材は今までなかったと思う。乳房MRIは，高分解能でのダイナミック撮像を標準としているため，1検査で1000枚を超える画像が撮られている。これから，その理由を長々と解説するが，先に答えを言う。

01 **一番重要な画像は「造影第1相」！！**
次に，「造影第2相」で補足！
造影第1相とは，一般的に約60秒後の画像を意味する。
「造影第2相」は，「造影第1相」で検出される病変や正常乳腺の血流評価に役立つ。

02 乳癌の検出に関して，**「後期相は，百害あって一利なし！」**
「後期相は，病変のカテゴリーをつけるために必要！」

03 最後に，**T2強調画像，T1強調画像で最終確認**をする。
拡散強調画像（DWI）は残念ながら，（ほとんどの症例で）上記画像を超える情報は得られない。

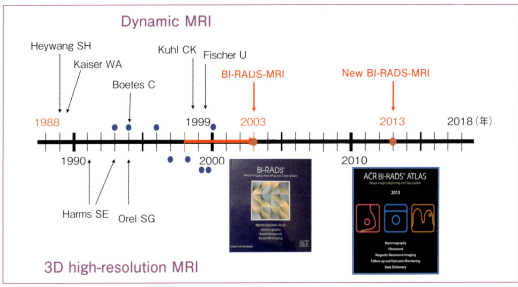

図1　乳房MRI：30年の歴史
　上段は欧州を中心としたダイナミック撮像，下段は米国の高分解能撮像の報告である。
　この30年の前半の論文を中心に記載した。●印は，本邦での乳房MRIの論文である。

1．「造影第1相」だけで，乳癌は見つかる！

　筆者もそうであったが，放射線科医は診療放射線技師とタッグを組み，乳房MRIの撮像法をアレンジすることが多いと思う。また，装置メーカーと議論しながら，その装置で可能なオリジナルの撮像法を模索している施設も多いと思う。その際は，過去の文献を参考にして撮像法を組み立てていく。筆者がまだ留学前の若かりし頃も同様に，過去の文献を参考にしてオリジナルの撮像法を模索していた。その際，最も混乱したことがダイナミック撮像の意義，その必要性である。

　図1は，乳房MRIの撮像法の変遷を示している。今でも，ダイナミック撮像や高分解能撮像などの用語の意味が明確に記載されている教科書はない。乳房MRIの撮像法の組み立てに最も重要なことは，何のために乳房MRIを撮像しているのか？　を認識することである。乳房MRIの適応は，大きく以下の4つに分けられる。
① 乳癌の局所の広がりを知りたい。
② 病変があるのかないのか知りたい。病変があるな

らば，良性か悪性かを知りたい。
③ 化学療法の効果を判定したい。
④ インプラントの状態を把握したい。

　ここでは，一番頻度の多い①と②に言及する。特に日本では，①が乳房MRIの適応で最も多い。

　①は，乳癌（BI-RADSカテゴリー6）の周囲に，娘結節や乳管内癌が存在しないか，を検索することが目的である。もともと乳房温存手術を予定していた患者さんで，マンモグラフィや超音波で検出できない乳管内癌が存在した場合には，切除範囲が変更されるからである。この時，一番知りたい情報（画像）は，乳癌の周囲の乳管内癌がしっかりと描出された画像である。つまり，浸潤癌の周囲の乳管内癌や，非浸潤性乳管癌（ductal carcinoma in situ：DCIS）がきれいに描出される画像はどれだ（造影何分後だ）！？　という質問になるわけである。

　繰り返すが，その答えが，
一番重要な画像は「造影第1相」!!
次に，「造影第2相」で補足!
である。

　実は，この答えを明確に打ち出した医師は過去にいなかった。なぜならば，「造影第1相」と「造影第

2相」で，どちらが乳癌の検出率が高いか？　というテーマは，臨床的に意味がなかったからである。そもそも，連続して撮像するのがダイナミック撮像であるから，その答えは必要なかったのである。ちなみに，その答えは，ほぼ同等である。

　しかし，短時間で撮像可能な新しい撮像法（シーメンス社の3D-VIBE）を乳房MRIに応用した筆者にとって，「DCISなどの微小な病変がきれいに描出される画像は，造影何分後だ!?」の答えを見出すことは，ルーチン検査を確立するために最重要の懸案事項であった。その後，2014年にドイツのKuhl先生は，「乳房MRIは，造影第1相で十分だ！」という衝撃的な論文を発表したのである。

　以下，筆者の経験談とKuhl先生の論文を紹介しながら，上記を解説する。

2. MDCT vs. MRI （VIBEシーケンス）の経験

　上述したように，母校である東京慈恵会医科大学の乳腺画像診断を担当していた頃，筆者も乳房MRIの撮像法を一から作り上げていく機会に恵まれた。ちょうど同じ時期に，乳腺検査にMDCTを用いて論文を書いていたこともあり，MDCT vs. MRIのテーマで研究を行っていた。いまでは，「造影CTは乳房MRIに置き換わらない」ことは周知の事実だが，当時は，誰も答えを知らなかったため，同一症例を蓄積して研究を行っていた。以下，どのような撮像法でCTとMRIを比較していたかを提示する。

　ダイナミックCTでは，患者の検査体位は手術時と同様の斜仰臥位で，患側の背部に枕を入れて施行する。造影前，造影剤注入開始30秒後（造影第1相），70秒後（造影第2相）および5分後（造影第3相）に呼吸停止下でダイナミック撮像を行う[1]～[4]。

　一方，MRI装置は1.5T MRI「MAGNETOM Symphony」（シーメンス社製）を使用し，腹臥位で撮像する。撮像方法は，患側全乳房を撮像範囲として脂肪抑制併用3D-VIBE（three-dimensional volumetric interpolated breath-hold examination）を用いる[4]。3D-VIBEはspoiled gradient echo法による脂肪抑制T1強調画像である。このシーケンスの特徴は，「k空間の充填法」と「高速脂肪

抑制法」にある。k空間の充填法には，辺縁部をゼロで充填し，見かけ上の空間分解能を向上させる補間（zero filling interpolation：ZIP）を用いている。データ収集数を減らすことで撮像時間を短縮させ，これによって高速撮像が可能となる。kyはlinearに，kzはcentricに充填される。k空間充填の際に，Z方向のzero fillingにより，短時間で多数のpartitionの画像を得ることができる。

　3D-VIBEはもともと，腹部用の最適化を受けて報告された撮像法で[5]，肝臓と脾臓のコントラスト雑音比（CNR）に基づいて，フリップ角12°が採用されていた。筆者は，この高速撮像法を乳房MRIに採用することにした。乳腺領域では，病変と正常乳腺のコントラストが良好な画像が望まれる。そして，ダイナミックMRIにおいても，造影パターン，信号強度の差が病変評価の上で重要となる。すなわち，優れた空間分解能と時間分解能を追究する上で，コントラストを重視した最適なフリップ角を用いる必要があった。ダイナミックMRIにおいて正常乳腺の信号強度が抑えられる撮像条件が至適であり，これを可能とするフリップ角は25°であると，われわれはファントム実験にて報告した[6]。これはファントム実験での理想値であるため，実際の臨床ではフリップ角20°程度で良好なコントラストを示す画像が得られていた。　3D-VIBEの撮像時間は35秒と非常に短く設定可能であったため，撮像タイミングを造影後60秒後（造影第1相），100秒後（造影第2相）および4分後（後期相）と設定することが可能であった[7]～[11]。

　当時の撮像法を詳しく説明したが，ダイナミックCTでは，造影剤注入開始70秒後（造影第2相）で乳癌は十分に観察可能であり，30秒後（造影第1相）では描出不十分の症例も散見された。一方，MRIでは，60秒後（造影第1相）で全乳癌が描出されていた（図2～4）。最初の質問にあった，「造影第1相」と「造影第2相」で，どちらが乳癌の検出率が高いか？　の答えは，"同等"であった。

　このVIBEを利用した連続的に撮像しない撮像法は，非常に特異な撮像法であり，海外の論文投稿時に，査読者から無知な挑戦者のように扱われることもあった。確かに，まるでダイナミックCTの

Breast MRI Using the VIBE Sequence: Clustered Ring Enhancement in the Differential Diagnosis of Lesions Showing Non-Masslike Non-Masslike Enhancement

A 3D fat-suppressed VIBE sequence was obtained before and 60 seconds, 100 seconds, and 4 minutes after the start of the IV administration.
The MRI parameters for the VIBE sequence were as follows: TR/TE, 3.7/1.7; flip angle, 25°; field of view, 27 cm; matrix, 256 × 218, receiver bandwidth, 490 Hz/pixel; mean partition thickness, 1.2 mm; and time of acquisition, 35 seconds.

乳癌は造影第1相(60秒)で！　後期相は4分で十分！

Therefore, we concluded that an interval of 4 minutes for obtaining scans of the delayed phase was not too short to evaluate the hemodynamics of hypervascular tumors.

図2　3D-VIBEによる乳房MRIの撮像法
　　（参考文献10）より引用作成）

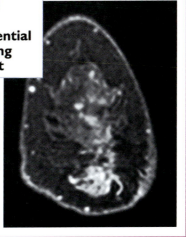

Breast MRI Using the VIBE Sequence: Clustered Ring Enhancement in the Differential Diagnosis of Lesions Showing Non-Masslike Enhancement

All the morphologic characteristics were analyzed on the coronal images and on transverse and sagittal MPR, acquired at 60 seconds and 4 minutes.

造影第1相(60秒)で乳癌はすべて描出！

図3　3D-VIBEによる乳房MRの撮像法
　　乳癌は、60秒後（造影第1相）ですべて描出されていた。
　　（参考文献10）より引用作成）

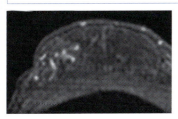

High-Spatial-Resolution MRI of Non-Masslike Breast Lesions: Interpretation Model Based on BI-RADS MRI Descriptors

非浸潤性乳管癌でも、造影第1相(60秒)で描出可能！

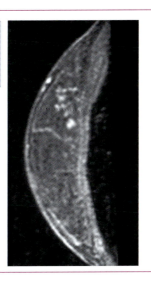

図4　3D-VIBEによる乳房MRの撮像法
　　非浸潤性乳管癌（DCIS）でも、60秒後（造影第1相）ですべて描出されていた。
　　（参考文献11）より引用作成）

第I章 乳房MRI：レクチャー編
乳房MRI読影の基礎知識

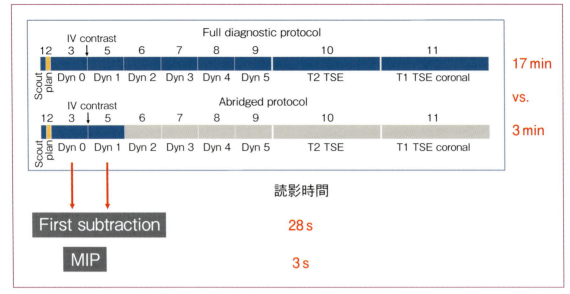

図5 Abbreviated MRIの撮像
「撮像時間は3分。読影時間は約30秒，さらにMIPなら3秒」と強調されている。
（参考文献12）より引用作成）

撮像法と受け取られるが，まさにダイナミックCTと比較するためにアレンジしたオリジナルの撮像法だったのである。その後，3D-VIBEはシーメンス社での乳房MRIの標準撮像法となった。

3. Abbreviated MRIの意義

2014年，乳腺領域の放射線科医として世界で最も著名な医師の一人，ドイツのKuhl先生が，"abbreviated MRI"を発表した[12]。ここでは，世界に衝撃を与えたこの論文を詳しく解説したい。

一言で言うならば，「スクリーニングの乳房MRIには，造影第1相だけで十分！！」である。

筆者の本音は以下のとおりである。

「えっ？？ MRIの撮像時間を短縮しただけで，こんな著名な雑誌に投稿できたの！？ 信じられない！」

信じられない理由の一つは，*Journal of Clininical Oncology（JCO）*誌のインパクトファクターである。われわれの領域で最も評価の高い*Radiology*誌のインパクトファクターが7.5（2018年）なのに対して，*JCO*誌は26.3（2018年）にもなる。日本の放射線科医が一生かかってもアクセプトされることが難しい雑誌と言っても過言ではない。留学中に膨大な海外の臨床データを利用して研究できるチャンスでもないかぎり。

しかし，同じBI-RADS-MRIの編集メンバーである彼女をよく知る筆者は，その戦略に関心し，思わず笑ってしまった。以下に，彼女の戦略を推測して解説しよう。

1) これは，「乳房MRIスクリーニング」の際の話である。
2) 1検査で1000枚を超える画像を，40分も50分もかけて撮像している乳房MRIとは，「精密検査としてのMRI」である。
3) つまり，乳癌検出だけを目的にするならば，「造影第1相だけで十分！！」

なお，この論文でのダイナミック撮像の撮像時間は80秒である。

おわかりのとおり，ハイリスクの乳房MRI検診と，乳癌術前検査や化学療法の効果判定などの精密検査とはまったく別の検査であり，前者に長々と無駄な撮像を追加する意味はない！ ということなのである。撮像時間は3分，読影時間はMIPなら3秒！（図5），と強調している。それがこのabbreviated MRIを，いわゆる3分シーケンスと呼ぶゆえんである。

これは，MRIを真剣に研究する専門家にとって，かなりの衝撃だったはずである。乳房MRIでの癌検出は3分あれば十分だと，インパクトファクターが26.3もあるJCO誌の論文を介して言い放ったのだから。筆者は，さすがKuhl先生だ，と笑いながらこの論文を拝読した。しかし，よく考えると，「第1相だけ（3分撮像）」で終わらせなくてはいけないのか？ 5分の撮像では駄目なのか？ という素朴な疑問が湧いてくる。この論文の最大の欠点については，本書の第Ⅱ章第3部で詳しく解説する。

●参考文献

1) 戸崎光宏, 山下晃徳, 河上牧夫, 他：Dynamic Multidetector-row CTによる乳癌の拡がり診断―MPR像と病理切片像との対比―. 日本医学放射線学会雑誌60 (11)：560-567, 2000

2) 戸崎光宏, 鈴木正章, 河上牧夫, 多田信平：診療Dynamic CT-mammographyによる乳癌の広がりの分類について. 臨床放射線 47 (6)：791-798, 2002

3) Tozaki M, Kawakami M, Suzuki M, et al.：Diagnosis of Tis/T1 breast cancer extent by multislice helical CT：A novel classification of tumor distribution. *Radiation Medicine* 21 (5)：187-192, 2003

4) 戸崎光宏, 五十嵐隆朗, 児山 健, 他：2cm以下の乳腺腫瘤における良悪性の鑑別dynamic CTとdynamic MRIの比較. 臨床放射線, 48 (10)：1206-1211, 2003

5) Rofsky NM, Lee VS, Laub G, et al.：Abdominal MR imaging with a volumetric interpolated breath-hold examination. *Radiology* 212 (3)：876-884, 1999

6) 西川数幸, 戸崎光宏, 瀧本輝生, 他：MR mammographyにおける3D-VIBEの至適撮像条件―ファントム実験と臨床評価―. 日本磁気共鳴医学会雑誌23 (3)：92-98, 2003

7) Tozaki M：Interpretation of breast MRI：Correlation of kinetic and morphological parameters with pathological find-ings. *Magn Reson Med Sci* 3 (4)：189-197, 2004

8) Tozaki M, Igarashi T, Matsushima S, et al.：High-spatial-resolution MR imaging of focal breast masses：Interpreta-tion model based on kinetic and morphological parameters. *Radiat Med* 23 (1)：43-50, 2005

9) Tozaki M, Igarashi T, Fukuda K：Positive and negative pre-dictive values of BI-RADS-MRI descriptors for focal breast masses. *Magn Reson Med Sci* 5 (1)：7-15, 2006

10) Tozaki M, Igarashi T, Fukuda K：Breast MRI using the VIBE sequence：Clustered ring enhancement in the differen-tial diagnosis of lesions showing non-masslike enhancement. *Am J Roentgenol* 187 (2)：313-321, 2006

11) Tozaki M, Fukuda K：High-Spatial-Resolution MRI of non-masslike breast lesions：Interpretation model based on BI-RADS MRI descriptors. *AJR Am J Roentgenol* 187 (2)：330-337, 2006

12) Kuhl CK, Schrading S, Strobel K, et al.：Abbreviated breast magnetic resonance imaging (MRI)：First postcon-trast subtracted images and maximum-intensity projection-a novel approach to breast cancer screening with MRI. *J Clin Oncol* 32 (22)：2304-2310, 2014

第 I 章 乳房 MRI：レクチャー編 乳房 MRI 読影の基礎知識

② 撮像法の基本概念

至適な撮像断面は？

15年前くらいに，ある著名な乳腺外科の教授から，「外来で他の施設の乳房MR画像を確認することはきわめて困難であり，なんとか日本全国で撮像法を統一することはできないのか？」とクレームをいただいたことがある。実は，このような質問や疑問は，今でも外科医から投げかけられることがある。今回は，このような状況になってしまった理由を説明しながら，乳房MRIの基本撮像条件を解説したい。

01 **両側，うつ伏せ撮像が，必須！！**
上向き撮像は，特殊な場合のみ考慮されるオプション！

02 **ダイナミック撮像は，横断面か冠状断面が基本！！**
異なった断面での病変観察が必須！
一般的には，矢状断面をダイナミック撮像の間に入れたり，MPRで異なる断面を作成する。

03 血性乳頭分泌症例では，**造影前と造影後の画像を連動させて観察する！！**
この時は，横断面か矢状断面が有用！

1. 間違った「上向きMRI」が，日本ではやった理由

2000年頃は，上向きの乳房MRIの画像を目にすることがよくあった。❶の「読影の順番」で解説したように，乳癌の広がり診断にCTを利用することが日本ではやったことと関連する。絶対にしてはいけない！ というわけではないが，乳腺画像診断学を理解していない方々がむやみにチャレンジすることは，患者さんにとって害でしかない。

以下，筆者が検証してきた「上向きMRI（仰臥位MRI）」の利用方法やその欠点を解説する。

乳房MRIは，MRI検査で唯一，うつ伏せで行う検査である。最大の目的は，乳房を下垂させることで非浸潤性乳管癌（ductal carcinoma in situ：DCIS）の分岐状構造を詳細かつ明瞭に描出することである。さらに，この体位は呼吸による乳房の動きを抑制する意味でも有用である。このうつ伏せの体位のために開発されたのが，乳房専用コイルである。コイルがカップ状に作られ，その中に乳房を下垂させる。

しかし，手術時の切除範囲の決定や病理との対比を考えると，外科医には仰向けの画像が望まれる。そこで筆者は，造影のCTとMRIの比較研究をしていたこともあり，仰臥位MRIが臨床的に利用できるか否かの検証を行い，2006年に初めて世界に報告した[1]。当時の結論を以下に示す。要点は「小病変やDCISなどの詳細な観察には不向きであるが，手術時の切除範囲決定には使えるかもしれない」ということである。

"In conclusion, supine MR mammography using the VIBE sequence in combination with the GRAPPA algorithm is feasible for the planning of breast-conserving surgery. However, it may be inferior to the standard MRI in depicting small lesions and ductal enhancement. Further comparative studies with the standard breast MR methods for lesion detection and characterization are necessary."

その後，筆者は2本の論文を作成し，外科医と共に仰臥位MRIの有用性を発表してきた（図1, 2）[2], [3]。

3つの論文発表時から10年以上が経ち，今の結論は以下のとおりである。

「仰臥位MRIの画質は明らかに不良であり，広がり診断に苦慮する画像である。仰臥位ではうつ伏せと比較して乳房がつぶれてしまうため，標準のMRIなしで仰臥位MRIを正確に読影することはできないことを，肝に銘じるべきである。適応としては，標準のうつ伏せMRIを施行し，乳房温存術の切除範囲決定に超音波では過小評価してしまう症例（すなわち，超音波で切除範囲決定の困難なDCIS症例など）にのみ，術前に仰臥位MRIを追加してもよい。」

2010年に，乳癌におけるMRIの効果に関するRCT "COMICE trial" の結果が *Lancet* 誌に発表された[4]。MRIを用いた群（816例）と用いない群（807例）とで再手術率（19% vs. 19%）には有意差が認められなかったという報告である。これは世界に衝撃を与え，後に術前のMRIの適応や妥当性を大きく揺るがした。この論争には，さまざまな意見や解釈があるので，双方の立場は後述する。ただ，ここで触れておきたいことは，標準のMRIでいくら正確に病変を拾い上げても，手術時の体位（仰臥位）になった時に病変が変位してしまうということである。特に，大きな乳房の患者では変位は大きい。これが，再手術が減らない最大の理由の一つである。外科医が仰臥位の画像を求める理由も理解できる。

今回，仰臥位MRIを解説した理由は，仰臥位MRIの魅力と欠点をしっかりと理解してほしいからである。

2. ダイナミック撮像は，横断面か冠状断面が基本

多くの施設の乳房MRI画像を見比べると，横断像や矢状断像など，さまざまな断面の画像を目にする。時には，矢状断での片側ダイナミック撮像が行われている施設もある。やはり，両側撮像が基本であることを考えると，ダイナミックの撮像断面は，必然的に横断面か冠状断面になる。

今では，乳房MRI＝両側撮像なんて当たり前！になっていると思うが，約10年前には片側撮像の施設が約半数近くあったことを知っておいていただきたい。以前，日本磁気共鳴医学会で「ルーチンMRI撮像法の標準化検討」がなされたことがある[5]。

第 I 章 乳房MRI：レクチャー編 — 乳房MRI読影の基礎知識

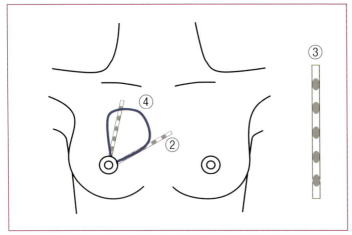

図1　仰臥位MRIを用いたマーキング
① MRI検査前に超音波ガイド下で予定する切除範囲のマーキングを施行しておく。MRI室で患者は仰臥位となり，患側の上肢はできるだけ外転させ，手術時の体位に近い体位にする。
② 切除ラインに沿った皮膚の上にマーカーを留置する。
③ マーカーは，ブレスケア（小林製薬）をペンローズドレーンに2cm間隔で挿入したものを使用する。
④ 検査後，仰臥位MRIの画像をもとに切除範囲を再設定し，乳房温存術を施行する。

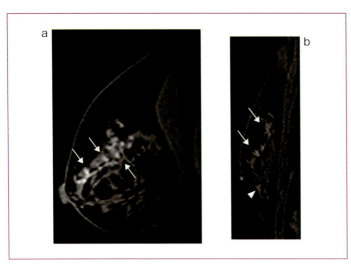

図2　標準のうつ伏せMRI（a）と仰臥位MRI（b）
うつ伏せMRI（a）では，DCISが分岐状および結節状に描出されている（⇒）。仰臥位MRI（b）では，病変の造影効果は非常に乏しく（⇨），正常乳腺（▷）とのコントラストも弱い。乳房専用コイルの欠如と，乳房がつぶれてしまうことが原因であり，標準のうつ伏せMRI画像なしでは，仰臥位MRIを正確に読影することはできない。
（参考文献3）より転載）

乳腺領域では，片側（患側）乳房に重点をおいて検査をしている施設は87％（20／23施設），片側（患側）乳房しか撮像しない施設が，なんと48％（11／23施設）もあったのである。乳癌と診断された後に，術前に患側乳房を詳しく知りたい，というのが日本の乳房MRIの出発点であったことが理解できると思う。

さて，信じられない過去の話は昔話として，以下に，世界標準である両側撮像の典型的撮像断面を2パターン紹介する。

・パターン1：冠状断面を基本（図3）
・パターン2：横断面を基本（図4）

早期相と後期相の間に，片側乳房の矢状断を撮像することを推奨する[6]（図5）。

❶の「読影の順番」でも触れたが，ダイナミック撮像とは，決まった断面を連続して撮像することであり，欧州で行われていた撮像法である（15Pの図1参照）。これを途中で分割して，間に別の断面を挿入する概念はなかった。筆者は，早期相と後期相があれば病変の質的診断は可能と考えており，連続画像から得られる time-intensity curve（TIC）がなくとも，造影前，早期相（第1相および第2相）と後期相の4点で十分と考えていた。むしろ，ダイナミック撮像の早期相と後期相の間に，より高分解能の画像（片側乳房の矢状断）を挿入することの方が診断に有用と考えた[6]（図5）。この撮像法を"semidynamic"とか"split dynamic"と呼ぶこと

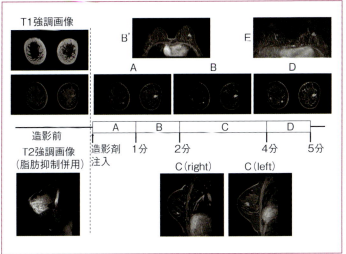

図3 乳房MRI撮像プロトコール
(冠状断のダイナミック撮像)
両側3Dダイナミック撮像を基本とし(A, B, D)，その間に片側の3D高分解能撮像(C)を組み込んでいる。造影前にはT1強調画像および脂肪抑制併用T2強調画像を行う。
後処理として，MPR画像(B')およびMIP画像(E)を多方向で作成する。MIP画像は，造影前画像を差し引いたサブトラクションで作成することもある。

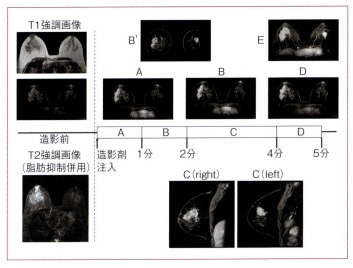

図4 乳房MRI撮像プロトコール
(横断のダイナミック撮像)

¹H MR Spectroscopy and Diffusion-Weighted Imaging of the Breast: Are They Useful Tools for Characterizing Breast Lesions Before Biopsy?

Both breasts were examined in the coronal plane on the first-, second-, and third-phase dynamic images acquired at 30 seconds, 1.5 minutes, and 4.5 minutes after contrast injection, respectively.

The right and left breasts were examined in the sagittal plane using the VIBE sequence without parallel acquisition at 2.5 and 3.5 minutes after contrast injection—that is, between the second- and third- phase images, respectively.

Parameters for dynamic MRI:
5.2/ 2.3; flip angle, 12°; field of view, 33 cm; matrix, 448 × 318; receiver bandwidth, 430 Hz per pixel; interpolated slice thickness, 0.9 mm; partitions, 144; time of acquisition, 60 seconds.

Parameters for sagittal images:
4.0/2.2; flip angle, 15°; field of view, 16 cm; matrix, 256 × 256; receiver bandwidth, 390 Hz per pixel; interpolated slice thickness, 1.2 mm; partitions, 80; time of acquisition, 60 seconds.

図5 乳房MRI撮像プロトコール
早期相と後期相の間に，より高分解能の画像(片側乳房の矢状断)を挿入する撮像法を"semidynamic"とか"split dynamic"と呼ぶこともある。
(参考文献6)より引用作成)

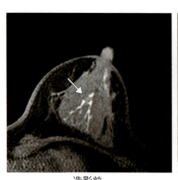 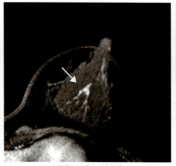 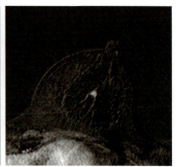

造影前　　　　　　　　造影後（早期相）　　　　　　サブトラクション

図6　血性乳頭分泌の症例
　　MRIガイド下生検にて乳管内乳頭腫（⇒）と診断された。

もあるが，これらの用語は一般的ではない。しかし，この撮像法が，日本の乳房ダイナミックMRIの標準撮像法になっている。ちなみに，造影前，早期相および後期相の3点で病変の診断をする手法を，"three time-point technique" と表現することもあるが，今は一般的ではない。

　後述するが，広がり診断には，ぜひ，冠状断を利用していただきたい。そうなると，パターン2では，第1相または第2相の冠状断のMPRを作成することが有用である。

　また，乳管内の小病変を見つけるには，乳管を連続的に観察する必要があるので，冠状断面は横断面や矢状断面に劣る。その場合，パターン1では片側の矢状断面を用いる。あるいは，第1相または第2相の横断面のMPRを作成することが有用である。

　以上，2つのパターンにはそれぞれメリットとデメリットがあるので，施設で好みの撮像断面を選択するとよい。

　個人的には，乳腺全体の区域を一目で見渡せるパターン1を好んで使用している。

3. 血性乳頭分泌症例の読影

　血性乳頭分泌の症例では，乳管内の小病変を検出しなくてはならない場合が多い。高分解能画像が必須であり，検出された病変が超音波で描出不可能であれば，MRIガイド下生検の適応になる。まさに，乳房MRIが威力を発揮する場面である。

　実際の読影では，造影前から高信号乳管（血性乳管）を示すことがあり，造影前と造影後を連動させて詳細な観察が重要である。以下に，パターン2で撮像された症例を提示する（図6）。

　病変は5mm大で，超音波では所見を見つけられなかった。MRIでは高信号乳管（血性乳管）の中に病変が確認される。乳管を連続的に観察する必要があるので，冠状断よりも横断面や矢状断面が有用である。また，時にサブトラクションも有用となる。脂肪抑制法やサブトラクションの有用性については，別項で解説する。病変が小さい場合や線状の細い病変では，MIPでは所見が見落とされることがあるので注意を要する。

　本症例は，超音波で再度確認（second-look US，MRI-targeted US）して，超音波ガイド下生検をするか，MRIガイド下生検をすることになる。レポートには，BI-RADS カテゴリー 4（要生検），超音波で描出困難であればMRIガイド下生検を推奨する，ことを明記すべき症例である。

　このように，MRIでしか見えない，またはMRIが発見のきっかけになる症例は決して珍しいことではない。2018年4月にMRIガイド下生検が保険収載されたことで，上記のような症例に，日本でもやっとMRIガイド下生検を提供できる時代になった。筆者が本書を執筆するきっかけとなった症例でもある。

●参考文献

1) Tozaki M, Fukuda K : Supine MR Mammography using VIBE with Parallel Acquisition Technique for the Planning of Breast-Conserving Surgery : Clinical Feasibility. *The Breast* 15 (1) : 137-140, 2006

2) Ogawa T, Tozaki M, Yamashiro N, et al. : New preoperative MRI marking technique for a patient with ductal carcinoma in situ. *Breast Cancer* 15 (4) : 309-314, 2008

3) Yamashiro N, Tozaki M, Ogawa T, et al. : Preoperative MRI marking technique for the planning of breast-conserving surgery. *Breast Cancer* 16 (3) : 223-228, 2009

4) Turnbull L, Brown S, Harvey I, et al. : Comparative effec-

tiveness of MRI in breast cancer (COMICE) trial : A randomised controlled trial. *Lancet* 375 (9714) : 563-571, 2010

5) 門澤秀一 : 日本磁気共鳴医学会研究プロジェクト「ルーチンMRI撮像法の標準化検討」成果報告 乳腺. 日本磁気共鳴医学会雑誌28 : 204-209, 2008

6) Tozaki M, Fukuma E : 1H MR spectroscopy and diffusion-weighted imaging of the breast : Are they useful tools for characterizing breast lesions before biopsy? *AJR Am J Roentgenol* 193 (3) : 840-849, 2009

3 乳癌の広がり診断

乳癌はどうやって広がっていくのか？

乳房MRIに限らず，マンモグラフィおよび乳房超音波では，どのような病理像を反映しているかを考えることは，画像所見を理解する上で非常に重要である。乳癌は，浸潤部分と非浸潤部分（乳管内成分，乳管内癌）がさまざまな割合で混在することで，非常に複雑な広がりパターンや画像所見を呈する。ここでは，乳管内癌の進展パターンを解説しながら，正しい用語の使い方を学ぶこととする。

01 **「乳管内進展」とは，日本でしか通用しない用語！！**
画像所見では，「乳管内癌」を使用することを推奨する！
EIC（extensive intraductal component）は病理学的な用語。

02 **広がり診断では，まず健側の乳腺を先に読影する！！**
健側の乳腺実質の造影パターンが，患者さんのその日の正常画像である！
それを加味して対側を読影する。
区域性病変の評価には，乳腺の全区域（腺葉解剖）を把握しやすい冠状断が有用！！

03 **非浸潤性乳管癌（ductal carcinoma in situ：DCIS）の典型的なMRI所見は，3つしかない！！**
"branching ductal, clumped, clustered rings"

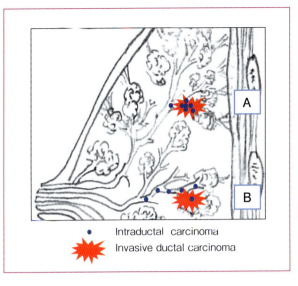

図1　EICの定義
A：intraductal carcinoma prominently present within the invasive tumor
B：clearly extending beyond the invasive margin of the tumor

1. 日本でしか通用しない「乳管内進展」

「乳管内進展（intraductal spread）」は，ごく一般的に使われている用語であるが，筆者は基本的には使用しない。それは，日本でしか使われていないからである。では，その語源はどこから来たのか？過去の論文をひもといて解説したい。

EICはよく知られた用語である。乳房温存術後の局所再発のリスクが高くなる要因として認識された概念である[1]。

Schnitt先生らの施設の定義は，以下のとおりである。

"EIC-positive tumors are defined as infiltrating ductal carcinomas that show the simultaneous presence of prominent DCIS within the tumor (usually comprising 25% or more of the area of the tumor) and DCIS beyond the edges of the invasive tumor. Tumors that lack one or both of these features are categorized as EIC-negative."

1990年のHolland先生の論文[2]では，以下のように定義されている（図1）。

"Tumors were categorized as EIC+ when intraductal carcinoma was both (A) prominently present within the infiltrating tumor, and (B) clearly extending beyond the infiltrating margin of the tumor."

"Tumors were characterized as EIC− when only one or neither of the above features were present."

両者の定義はほぼ一致している。近年では，EICの上段の定義（図1 A）が狭義のEICとして，下段の定義（図1 B）がintraductal spread（乳管内進展）として使用されていることが多い。また，EIC = intraductal spreadと記載されている論文もあり，混乱を招く。日本でintraductal spreadを提唱したのは，1994年の大内先生[3]の論文である。

"Intraductal spread of carcinoma ; DCIS was present clearly extending beyond the terminal duct-lobular units (TDLU), or present prominently within the large ducts. The predominancy of an invasive or an intraductal component was not considered."

おわかりのように，これは図1のBに類似した概念である。しかし，これらの用語の意味やその臨床

第Ⅰ章 乳房MRI：レクチャー編
乳房MRI読影の基礎知識

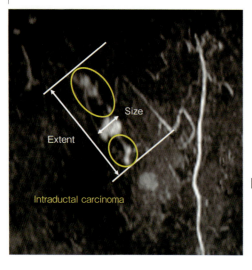

図2 乳癌の大きさと広がり（MIP画像）
乳癌の最大浸潤径をsize（TNM分類のT），周囲の乳管内癌を含めた全体の範囲をextentと表現する。周囲の乳管内癌を日本では，「乳管内進展（intraductal spread）」と表現することが多い。正確には，乳管内癌（intraductal carcinoma），もしくは乳管内進展巣と呼ぶべきである。

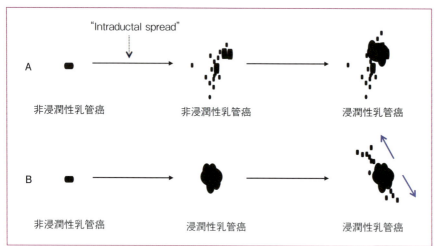

図3 Intraductal spreadの解釈

的意義を知らないと，以下のような誤解を招く。

　乳癌の最大浸潤径をsize（TNM分類のT），周囲の乳管内癌を含めた全体の範囲をextentと表現する（図2）。そして日本では，この周囲の乳管内癌を「乳管内進展（intraductal spread）」と表現することが多い。本来であれば，乳管内癌，もしくは乳管内進展巣と呼ぶべきである。正確に言うと，乳管内癌が浸潤巣を形成せずに進展する過程が，"intraductal spread（ing）"であり，真の「乳管内進展」である（図3 A）。しかし，日本で生まれた「乳管内進展（intraductal spread）」という用語は，浸潤癌から乳管内癌がタコ足状に周囲に延びていくように使用されていることが多い（図3 B）。教育的な講演ですら，そのように説明されていることが少なくない。

　では，どちらが正しいのか？　浸潤癌から乳管内に腫瘍細胞が入り込み，乳管内を進展するのか（図3 B），もともと乳管内癌が存在し，その増殖・進展する過程で浸潤癌が発生したのか（図3 A）。答えは簡単である。Aである。浸潤癌が，あえて乳管という限られたスペースに入り込み，その中を進展していくはずがない。また，浸潤癌の増大するスピードと，乳管内癌が周囲に広がっていくスピードは，当然，前者が速いわけである。

28

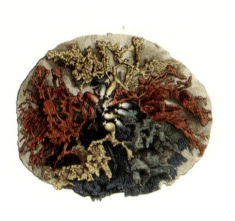

図4　腺葉の解剖
（Cooper AP : On the Anatomy of the Breast. 1840. より）

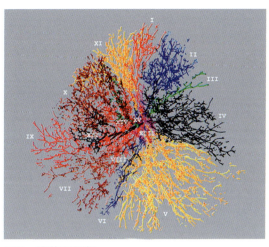

図5　腺葉の解剖
The volume of duct systems；
最大の腺葉＝23％
最大の3つの腺葉＝50％
最大の6つの腺葉＝75％
（参考文献4）より転載）

　結果的に，大内先生の提唱してきた「乳管内進展（intraductal spread）」の定義：「非浸潤癌が末梢乳管域を越えて中心乳管へ進展していること，または中心乳管域に明らかな非浸潤癌巣を認めるもの」とは異なって普及してしまっている。そのため，筆者は乳癌（主腫瘤）の周囲の病変を「浸潤癌の周囲の乳管内癌」，区域性の乳癌を「乳管内癌を主体とした区域性の乳癌」などと表現している。病理学的観点から定義されたEICや乳管内進展という用語は，読影レポートにはあえて記載していない。「乳管内進展」という用語を使うのは，唯一，乳頭内への乳管内進展の時だけである。なぜかというと，乳頭内への管内進展は，乳管内癌が管内癌のまま乳頭に進展することを意味するからである。

2. Lobar anatomy：腺葉の解剖

　乳癌の広がりを考える時に，乳腺の解剖，特に，腺葉の解剖が重要となる。乳腺の解剖と言えば，誰もがCooper先生の業績を思い浮かべるであろう。Astley Paston Cooper（1768～1841年）はクーパー靭帯で有名であるが，乳腺の腺葉を詳細に記載したことでも有名である。乳腺腺葉の大きさが均一ではないことを正確に記述している（図4）。

　また，Going先生は複雑な腺葉解剖を病理学的に検証している[4]（図5）。最大の腺葉が全体の23％の体積を示し，最大の3つの腺葉で50％，最大の6つの腺葉で75％の体積を示していた。MRIの冠状断で観察した時，DCISの広がる角度が多様であることが容易に理解できる。また，図4のCooper先生の解剖図がいかに正確であったかを改めて感じる。デンマークの学会でGoing先生にお会いした時，「欧米では乳腺の腺葉をケーキカットのようなシェーマを用いて教育することがあるが，腺葉の体積が均一であるとの誤解を招き良くない」と強調していた。このような腺葉のバリエーションは，病変の広がりを評価し，乳房温存術を行う際に重要となる。

　上記の図4，5からもわかるとおり，MRIで乳癌の広がり診断を行う際，乳腺の全区域（腺葉解剖）を把握しやすい冠状断が有用である（図6）。そして，患側ではない対側（健側）の乳腺から観察する方がよい。後述する❹「月経周期とBPE」では背景乳腺の造影効果について解説するが，健側の乳腺実質の造影パターンが，患者さんのその日の正常画像

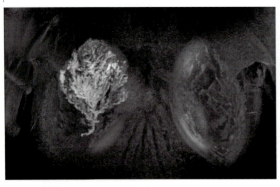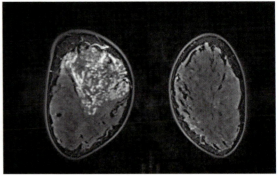

図6 腺葉のわかるMRI画像
30歳，女性の造影前T1強調画像（MIPおよび冠状断像）。右乳頭から連続する1本の高信号乳管が，区域性に広範に広がっている。

である。それを加味し，差し引きして，患側を読影する。既知の乳癌の周囲に造影域がある場合，正常範囲のパターン（non-mass like enhancement）なのか，それともDCISなどの病変（non-mass lesion）なのか，を診断するのである。

3. DCISの典型的なMRI所見

ここまでくると，DCISや乳管内癌のMRI所見を熟知することが，乳房MRIの読影上，最も重要であることがおわかりであろう。以下に，DCISの典型的なMRI所見を解説する（図7）。

1）Branching
   （以前のductal enhancement）

ductal enhancementとは，"enhancement in a line that may have branching, conforming to a duct" と定義され，悪性を疑う所見として記載されている。ductal enhancementに関してはLiberman先生の論文[5]が有名であり，約40％が悪性（DCIS 20％，LCIS 10％，ADH 9％）と報告されている。しかし，ductとは解剖学的，病理学的な用語であり，MRI所見に使用するのはふさわしくないと筆者は主張し[6]，BI-RADS-MRI第2版[7]では，"linear" に変更された。しかし，残念なことに，本来は"linear"と"branching"を分けて考えるべきであるが，BI-RADS-MRIの編集メンバーを説得し理解させることができなかった。BI-RADSの編集委員に選ばれしメンバーですら，non-mass lesionの読影方法や用語の使用を正確に完璧に行えている医師はいない，という現実を目の当たりにした。

分岐状の形態（branching）は，単一もしくは複数の腺管に一致する（図7）。萎縮した乳腺組織や脂肪を背景としている症例では，単一腺管でもMRIで描出可能である。

2）Clumped

clumpedは，"cobblestone-like enhancement, with occasional confluent areas" と定義され，悪性を疑う所見として記載されている[5), 6), 8)]。DCISの単一腺管，もしくは複数の腺管の集合から成り立っていると考えてよい（図7）。

3）Clustered ring enhancement
   （periductal enhancement）

clustered ring enhancementとは，BI-RADS-MRIに加えるべき所見として，2006年に筆者が報告したものである[9]。その定義は，"a finding in which minute ring enhancements are clustered" である。実際のBI-RADS-MRI第1版の図にもclustered ring enhancementが観察される症例が数例存在するが，均一や不均一，または広範なclumpedとして表現されてきた。しかし，病理との対比を行うことで，clumpedとは異なった病理像に対応していることがわかり（図7），この用語を提案した。

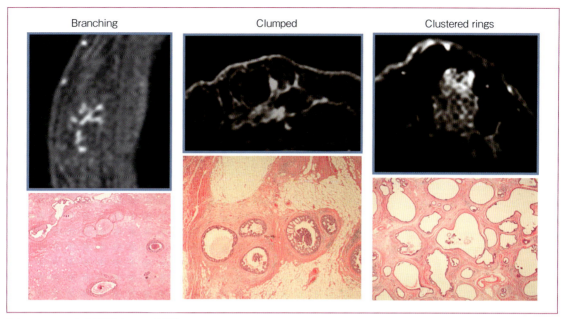

図7　DCISの典型的なMRI所見

　もともとperiductal enhancementとして投稿したが，*AJR*誌の査読者に否定され，clustered ring enhancementに修正した経緯がある。<u>BI-RADS-MRI第2版ではさまざまな用語が整理され削除されたが，唯一，新規採用された用語である。</u>

　今では，これら3つのMRI所見はわれわれ放射線科医の常識になっているが，高速かつ高分解能撮像が行われてきたこの約10年間で確立してきた用語である。BI-RADS-MRI前にはDCISはどう表現されてきたか，DCIS所見の解釈がBI-RADS-MRI編集メンバー内ですら統一されていなかったことや，後に"linear"と"branching"を分けて報告した経緯など，後述するBI-RADS-MRIの歴史で解説する。

●参考文献
1) Schnitt SJ, Connolly JL, Khettry U, et al. : Pathologic findings on re-excision of the primary site in breast cancer patients considered for treatment by primary radiation therapy. *Cancer* 59 (4) : 675-681, 1987
2) Holland R, Connolly JL, Gelman R, et al. : The presence of an extensive intraductal component following a limited excision correlates with prominent residual disease in the remainder of the breast. *J Clin Oncol* 8 (1) : 113-118, 1990
3) Ohuchi N, Furuta A, Mori S : Management of ductal carcinoma in situ with nipple discharge : Intraductal spreading of carcinoma is an unfavorable pathologic factor for breast-conserving surgery. *Cancer* 74 (4) : 1294-1302, 1994
4) Going JJ, Moffat DF : Escaping from Flatland : Clinical and biological aspects of human mammary duct anatomy in three dimensions. *J Pathol* 203 (1) : 538-544, 2004
5) Liberman L, Morris EA, Dershaw DD, et al. : Ductal enhancement on MR imaging of the breast. *AJR Am J Roentgenol* 181 (2) : 519-525, 2003
6) Tozaki M, Fukuda K : High-Spatial-Resolution MRI of non-masslike breast lesions : Interpretation model based on BI-RADS MRI descriptors. *AJR Am J Roentgenol* 187 (2) : 330-337, 2006
7) American College of Radiology : Breast Imaging Reporting and Data System (BI-RADS). 5th ed., 2013
8) Liberman L, Morris EA, Lee MJ, et al. : Breast lesions detected on MR imaging : Features and positive predictive value. *AJR Am J Roentgenol* 179 (1) : 171-178, 2002
9) Tozaki M, Igarashi T, Fukuda K : Breast MRI using the VIBE sequence ; Clustered ring enhancement in the differential diagnosis of lesions showing non-masslike enhancement. *AJR Am J Roentgenol* 187 (2) : 313-321, 2006

4 月経周期とBPE

至適な撮像時期は？

ここまで，乳房MRIを読影する際に最も重要な基本事項を取り上げてきた。❶と❷で撮像法の歴史と考え方を，❸では乳管内癌の用語とDCISの所見を解説した。そして，第Ⅰ章の最後は，MRIレポートを書く際に最初に記載すべき項目である「月経周期とBPE（background parenchymal enhancement：背景乳腺の増強効果）」の用語と概念を解説したい。

01 **月経開始7～14日目での撮像を推奨！！**
手術前の検査の場合は，必ずしも月経周期に合わせる必要はない。

02 **BPEが強い場合，周囲よりも目立つ病変をピックアップして，カテゴリー判定する！！**
病変の範囲決定は造影第1相だけが有用！
BPEの「分布」を評価するには，乳腺の全区域（腺葉解剖）が観察できる冠状断面が有用！

03 **非対称性（片側性で限局性または区域性）の造影域は，乳癌のこともある！**
しかし，消失するBPEのことも多く，MRIガイド下生検の適応に注意！！

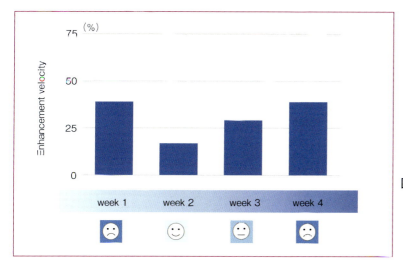

図1　BPEの増強効果（enhancement velocity）
上段のグラフは，参考文献1)を参照。BPEの増強効果（enhancement velocity）は，第2週だけが低い。

1. 乳房MRIは，月経周期に合わせるべき検査

2005年，ドイツのJena（イエナ）大学に留学した時，最も驚いたことの一つが，放射線科の受付で月経周期に合わせて乳房MRIの検査予約を取っていたことである。そして，ホルモン補充療法を行っている患者には，それを止めてから検査をするように，放射線科医が直接説明していたのである。1997年のドイツからの論文[1, 2]で，乳房MRIを月経周期に合わせて検査すべきことは知識として知ってはいたが，実際に実施している施設を日本では聞いたことがなかった。

ここで1つの論文を紹介しよう。❶の「読影の順番」で登場したKuhl先生の論文である[1]。余談であるが，乳房MRIに関してインパクトのある論文を量産し，明確なビジョンを持ってストーリーを展開し，乳房MRIの概念や適応を変えてきた唯一の放射線科医がKuhl先生である。彼女を超える乳房MRIエキスパートは存在しないと思っている。また，乳房超音波（ドプラやエラストグラフィ），自動超音波など他の領域や，乳房MRIの中でも拡散強調画像（DWI）やMRスペクトルスコピーなどの新しい研究には，まったく興味を示さない徹底ぶりである。この点は筆者と対照的であるが，乳房MRIの持つ価値とその利用方法に関しては，世界で唯一の理解者と言える。

さて，本題の論文紹介である。20名の健常ボランティア（21～41歳）に対して4回の乳房MRIを施行した。Group 1（n＝11）は月経周期の第1週から第4週まで連続して4回，Group 2（n＝9）は月経周期のある決まった日を設定して連続して4回4か月の検査である。結果は，以下のとおりである。
① 全体で60の造影域が描出された。（Group 1で36領域，Group 2で24領域）
② Group 1とGroup 2の両群において，変動する造影域（reversibly enhancing areas, contrast-enhancing areas with transient behavior）が存在した（Group 1で26領域，Group 2で18領域）。
③ Group 1の変動する造影域（resolvable lesions）の出現率は，第2週だけが31％（8/26）と低く，他の週では約70％であった。それらの増強効果（enhancement velocity）も第2週だけが低い（図1）。

さて，この論文を紹介した理由を説明しよう。論文が作成されていた頃のドイツは，乳房MRIが実施されて約5，6年が経ち（15Pの図1参照），月経周期に関連する造影域がたくさん経験されていた。そして，病変（enhancing lesion）ではなく正常乳腺のバリエーション／造影域（enhancing area/pseudolesion）であるので，MRIでしか検出されないこ

とが多く，MRIガイド下生検が施行されることがあった。当時のドイツではMRIガイド下吸引式生検がまだ普及していなかったので，実際にはMRIガイド下のwire localizationである。この論文にもMRIガイド下wire localizationが施行された良性の造影域がFigure 6に提示されている。このような背景から，乳房MRIは月経周期に合わせる必要があるのではないか，と議論されていた。そして，月経周期後半の2週間（黄体期，分泌期）は乳腺組織の造影剤の取り込みが亢進し，偽陽性所見を招きやすいため避けるべき，と考えられていた。しかし，この論文の結論には，月経周期の前半後半の2分類では不十分である！ 乳房MRIは月経周期の第2週に行うべきである！ と記述されている。

BI-RADS-MRI第2版[3]では，以下のように記載されている。

"For elective examinations (e.g., high-risk screening), effort should be made to schedule the patient in the second week of her cycle (days 7-14) to minimize the issue of background enhancement.

Despite scheduling the patient at the optimal time of her cycle, BPE will still occur and the BPE terms should be applied.

Women in whom cancer has been diagnosed and MRI is performed for staging (i.e., diagnostic) should be imaged with MRI, regardless of the timing of the menstrual cycle or menstrual status."

BI-RADSの記述は，1997年のKuhl先生の論文が基礎となっているのである。報告によっては，月経開始5～12日などの記載[4]もあるが，基本的には誤差範囲の表現である。月経開始5日の由来は，前半を月経期（1～4日）と増殖期（5～14日）に分けることがあることから来ている。筆者が外来で患者に説明する際は，「生理周期の前半で，生理中を避ける」などと表現している。

なお，乳癌と診断され，ステージング目的のMRI（日本のMRI検査のほとんど）であれば，月経周期にかかわらず検査すべきである，と書かれている。

2. BPEという比較的新しい用語

乳房MRIのレポートを書く際，最初に記載すべき項目が「月経周期とBPE」である。前述したとおり，月経周期の重要性はすでに1997年から，海外で認知されていたことを覚えておいてほしい。しかし，reversible, transient, pseudolesion, UBOs (unidentified breast objects) 等々，表現はさまざまであった。

個人的には，このような月経周期に関連する造影域（enhancing area）を正常乳腺のバリエーションと表現していたが，BI-RADS-MRI第2版が出版されてからは，これをBPEと表現している。しかし，真の病変（良性）が混在している可能性がある場合は，「正常乳腺のバリエーションや良性の増殖性変化（いわゆる乳腺症）」とレポートには記載している。

また，BPEが強い場合で，周囲よりも明らかに目立つ領域が存在する場合は，それを病変としてピックアップして，カテゴリー判定する。その際，その病変の範囲決定に有用なのは造影第1相だけとなる。

BPEに関する世界で最初の論文は，BI-RADS編集委員の責任者であるMorris先生らの論文（2011年）[5]であり，編集委員内で比較的発言力のあるLehman先生らの論文（2012年）[6]がそれに続く。そのような背景もあり，BPEをBI-RADS-MRI第2版に掲載することは2010年には決定されており，われわれBI-RADS-MRI編集委員メンバーで共有されていた。

図2に，BPEの分類を示す。分類は，minimal, mild, moderate, marked，評価は，造影第1相（造影後約90秒）の画像で行うと記載されている[3]。実際の記述は以下であり，混乱を招く。

"Assessment occurs on the first postcontrast image at approximately 90 seconds (as cancer detection is performed at this time point)."

「造影第1相」が重要なのか？ それとも「造影後約90秒」が重要なのか？ その答えはない。また，このように記述されている理由は，米国の標準的撮像法にある。詳細は，後述する第Ⅱ章第3部「撮像法の歴史」の部分で解説する。

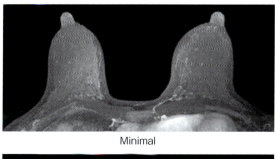

Minimal	Mild
Moderate	Marked

図2　BPEの分類（minimal, mild, moderate, marked）
造影第1相（造影後60秒）のMIP画像

　筆者個人は，造影第1相（造影後60秒）で評価している（図2）。その理由は，癌検出に一番重要な画像が，造影第1相だからである（❶「読影の順番」参照）。

　Morris先生らの論文[5]では，造影後のオリジナルの画像（矢状断面）でBPEを評価しているが，Lehman先生らの論文[6]ではMIP画像も使用している。実際のBI-RADS-MRIには，両者が使用されているが，MIP画像が有用である！！

　そして，BPEの「分布」を評価するには，乳腺の全区域（腺葉解剖）が観察できる冠状断面が有用である！

3. 日本でのBPEの研究

　このように，月経周期が乳房MRIに及ぼす影響は20年以上前から認知されていたが，BPEという用語は，まだ5，6年の歴史しかない。さらに，月経周期に合わせるべき！と言いながらも，日本ではそれが実施されている施設はほとんどない。その理由の一つは，MRI検査枠を自由に設定することが困難であること，もう一つの理由は，乳癌と診断された後の術前（ステージング目的）MRIが日本の適応のメインであるからである。前述したように，ステージング目的のMRIでは手術の遅延につながるため，月経周期にかかわらず検査すべきだからである。

　このような日本の特殊な環境を考えると，以下の2点が知りたくなる。
① 日本人における，月経周期とBPEの関係
② 月経周期が乳癌の視認性に及ぼす影響

　上記の疑問から，2013年に日本で多施設共同研究が企画された。多施設共同医師主導型臨床研究で，「乳腺MRIにおける月経周期・年齢による画像変化に関する研究」である[7, 8]。筆者は，画像の評価基準の作成や中央評価を担当させていただいた。図3に，学会発表の抄録[7]を示す。

　結論は，正常乳腺の増強比，悪性/正常増強比，BPEの視覚評価，悪性病変の視認性のいずれでも，増殖期の撮像が分泌期に比べ優れていた。月経周期は日本人においてもBPEと悪性病変の視認性に影響し，増殖期の撮像が有用であると判明した。日本人も，BI-RADS-MRIの記述どおりに，乳房MRIを試行する必要がある。

> **【目 的】**
> 月経周期が造影MRI上の背景乳腺増強域（BPE）と悪性病変の視認性に及ぼす影響について検討
>
> **【対象と方法】**
> 2013年11月から2015年3月に22施設から集積した962例のうち，閉経前で月経周期が規則的であった269例（年齢23-54歳，平均42.4歳）を対象。
> 月経周期（月経期：1-4日，増殖期：5-14日，分泌期：15-30日）
> 健側乳腺のBPEを4段階，分布（peripheral/diffuse）と5mm以上の結節数（small/many）を2段階，悪性病変の視認性を3段階（excellent, good, poor）に分類。
>
> **【結 果】**
> 月経期では分泌期に比べ，悪性病変/正常乳腺増強比が73.7％増加し，増殖期では分泌期に比べ54％増加した。
> BPEの視覚評価は，年齢が1歳上がるとminimalよりmoderateの頻度が1.09倍上昇した。
> 増殖期では分泌期に比べ，moderateよりminimalの頻度が2.88倍上昇した。
> 悪性病変の視認性は，増殖期では分泌期に比べ，goodよりexcellentの頻度が4.05倍上昇した。
> 正常乳腺の増強比，悪性/正常増強比，BPEの視覚評価，悪性病変の視認性，のいずれでも増殖期の撮像が分泌期に比べ優れていた。
>
> **【結 論】**
> 月経周期はBPEと悪性病変の視認性に影響し，増殖期の撮像が有用である。

図3　多施設共同医師主導型臨床研究：
　　　「乳腺MRIにおける月経周期・年齢による画像変化に関する研究」の結果
（参考文献7）より引用作成）

4. MRIガイド下生検で最も重要なことは，BPEを生検しないこと！！

　2018年4月にMRIガイド下生検が保険収載されたことで，今後，実施する施設が増えることが見込まれる。本書の大きな目標の一つは，安全で正確なMRIガイド下生検を日本で普及させることである。MRIガイド下生検の歴史，さまざまな生検用コイル，それに合わせた手技やコツなどは，第Ⅲ章で解説するが，今回は，BPEがいかにMRIガイド下生検の対象になりやすいかを示すため，症例を1例だけ提示する（図4）。

　これまで，講演でこの症例を頻繁に提示してきたが，強調したいことは以下である。

① MRIガイド下生検の依頼を他施設から受けることがあるが，その多くは図4のパターンである。生理周期に合わせると消失するため，BPEであり病変ではない。

② BPEをMRIガイド下生検しない！

③ BPEと考えたら，カテゴリー3と判定して，短期間での再度MRIを推奨！

　BI-RADS-MRIの記述は以下のようになっている。
"Category 3 assessment with a recommendation to return for very-short-interval follow-up（2-3 months）may be appropriate."

　BPEをMRIガイド下生検しないコツは，DCISの画像を熟知すること！！である（❸「乳癌の広がり診断」参照）。

　non-mass enhancement（BPE）と真の病変とを見分けるには，non-mass lesion（悪性であれば多くがDCIS）を熟知しなければならないからである。

　実際にはBPEをBPEと正しく診断することが非常に難しい症例もあるが，MRIガイド下生検が保険収載され，日本中でこの診断が重要かつ必須となってきたのである。若手の医師は，ぜひ，それを意識しながら，乳房MRIの経験を積んでいだきたい。

　繰り返すが，参考文献1）のFigure 6に，MRIガイド下wire localizationが施行された25歳の良性病変の症例が提示されている。このような不要なMRIガイド下生検を減らすにはどうすべきか，20年以上前から欧州で議論されてきたのである。日本は欧米と20年以上の乖離があるのか，と残念に思う

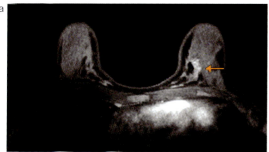
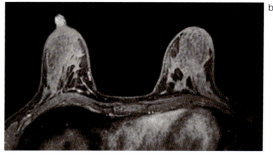

図4　生理周期に合わせると消失するBPE（37歳，女性）
　a：紹介先（他院）の造影MRI画像。早期相。
　　左内側の胸壁側に区域性の造影域を示す（←）。典型的なDCISの所見に乏しく，BPEの可能性が高いと判断した。患者はMRIガイド下生検を強く希望していた。また，乳癌であった場合，経過観察をすることで診断が遅れ，それが生命予後に影響することはないのかと心配されていた。患者には次のように説明した。「正常乳腺のバリエーションの可能性が高い。3～4か月以内に月経周期に合わせて（月経開始5～14日）検査することを推奨する。万が一乳癌であっても，DCISの段階のはずであり，3～4か月で急速に進行するタイプのDCISの画像所見ではない」
　b：3か月後のMRI造影画像。月経開始8日目。後期相。
　　左内側の区域性造影域は，完全に消失している（図2のminimalは，同一症例）。

本症例の診断時はまだ，BI-RADS-MRI第2版は出版されておらず，BPEの用語もvery-short-interval follow-up（2-3 months）の記載もなかった。BI-RADS-MRI第2版が出版されてからは，「経過観察の期間は，BI-RADSには2～3か月と記載されている」ことを患者に説明すべきであると考えている。

かもしれないが，実は希望がある。それは❸「乳癌の広がり診断」で触れたが，BI-RADS-MRIの編集委員に選ばれしメンバーですら，non-mass lesionやDCISの読影方法や用語の使用を，正確に完璧には行えていなかったからである。詳細は，本書の第Ⅱ章第3部で解説する。

●参考文献
1) Kuhl CK, Bieling HB, Gieseke J, et al. : Healthy premenopausal breast parenchyma in dynamic contrast-enhanced MR imaging of the breast : Normal contrast medium enhancement and cyclical-phase dependency. *Radiology* 203（1）: 137-144, 1997
2) Müller-Schimpfle M, Ohmenhaüser K, Stoll P, et al. : Menstrual cycle and age : Influence on parenchymal contrast medium enhancement in MR imaging of the breast. *Radiology* 203（1）: 145-149, 1997
3) American College of Radiology : Breast Imaging Reporting and Data System（BI-RADS）, 5th ed., 2013.
4) 乳がん発症ハイリスクグループに対する乳房MRIスクリーニングに関するガイドライン．日本乳癌検診学会，2013 http://www.jabcs.jp/images/mri_guideline_fix.pdf
5) Hambly NM, Liberman L, Dershaw DD, et al. : Background parenchymal enhancement on baseline screening breast MRI : Impact on biopsy rate and short-interval follow-up. *AJR Am J Roentgenol* 196（1）: 218-224, 2011
6) DeMartini WB, Liu F, Peacock S, et al. : Background parenchymal enhancement on breast MRI : Impact on diagnostic performance. *AJR Am J Roentgenol* 198（4）: W373-380, 2012
7) 神谷武志，藪内英剛，印牧義英，他：月経周期が乳腺造影MRI上の背景乳腺増強域と悪性病変の視認性に及ぼす影響：多施設共同研究による検討．第24回日本乳癌学会学術総会Prog p249, 2016
8) Kamitani T, Yabuuchi H, Kanemaki Y, Tozaki M, et al. Effects of menstrual cycle on background parenchymal enhancement and detectability of breast cancer on dynamic contrast-enhanced breast MRI: A multicenter study of an Asian population. *Eur J Radiol* 110:130-135, 2019

Chapter

II

乳房 MRI：
解 説 編

■ ■ ■

第1部：変わりゆく乳がん検診とMRI・・・・・・・・・・ 40

第2部：日本のガイドラインから見る乳房MRI ・・・ 63

第3部：BI-RADS-MRIと読影方法・・・・・・・・・・・ 95

Break Time：超音波について ・・・・・・・・・・・・・ 151

第4部：乳腺病理・・・・・・・・・・・・・・・・・・・・・・・・・ 170

第5部：バイオマーカーとしてのMRI・・・・・・・・・ 186

第Ⅱ章 乳房MRI：解説編

第1部

変わりゆく乳がん検診とMRI

1. はじめに

本書は乳房MRIの読影を極めるため，MRIガイド下生検を理解するための参考書であり，乳がん検診とは本来は関係がない。しかし，もしかしたら近い将来，乳がん検診や精密検査（精査）で最初に使用する画像診断装置が，マンモグラフィでもなく，超音波でもなく，乳房MRIになるかもしれない。別の言い方をすると，マンモグラフィ検診がなくなる可能性すら考えられる。

なぜ，そのようなことが予測できるのか？　答えは簡単である。そもそも，<u>乳がん検診とは，乳癌死を減らすことが最大の目的である。あらゆる乳癌を早期に発見することではない</u>。そして，対策型検診としての乳がん検診は国のお金を使用するため，簡便かつ安価であるべきである。その結果，癌を早期に発見できる高精度（精査用）の診断装置と検診用の診断装置とは，癌検出のレベルがまったく異なる可能性があるが，それは仕方がないことである。現状がまさにそうである。しかし，検診用の診断装置は今後，画像診断装置から最も簡便な手法に進化することは間違いない。おそらくそれは，血液などから癌の診断を行う<u>リキッドバイオプシー</u>であろう**（図1）**。血液などである程度の癌検出が可能になれば，次に行う検査には高精度の診断装置を使用するこ

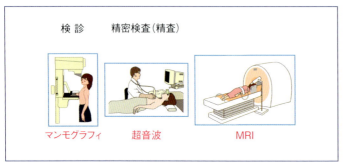

a：乳腺画像診断の装置：
　マンモグラフィ，超音波，MRI

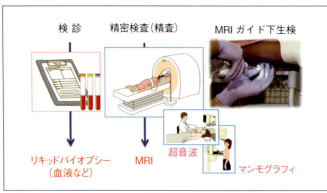

b：乳腺画像診断の役割の変化

図1　乳腺画像診断は今後，どう変わる？

- 1913年　Salomon A（ドイツ）
　　　　3000例の手術標本のX線像と病理との対比。
　　　　癌病巣内に石灰化像を確認。乳癌を限局型と浸潤型に大別。

- 1951年　Leborgne R（ウルグァイ）
　　　　微細石灰化像が乳癌診断の重要な所見

- 1953～60年　Gershon-Cohen（米国）
　　　　多数の研究報告あり

- 1960年　Egan R（米国, M.D. Anderson）
　　　　マンモグラフィは触診法よりも優れている。
　　　　245例の乳癌で，97％（238／245）はマンモグラフィ陽性。
　　　　そのうち，19例は触診で見つからなかった。

図2　マンモグラフィの歴史

とになるだろう。なぜなら，それは精査だからである。

第2部の「5. 乳房MRIサーベイランス」で触れるが，乳癌があるかもしれない，という状況下では，「最も乳癌の検出感度の高い装置（MRI）を使用する」ことになり，当然「MRIガイド下生検の対象になるような微小な乳癌を検出する」ことが重要である。未来を想像してほしい。もし，一滴の血液から高率に乳癌が疑われた場合，マンモグラフィと超音波検査が正常だったとしても，安心して1年後の再検査まで待っていられるだろうか？　乳房MRIを見慣れた医師であれば，MRIガイド下生検で乳癌を経験した医師であれば，必ずMRIまで施行すると思われる。それならば，まず最初にMRIをすべきではないだろうか。乳癌発症リスクの高い女性のMRIサーベイランスのように。

2. マンモグラフィ検診神話の崩壊

2-1.『乳癌診療ガイドライン2015年版』での改訂のインパクト

日本乳癌学会から作成・出版されている乳癌診療ガイドラインで，マンモグラフィの取り扱いが大きく変わった時がある。2015年版[1]のガイドラインの時であり，その内容を以下に挙げる。

50歳以上のマンモグラフィ検診は勧められるか
推奨グレード　B

これは，衝撃的な出来事であった。推奨グレードがAからB，またはDからCに変更されるのは，よほどの大きな出来事が起こらないかぎりあり得な

いからである。筆者は当時，検診・画像診断小委員会の委員長を務めていたが，変更の理由は複数存在しており，さまざまな議論がなされていた。しかし，内部の議論でも，外部評価でも，さらには他学会とのすり合わせにおいても，推奨グレードがAからBに下がることには大きな問題は生じていなかった。今，当時を思い起こすと，「そもそも日本の（乳癌死を減少させる）データがないのに，なぜ，推奨グレードがAなのだろうか」という素朴な疑問が，日本中で湧き上がっていたと思う。そして，追い打ちをかけたのが，「高濃度乳房（デンスブレスト）」と「過剰診断」である。また，「新しいマンモグラフィ技術（3Dマンモグラフィ・造影マンモグラフィ）の登場」「J-START[2]の研究」も一つの大きな理由となっている。以下，これらについて解説していこう。

2-2. 2Dマンモグラフィの限界：
3Dマンモグラフィ・造影マンモグラフィの登場

癌の検出に単純X線検査を行っている検診を知っているだろうか？　それは肺癌検診である。肺癌は，空気の多い肺に存在する癌であり，単純X線やCTの得意分野である。

では，乳癌はどうだろうか。マンモグラフィの歴史を振り返ると，図2に示したとおり，乳癌は石灰化を伴うことが多く，触知しない段階の乳癌（非触知乳癌）がX線で検出されるという利点から臨床応用されてきたきわめてシンプルな診断装置である[3]~[6]。だからこそ，改良の余地もあり，新しい技術も登場

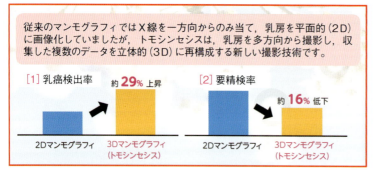

図3 3Dマンモグラフィ群2万943人と2Dマンモグラフィ群3万8674人を比較した臨床研究

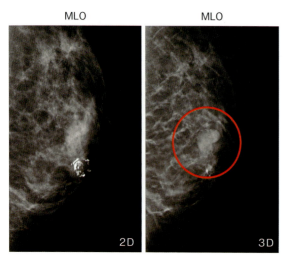

図4 3Dマンモグラフィ（トモシンセシス）が2Dマンモグラフィより明瞭に描出する症例（良性腫瘍）

するのである．そして，非常に興味深いことに，新しい技術紹介では，必ず通常のマンモグラフィ（以下，2Dマンモグラフィ）では検出できず，新しい技術で明瞭に描出された症例のオンパレードである．既存の2Dマンモグラフィがいかに診断精度が低いかを暴露するようなストーリーである．

トモシンセシス（以下，3Dマンモグラフィ）は，2015年版[1]のガイドラインで新しく登場した．

トモシンセシスはマンモグラフィ検診に勧められるか 推奨グレード　C1

スクリーニングにおいて，2Dマンモグラフィと3Dマンモグラフィの診断能を比較した大規模研究の報告は多数認められる．community-basedの大規模スクリーニングにおける3Dマンモグラフィ群2万943人と2Dマンモグラフィ群3万8674人の臨床成績の比較[7]では，3Dマンモグラフィでは2Dマンモグラフィよりも有意差をもって，乳癌検出率は28.6％上昇，リコールレートは16.1％低下，陽性反応的中度は58.3％上昇した（図3）．筆者も3Dマンモグラフィが有用な症例を数多く経験している（図4, 5）．

しかし，日本だけはそのような議論にはならない．日本では必ず，「超音波と比較してどちらが有効か？」という議論が持ち出されてくる．3Dマンモグラフィの欠点を挙げると，①被ばく量の増加，②読影時間の延長，③コスト（3Dマンモグラフィを追加撮影しても保険請求できない），④画像データ容量の増加，⑤デンスブレストに対しては限界がある，⑥超音波を試行すれば不要な可能性もある，などである．

このようなデメリットが前面に出ると，新しい技術は宝の持ち腐れである．実際に，日本では導入しても使用していない施設が少なくないと聞いている．

しかし，海外の考え方は異なる．そもそも，乳がん検診＝マンモグラフィ検診であり，2Dと3Dでど

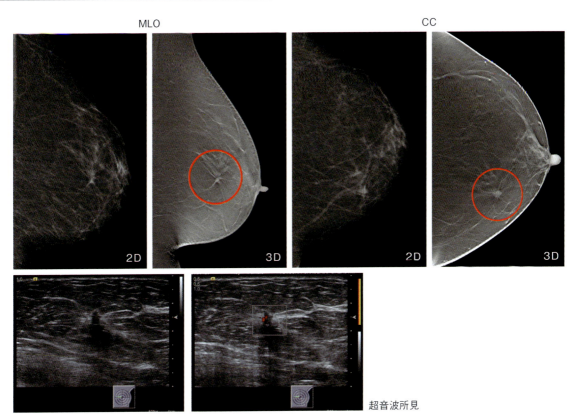

図5　3Dマンモグラフィ（トモシンセシス）が
2Dマンモグラフィより明瞭に描出する症例（乳癌）

ちらが情報量が多いか？　有用か？　それだけのことである。「超音波と比較してどっちが有効か？」は愚問である。そのため、米国では2Dマンモグラフィが3Dマンモグラフィに置き換わる勢いなのである。

このような日本の独特な現状を見ていると、マンモグラフィという検査がどのような検査であり、どのように進化してほしいのか、深く考えていない人が多いことを残念に思ってしまう。

一方、造影剤を使用したマンモグラフィ検査も世界では徐々に広がっている。以前は限られたメーカーの装置だけの検査であったが、今では各社が対応している。乳房MRIに近い感度を持つとの報告もあり、期待されている。本書は、3Dマンモグラフィや造影マンモグラフィの解説書ではないので詳細は省くが、3Dマンモグラフィと造影マンモグラフィの能力を比較したい読者が多いのではないだろうか。2016年10月、BI-RADS-MRIの編集委員の責任者である

Morris先生が来日した際、筆者がコーディネータを務めて座談会（Meet the Expert 1：The 2nd Asian Breast Cancer Conference）を行ったことがある。その時の彼女の発言が印象的である。「3Dマンモグラフィはしょせんマンモグラフィですね。しかし、造影マンモグラフィはvascular imagingですから非常に魅力的です」というニュアンスであった。筆者は完全に賛同であり、いろいろなところでこのエピソードを紹介している。造影剤がマンモグラフィ検査には保険適用外である、という決定的なデメリットがあるため、日本における実臨床での普及は遅れている。しかし、乳房MRIを日本のように安価で試行できない国においては、乳房MRIの代用として、ハイリスク女性のサーベイランスに有用だと考える。逆に言うと、MRI装置が先進国で最も多い日本においては、造影マンモグラフィがなかなか入り込めない現実があることも確かである。

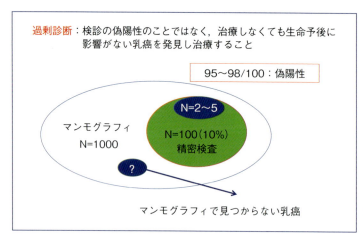

図6 マンモグラフィ検診の
さまざまな課題

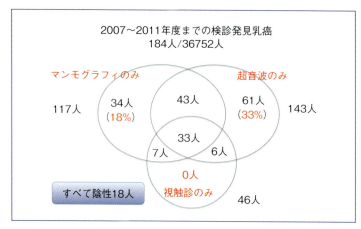

図7 J-STARTの結果
(参考文献2)より引用改変)

2-3. J-STARTの結果

図6には，マンモグラフィ検診のさまざまな課題を示した。1000人のスクリーニング検査での乳癌の割合は約5人程度と考えられる。要精査率を計算しやすいように高めに10%（または5%）とすると，要精査の95%（または90%）が偽陽性であり，非常に感度が低い!! さらに，やっと見つけた乳癌が過剰診断だとなると，マンモグラフィ検診に懐疑的になることもあるであろう。過剰診断については後述するとして，マンモグラフィで見つからない乳癌はどれくらいあるだろうか。その答えの一つは，J-STARTにある。

J-STARTとは，40歳代の女性を対象とし，マンモグラフィに超音波を併用する群と併用しない群との間で精度と有用性を検証するランダム化比較試験である（2007年7月〜2011年3月実施）。日本が誇る非常にすばらしい研究であり，世界中で注目されている。以下，および図7に，その結果を示す[2]。

① マンモグラフィのみで検出された乳癌18%（34/184）
② 超音波のみで検出された乳癌33%（61/184）
③ 視触診のみで検出された乳癌0%
④ 視触診，マンモグラフィ，超音波，すべて陰性の乳癌は9%（18/184＋18）

マンモグラフィで見つからない乳癌は，18例のinterval cancerを入れると42%（85/184＋18）である。一方，超音波で見つからない乳癌は，29%（59/184＋18）である。日本の乳癌の好発年齢は40〜50歳で，年齢と共に右肩上がりの欧米とは大きく異なる。つまり，40歳代の乳がん検診の意義は，世界の中でも高い国と言えるのである。その意味において，40歳代を対象とした日本人のデータである

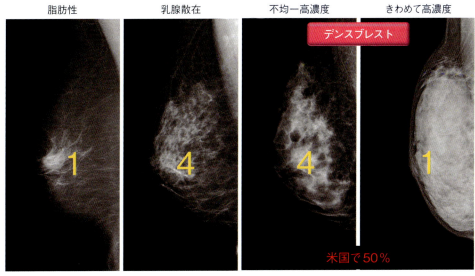

図8 乳腺濃度の分布（米国）

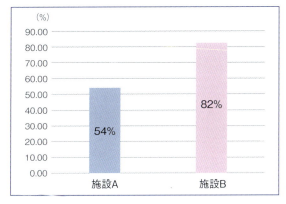

図9 デンスブレストの割合：2施設間の比較

J-STARTの結果を真摯に受け止める必要がある。

3. デンスブレスト

3-1. 乳腺濃度が示す2つの意義：個別化検診

　乳腺濃度が意味するところとして、「マンモグラフィの感度」と「乳癌の発症リスク」という重要な2点がある。欧米では、乳腺濃度の高い女性ほど乳癌の発症リスクが高くなると言われており、ある研究では高濃度の女性における乳癌発症リスクは、脂肪性の女性の4～6倍であることが示されている[8]。この乳癌の発症リスクの観点から総合的にリスク評価をしていこうとする研究が欧米で進んでいる。乳腺濃度をリスクの一つとして取り上げる**個別化検診**である。

　一方、マンモグラフィの乳腺濃度が高い女性ほど、乳癌の検出感度が低下する[9]。図8に示すように、米国での乳腺濃度の分布は1：4：4：1であり、デンスブレスト（不均一高濃度およびきわめて高濃度）の割合は50％である。一方、日本では、施設によりその頻度はまちまちである。筆者が読影にかかわっている2施設でのデータを示す（図9）。施設Aは視覚的に濃度を分類し（対象2092人）、筆者以外の放射線科医が判定した結果である。施設Bは乳腺濃度測定のツールを用いた分類である（対象2018人）。乳腺濃度測定の結果を確認して、筆者が読影ビューワ

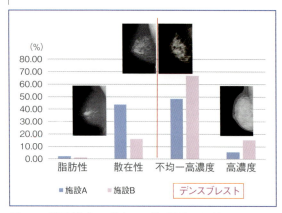

図10　乳腺濃度の分布：2施設間の比較　　　　図11　個別化検診の例

に入力した結果である。デンスブレストの割合は54％と82％とで，著しい乖離が認められた。その理由は，図10で理解できる。デンスブレストの割合が多い日本では，きわめて高濃度の判定基準を厳し目に個人で設定し，不均一高濃度と乳腺散在をバランス良く均等に振り分けてしまう傾向にある。つまり，乳腺散在が増えて，デンスブレストが減ることになる。しかし，日本人のデンスブレストの割合が非常に高いということは事実であり，今後は乳腺濃度測定ツールを使用した多施設での検証を行ってほしい。

　さて，ある保険会社のパンフレットに，デンスブレストには「マンモグラフィ＋超音波」と記載されていた（図11）。同じ検診方法を国民全員に一律に行うのではなく，個人個人のリスクに合わせて検診を提供する時代（個別化検診）にすでに突入しているのである。現在，デンスブレストの多い日本では，本当にデンスブレストの女性全員に超音波を追加すべきか，熱い議論が行われている。

3-2. ナンシーさんの功績：デンスブレストの通知

　前項までを書き上げ，本項の構成を考えている時期（2018年末）に，一通の訃報が届いた。Nancy M Cappello氏（ナンシーさん：NPO法人 Are you dense?® 創設者・常任理事）が旅立たれたと。この訃報を受けたことで，本項のミッションが明確となり，タイトルを「ナンシーさんの功績：デンスブレストの通知」に変更した。

　彼女の10年間にわたる活動は，米国の社会を動かし，世界中から注目されてきた。乳がん検診を受診し「デンスブレスト」と判定された場合，乳腺濃度によりマンモグラフィの感度が低下しうることの通知と，この感度低下を補う超音波などの追加の検査を行う必要性について主治医と相談することの推奨，その内容を盛り込んだ法律の整備が急速に進んでいるのである。この火付け役であるナンシーさんの出身地であるコネチカット州において，2009年に米国で初めて法制定が行われた。これを皮切りに，多くの州で乳腺濃度に関する法律が制定されている（図12）。

　筆者は，2012年にNPO法人乳がん画像診断ネットワーク（BCIN）を立ち上げ，その翌年に彼女と情報交換を始め，2014年にはAre you dense?® の活動を『乳がん　検診と診断　知っておきたいこと』という冊子を作成して紹介してきた。その理由は，マンモグラフィが普及しエビデンスの蓄積がなされてきた米国で起きている社会現象であること，そして，デンスブレストによるharmが米国よりも日本の方がより深刻であること，を一般の方々に知っていただきたかったからである。そして，彼女を日本に呼んで講演してもらうことを模索し始めた。

　2015年7月，東京で開催された第23回日本乳癌学会学術総会で大会長の中村清吾先生（昭和大学医学部乳腺外科教授）にお願いし，ナンシーさんを

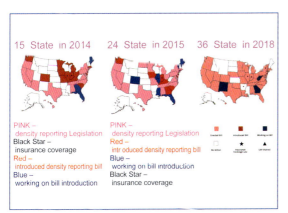

図12　米国における「デンスブレスト」を通知する法整備

図13　第23回日本乳癌学会学術総会（東京）での患者会ブースの様子（筆者とナンシーさん）

招聘することが可能となった。学会では，"What does dense breast mean in mammography screening?"というタイトルで講演していただいた。また，学会の患者会ブースにデンスブレストやAre you dense?®を紹介するコーナーを設け，冊子やAre you dense?®の日本語訳リーフレットを配布した（図13）。学会期間中である7月3日には，月刊インナービジョン誌の企画により，ナンシーさんを交えて座談会を行い，日本におけるデンスブレストに対する乳がん検診のあり方について議論した（http://bcin.jp/sites/default/files/20140703_symposium.pdf）。さらに，同日夕方にBCIN主催のアカデミックセミナーを開催し，アメリカでの活動について講演していただいた。このアカデミックセミナーには医療者だけでなく，一般の方，企業の方など112名が参加し，意見を交わした。参加した患者さんの中には，自分も声をあげたいと申し出てくれた女性が現れ，BCINのホームページに患者さんの声を載せている（http://bcin.jp/medicalqa）。ナンシーさんは，BCINを日本版Are you dense?として認識し，期待してくれていた。BCINのスタッフも，それをモチベーションにさまざまな活動を継続して行っている。

3-3．日本の現状

日本版Are you dense?としてのBCINの活動が広まった影響で，2016年6月12日，読売新聞に以下のような記事が掲載された。

「131の自治体に調査を行い，7割の自治体が乳がん検診で異常が見えにくい乳房タイプを通知する仕組みがないこと」

日曜の朝刊の一面だったため，多くの反響を呼んだ。その後の追加調査では，前回調査で16自治体だった「対策あり（予定含む）」が40自治体と大きく増えている。また，2016年10月には，全国32の乳癌患者団体の代表らが，自治体で行うマンモグラフィ検診を受けた人が「デンスブレスト」だった場合にはその旨を伝え，超音波など追加の検査を促すなどの制度を検討するよう，厚生労働省に要望書を提出した。

このように，デンスブレストについて通知を求める声が増す中，2017年3月21日，乳がん検診関連3団体（日本乳癌検診学会，日本乳癌学会，日本乳がん検診精度管理中央機構）は，現時点で全国の市町村で一律に乳房の構成に関する通知を行うことは時期尚早である，と提言した。これを受けて厚生労働省は通知の方法を検討し，2018年5月24日，乳がん検診における「高濃度乳房」への対応についてというタイトルで以下の内容を発出した。

「乳房の構成についての正しい理解がなければ，がん検診の受診者が不必要な検査を追加で受ける等の不利益が生じると考えられる。市町村や検診実施機関等が，乳がん検診や乳房の構成等について正しく理解した上で，がん検診の受診者に対し乳房

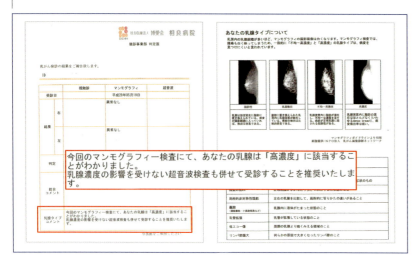

図14　乳腺濃度の通知：
　　　相良病院の例

の構成に関する情報を伝える場合には，正しく情報提供を行うことが必要である」

われわれは，正しい情報提供と受診者に対する乳腺濃度の通知を行っている。図14に，相良病院（鹿児島）での通知の例を示す。

4. 過剰診断

4-1. 過剰診断の定義

「過剰診断」の定義は，検診の偽陽性でなく，治療しなくても生命予後に影響がない乳癌を発見し治療することである。英国の研究班は，50歳の女性1万人が20年間乳がん検診を受診すると，43例の乳癌死亡が予防できるが，129例の過剰診断が発生すると報告した[10]。米国の30年間の乳がん検診データからは，早期乳癌例は約2倍に増加したものの，進行乳癌例は8%の減少にとどまり，検診発見乳癌の1/3は過剰診断であると結論づけている[11]。この論文の結果はかなり衝撃的であり，多くの医師が乳がん検診に関する講演で紹介していた。それは「早期乳癌が増加すれば，結果的に進行乳癌が減少する」ことを期待していたからである。さらに，死亡率減少に関しても，カナダなどからネガティブな結果が報告され[12]，スイスmedical board（医療委員会）はマンモグラフィ検診の撤廃を検討した[13]。

次節では，「DCISに対する治療の変遷」をテーマに，国際的に活躍している相良安昭先生に過剰診断・過剰治療の問題に対する世界的な動向を外科医の立場から解説していただく。筆者は，過剰診断に相当する乳癌を絞り込むポイントの一つは，やはり画像診断だと考えている。特に，血流情報を持つMRIは有用である。その理由を解説して次節につなぎたい。

4-2. 石灰化病変に対するMRIの役割

筆者はこれまで（2018年末まで），筆頭著者として執筆した論文は56編あり，共著者として執筆した論文は65編ある。しかし，「石灰化とMRI」というテーマは重要であるにもかかわらず，以下のタイトルの一編しか論文にしたことがない[14]。

"Breast MRI as a problem-solving study in the evaluation of BI-RADS categories 3 and 4 microcalcifications：Is it worth performing？"

その理由は，Kuhl先生の2007年の*Lancet*誌の論文[15]がすばらしく，自分が追究したいことが完結したと感じたからである。以下がその結果である（表1）。

① 全DCIS（n＝167）

　マンモグラフィ：56%，MRI：92%

② High grade DCIS（n＝89）

　マンモグラフィ：52%，MRI：98%

③ Low grade DCIS（n＝44）

　マンモグラフィ：61%，MRI：80%

表1 DCISの検出感度（マンモグラフィ vs. MRI）（参考文献15）より転載）

	Mammography	MRI	p value*
All DCIS (n=167)	93 (56%, 47-63%)	153 (92%, 86-95%)	< 0.0001
All non-high-grade DCIS (n=78)	47 (60%, 48-71%)	66 (85%, 74-91%)	0.003
Low grade[1] (n=44)	27 (61%, 45-75%)	35 (80%, 64-90%)	0.13
Intermediate grade[2] (n=34)	20 (59%, 41-75%)	31 (91%, 75-98%)	0.0127
All high-grade DCIS (n=89)	46 (52%, 41-62%)	87 (98%, 91-100%)	< 0.0001
High grade, with necroses (n=55)	34 (62%, 48-74%)	54 (98%, 89-99%)	< 0.0001
High grade, without necroses (n=34)	12 (35%, 20-53%)	33 (97%, 83-100%)	< 0.0001

Data are n (%, 95% CI). * Calculated by the McNemar's test. 1) Non-high-grade without necroses. 2) Non-high-grade with necroses.

MRI for diagnosis of pure ductal carcinoma in situ : a prospective observational study

Christiane K Kuhl, Simone Schrading, Heribert B Bieling, Eva Wardelmann, Claudia C Leutner, Roy Koenig, Walther Kuhn, Hans H Schild

石灰化症例だけに焦点を絞ると，MRIの感度は低くなる！！

By contrast with our findings, previous studies on the diagnostic yield of breast MRI in the setting of mammographic calcifications found a consistently lower sensitivity of MRI compared with mammography.

図15 石灰化症例だけに焦点を絞ると，MRIの感度は低くなる！！
参考文献15）の考察から引用作成

MRI for diagnosis of pure ductal carcinoma in situ : a prospective observational study

Christiane K Kuhl, Simone Schrading, Heribert B Bieling, Eva Wardelmann, Claudia C Leutner, Roy Koenig, Walther Kuhn, Hans H Schild

マンモグラフィ発見のDCISの一部は，生物学的に良性！！

Some of the cases of DCIS diagnosed by mammography are biologically benign and would never threaten a woman's life, a situation known as overdiagnosis bias.

図16 マンモグラフィ発見のDCISの一部は，生物学的に良性！！
参考文献15）の考察から引用作成

ここまでは，なるほどと思う程度であるが，考察が非常にすばらしい。この論文が世に出るまでは，石灰化症例のMRIの検出率を検討する論文が多かった。当然，その一部の乳癌はMRIで検出されず，MRIの欠点のように扱われてきた。MRIは完全ではない！ 石灰化で発見される乳癌を見落とすことがある！ すなわち，MRIの欠点を補う意味でもマンモグラフィは必須なのだ！ と。筆者は，このストーリーに違和感があり，まったく賛同できなかった。それは，非浸潤性乳管癌（DCIS）をすべて一つの疾患として扱っているからである。その答えが，Kuhl先生の論文で解消されたのである（図15，16）。

① 石灰化症例だけ集めてMRIの検出率を検討すると，当然，マンモグラフィよりもMRIの感度は低くなる！！

当たり前である！

② マンモグラフィ発見のDCISの一部は，生物学的に良性！！

これを読んだ時，鳥肌が立つほど衝撃を受けた。同じ放射線科医が，10年以上前の2007年に，マンモグラフィ発見のDCISの一部を「過剰診断」としてとらえ，マンモグラフィ vs. MRIの論文を作成していたのである。しかも，Lancet誌にである。

さらに，表2からわかるように，同じDCISでもマンモグラフィとMRIとで見ているものが違う！ この論文以来，筆者は石灰化で発見されるDCISをcalcified DCIS，MRIで発見されるDCISをvascular DCISと呼ぶことにした。そして，狭義の意味では，calcified DCISはマンモグラフィだけ陽性，MRIも超音波も陰性，vascular DCISはMRI

表2 マンモグラフィとMRIで検出されるDCISの病理学的相違（参考文献15）より転載）

	Only mammography positive (MRI false negative)	Mammography positive (with or without positive MRI)	Only MRI positive (mammography false negative)
n	12 (100%)	93 (100%)	72 (100%)
Grading			
High grade	2 (17%)	46 (50%)	43 (60%)
All non-high grade	10 (83%)	47 (51%)	29 (40%)

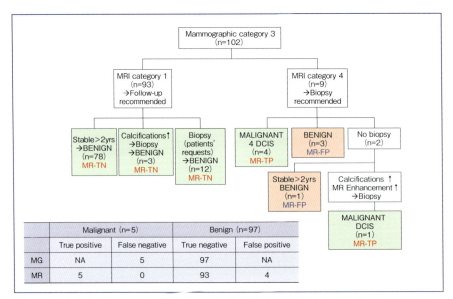

図17　われわれの取り組んだ研究：マンモグラフィのカテゴリー3
（参考文献14）より引用作成）

だけ陽性，マンモグラフィも超音波も陰性，すなわちMRIガイド下生検対象病変である。筆者が日本でMRIガイド下生検を開始したのも，同じ2007年のことである。真のvascular DCISをMRIガイド下生検により，自分の目で検証できる環境を構築することができた。後の2014年に，「Overdiagnosisを絞り込めるか」というテーマで，第5回DCIS研究会の当番世話人をさせていただいた。筆者は画像診断医の立場から，過剰診断，MRIガイド下生検症例，vascular DCISにはhigh gradeが多く，calcified DCISにはlow gradeが多い，などの発表をした。今でこそ過剰診断を普通に議論できる時代になったが，2014年ではまだ公的に議論している研究会はなく，非常に緊張したのを思い出す。また，2月の東京開催で，大雪であったことも。

4-3. Calcified DCIS：
　　 MRIの弱点か？　癌もどきか？

2007年からMRIガイド下生検を開始して，calcified DCISとvascular DCISが異なるバイオロジーであることに非常に興味を持ち，前述した論文[14]を書く準備を始めた。「MRI陰性であれば，ステレオガイド下生検は省略可能か!?」を実臨床で検証した研究である。そのため，超音波で検出される病変は除外して検討した。図17, 18に結果を示す。

① マンモグラフィでBI-RADSカテゴリー3の石灰化（n＝102）：
　MRIがpositive（BI-RADSカテゴリー4）の場合，56%（5/9）が悪性。
　MRIがnegative（BI-RADSカテゴリー1）の場合，100%（93/93）良性。

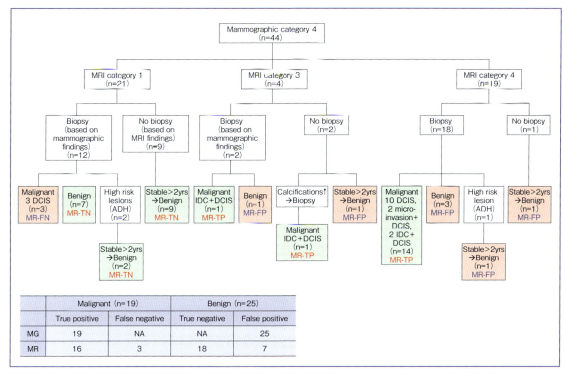

図18 われわれの取り組んだ研究：マンモグラフィのカテゴリー4（参考文献14）より引用作成）

表3 われわれの取り組んだ研究：結果（参考文献14）より引用作成）

	Sensitivity	Specificity	PPV	NPV
n	21／24	111／122	21／32	111／114
MR（%）	87.5	91	65.6	97.4

PPV：陽性的中率，NPV：陰性的中率

② マンモグラフィでBI-RADSカテゴリー4の石灰化（n＝44）：
MRIがpositive（BI-RADSカテゴリー3 or 4）の場合，70％（16／23）が悪性。
MRIがnegative（BI-RADSカテゴリー1）の場合，4％（3／21）が悪性。

③ 悪性24例（6例は浸潤癌，18例はDCIS）中，88％（21／24）がMRIで描出可能。

④ MRIで検出不可能な3例は，すべてnon-high gradeのDCISで，大きさは6mm，10mm，35mm大。うち2例はBPEに混在して検出不能（10mm大と35mm大）。

⑤ 全138患者において，incidentalな病変に対してBI-RADSカテゴリー4と診断したのは3例（2.2%＝3／138）で，そのうち1例はDCIS（low-grade）であった。

以上より，石灰化病変に対するMRIの診断精度がいかに高いかおわかりであろう（表3）。石灰化病変の読影時のポイントは，「通常は背景乳腺増強効果（BPE）として異常所見にはしない濃染でも，石灰化の部位に一致していれば異常濃染としてカテゴリー判定すること」である（図19，20）。そのため，陽性的中率（PPV）が多少下がる（66％）が，感度（88％）を高く維持できる秘訣である。

また，incidentalな精査病変が低いことで（2.2％），無駄な生検をしていないことも証明できたのではないだろうか。本論文は，筆者が一人で読影し作成してきた乳房MRIデータベースから，連続

第Ⅱ章 乳房MRI：解説編

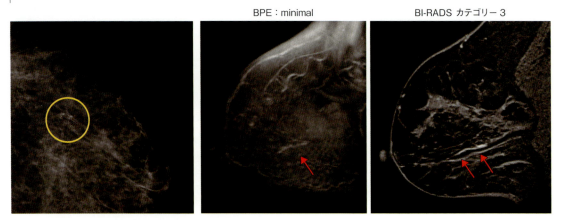

図19 症例1：石灰化発見のDCIS症例（low grade）
MRIでは線状の造影効果を示し，石灰化の部位などの情報がなければBI-RADS カテゴリー3と判断される。
しかし，石灰化の部位に一致していれば，BI-RADS カテゴリー4（要生検）と判断される。

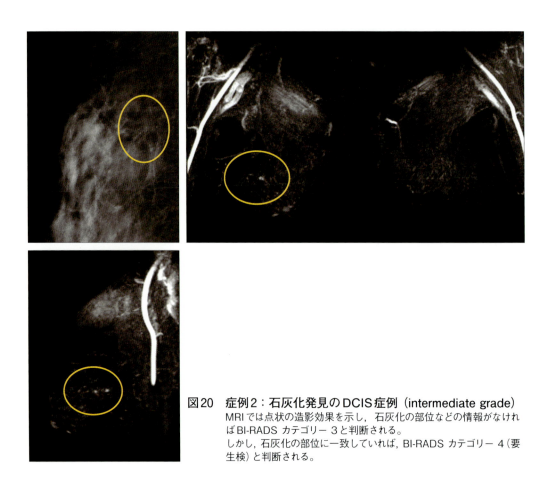

図20 症例2：石灰化発見のDCIS症例（intermediate grade）
MRIでは点状の造影効果を示し，石灰化の部位などの情報がなければBI-RADS カテゴリー3と判断される。
しかし，石灰化の部位に一致していれば，BI-RADS カテゴリー4（要生検）と判断される。

する4448例を抽出して解析してもらった研究である。「MRIは感度は高いが，特異度が低い」という決まり文句も，乳房MRIが報告された20年以上も前の話である。正確に読影すれば，これだけの精度を保つことができるのである。

そして，「MRI陰性であれば，ステレオガイド下生検は省略可能か!?」の問いに対してはどうであろうか。MRIで検出不可能な症例に浸潤癌はなく，すべてnon-high gradeのDCISであった。おそらく，過剰診断の範ちゅうのDCISの可能性が高いと考える。実際には，このようなcalcified DCISは過剰診断に違いない! と断言したいところであるが，病理など多方面でのさらなる検証が必要である。

ある患者さんが，乳癌治療で有名な病院からセカンドオピニオン目的で来院した。質問事項は以下のとおりである。

「私はマンモグラフィで怪しい石灰化を持っている。生検すれば乳癌と診断される確率が高いであろう。そうなると，今の医療では乳癌として治療がなされる。しかし，同時に撮像されたMRI画像があるので，過剰診断の範ちゅうの乳癌かどうかわからないか。もしそうだとすると，不必要な癌治療をされたくないので生検は受けたくない」と。筆者は，「過剰診断があるのは事実である。しかし，現時点ではそれがどんな特徴の癌なのかは不明であり，それを解明するために世界中で研究が続けられている」などと説明したが，将来はこのような質問や議論が普通になるのではないだろうか。

5. DCISに対する治療の変遷
——米国の大規模癌データベースを用いたコホート研究の経験から

5-1. 米国における癌のデータベース

5-1-1. Surveillance, Epidemiology, and End Results（SEER）プログラム

米国のSEERプログラムは，1973年から地域の癌登録データを集め，国立衛生研究所（National Institute of Health：NIH）と疾病予防管理センター（Centers for Disease Control and Prevention：

CDC）より基金を受けながら先駆的な取り組みを行ってきた。現在，SEERプログラムは米国の人口の約3割をカバーしており，ホームページ（seer.cancer. gov）より申請することで誰でもアクセス可能なオープンソースのデータベースを提供している（図21）。"SEER Stat"というアプリケーションを用いて，発生数や発生率，生存率，罹患率，多重癌の解析，症例リストの作成を行うことが可能となっている。病理，初期治療や死因などのデータは入手可能であるが，再発の有無や時期，患者の合併症，術後の化学療法や内分泌療法の実施についてのデータがないのが欠点である。

5-1-2. National Cancer Database（NCDB）

NCDBは，米国外科学会がん部会（Commission of Cancer, American College of Surgeons：COC/ACS）と米国対がん協会（American Cancer Society：ACS）が1989年より始めた共同プロジェクトで，施設単位の院内癌登録システムからデータを集めている。アメリカの癌患者の7割をカバーしており，SEERプログラムには含まれていない化学療法や内分泌療法の実施，加入している保険の種類や患者の合併症など詳細なデータを含んでいる。病院間の治療内容の比較などが行われているが，再発の有無や死因などがわからないため，治療効果の検討は困難である。

現在，SEERプログラムやNCDB以外にも利用可能な癌に関する多くの大規模データベースが存在しており，ランダム化比較試験（RCT）では実施困難な治療効果の比較検討や記述研究，薬剤上市後のまれな副作用の早期発見などにおいて，その重要性が増してきている[16]。RCTは理想的な環境下で治療効果（efficacy）を明らかにする一方で，大規模データベースを用いた研究では，実臨床における効果（effectiveness）を発揮するかをより広く多くの集団において検討することが可能となる。われわれはこれらのデータベースを用いて，DCISに対する治療効果を検討してきた。まず，DCISを取り巻く現状を述べ，上記のデータベースを用いた研究やその他多くの臨床研究の結果より，DCIS治療の今後の展望を考えてみたい。

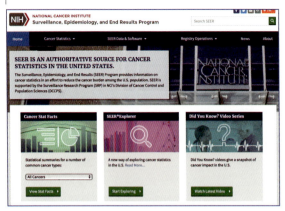

図21 SEERプログラムのホームページ
(seer.cancer.gov)

図22 癌進展におけるさまざまなモデル
(参考文献21)より転載改変)

5-2. DCISと乳がん検診

　DCISは乳管上皮がモノクローナルな増殖を認め，乳管基底膜外へ浸潤しない乳管内病変で，乳管内で増殖した細胞が壊死して石灰化を伴うことや，乳管上皮からの分泌物が石灰を析出して分泌型の石灰を伴うことがある。マンモグラフィで診断される乳癌の約20％がDCISであり，DCISの90％以上はマンモグラフィによる石灰化病変で発見されている[16)～18)]。米国において，1973年に10万人あたり5.8人だったDCISの罹患率は2011年には35.5人まで増加しているが，デジタルマンモグラフィが登場しその精度が高くなるにつれて，微細な石灰化病変がより多く見つかるようになり，DCISはさらに増加傾向にある[19)]。

　DCISの自然史は明確にわかっておらず，浸潤癌とならないDCISが多く存在すると推測されている[20)]。つまり，atypical ductal hyperplasia (ADH) やDCISなどの前癌病変から浸潤癌となる，従来の直線的な癌進展モデルのみではなく，ADHやDCISから正常細胞に後退するケースや，進展が非常に緩徐なケース，逆に非常に進行の速いケースなど，それぞれのバイオロジーによって異なる癌の進展モデルがあると考えられる[21)]（図22）。

　また，DCISの病理診断における病理医間の一致率も，それほど高くないことが報告されている。マンモグラフィで指摘されバイオプシー（生検）された240症例の病理診断の一致率を115名の病理医で検討したリングスタディの結果では，1人の病理医がDCISと判断して最終診断もDCISとなったのは約7割で，実際はADH，良性病変や浸潤癌などの他疾患が約3割を占めたという報告がされた[22)]。遺伝子発現を見ることによって，DCISをより正確に診断するための基礎研究が行われてきた。現状では浸潤癌となるDCISを遺伝子発現にて予測することは難しいが[23)]，ADHはlow grade DCISやlow grade浸潤癌と，high grade DCISはhigh grade浸潤癌と類似した遺伝子発現プロファイルであることが明らかとなりつつある[24), 25)]。

　これまでDCISは浸潤癌の前癌病変と考えられ，浸潤癌の発生を予防すれば浸潤癌の罹患率は減少

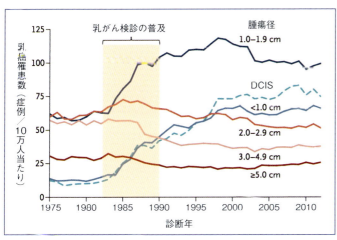

図23 乳癌の診断年と腫瘍径との関係
(参考文献16)より転載改変)

すると考えられていた。しかし，1980年代から検診プログラムが行われるようになった米国では，DCIS・早期の浸潤癌の罹患数の増加割合に比較して進行癌の低下割合は少ないことが，SEERデータベースの解析より明らかになっている[16]（図23）。また，5か国における検診導入前と導入後の乳癌罹患率の変化に関するコクランの検討では，検診年齢の女性における乳癌の罹患率が予想された自然増加より多くなっていた[17]。これらのことから，検診で乳癌と診断される症例のうち，過剰診断，過剰治療となっている症例があることが示唆されている[26),27)]。今まで，マンモグラフィ検診で発見された淡い集簇石灰化病変に対してマンモグラフィガイド下生検を行うことも多かったが，2018年度版の『乳癌診療ガイドライン』（日本乳癌学会 編）では，偽陽性や過剰診断の要因となっているためマンモグラフィガイド下生検を必須とする根拠はないとしている。乳癌と診断された場合に，どのような症例で手術や放射線治療を省けるのかを現状では推測できないため，過剰診断，過剰治療をどのように減らしていくかが今後の重要課題である。

5-3. DCISに対する集学的治療

DCISに対する治療として，乳房切除術もしくは乳房温存手術後に放射線治療を行うことが標準治療として推奨されている（乳癌診療ガイドライン，NCCNガイドライン）。また，乳房温存術後に内分泌療法を5年間内服することによって，同側，対側乳房の局所再発が減少することが明らかとなっている[28]。約10万症例のDCIS治療後の長期予後がSEERデータベースを用いて検討され，20年間の乳癌特異的死亡率は3.3％と，DCISの予後は非常に良好である[29]（図24）。現在まで，DCISのバイオロジーに基づいた局所療法の選択は行われてこなかったが，近年ではこれらに基づいた手術や放射線治療の選択を決定できるような個別化治療も検討されている。

5-4. DCISに対する手術療法の変遷

DCISに対しては，乳房全摘術と乳房温存療法の局所コントロールが同等なことから，腫瘍の広がりが大きくなければ乳房温存術を選択することが多くなっている。また，乳房再建術が2013年に保険適用になったことより，乳腺全摘術が必要な患者においても選択肢が広がってきている。DCISは病状の進展が乳管内にとどまり，間質や皮膚への浸潤はないため，乳房再建術を行う場合にはskin-sparing mastectomy（SSM）や，乳頭から病変までの距離が十分ある場合にはnipple-sparing mastectomy（NSM）の良い適応となる。通常の乳房再建術と比較して，NSMがDCISにおいて安全かどうかの検討はなされていないが，NSMの適応となる対象は増え

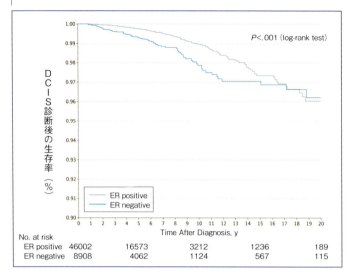

図24 エストロゲン受容体（ER）の発現別に見たDCIS診断後の20年間乳癌特異的生存率
（参考文献29）より転載）

ており，施行症例も年々増加傾向である[30)〜32)]。現在，NSMの一般的な適応基準としてジョージタウンのアルゴリズムが用いられることも多い[33)]（**図25**）。

乳房温存術の目的は，切除断端を陰性にして，乳房の整容性を保つことである。温存術後の局所再発を減らすために切除断端を広くすると，欠損部の体積が大きくなるため乳房の整容性を保つことが難しくなる。最適な切除断端の距離について，今まで多くの検討がなされてきた。南California大学のSilversteinらのグループが提案したVan Nuys Prognostic Index（VNPI）では，切除断端と腫瘍までの距離を1cm以上，0.9〜0.1cm，0.1cm未満に分けており，1cm以上の距離が最も乳房内再発が少ないとされていた[34)]。しかし，DCISの乳房温存術における断端距離を検討した観察研究のシステマティックレビューにおいて，最適な断端距離のメタアナリシスが行われ，2mm以上の断端距離があれば，それ以上断端を広くとっても乳房内再発率は減少しないことが明らかとなった[35)]（**表4**）。米国臨床腫瘍学会，米国腫瘍外科学会，米国放射線腫瘍学会が合同で，DCISに対する乳房温存術における最適な断端に関するガイドラインを2016年に発表し，切除断端から2mm以内にDCISの細胞がないことが断端陰性の定義となった[36)]。

DCISの核異型度はその悪性度を表しており，低異型度のDCIS（low grade DCIS）のうち40〜85％は浸潤癌にならなかったという報告や，高異型度のDCIS（high grade DCIS）は乳房温存療法後の局所再発率が高いという報告がある[34),37),38)]。

われわれは，DCISに対する手術による生存改善効果を明らかにするために，米国において1988〜2011年までに診断された組織学的に異型度が明らかな約5万7000のDCIS症例を対象にコホート研究を行った[39)]。プロペンシティスコアによる重み付けという統計手法を用いて，手術群と非手術群の患者背景をそろえた後に両群の生存率を比較した。全体で見ると手術群の予後が良好であったが，異型度の低いlow grade DCISでは，手術を施行した群の予後と無治療群の乳癌特異的生存率が同等であることを示した[40)]（**図26**）。しかし，これは観察研究であるため，実臨床において手術省略の方針を患者に勧めるのはまだ時期尚早である。

現在，LORIS（Birmingham大学），LORD（EORTC），COMET（Alliance）などの臨床試験において，low riskのDCISに対するactive surveillance（監視療法）の安全性などを検討するランダム化比較試験が遂行または計画されている（**図27**）。日本でも日本臨床腫瘍研究グループ（JCOG）で，同様のDCISに対してタモキシフェン

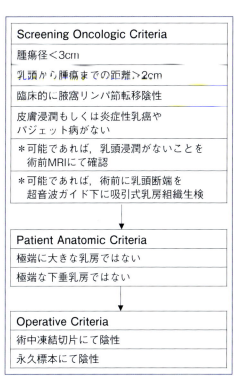

表4 DCISにおける最善の切除マージン幅（n=2514）
（参考文献35）より転載）

図25 NSMに関するジョージタウンの
アルゴリズム
（参考文献33）より引用作成）

を内服し，監視療法を行っていくことの安全性を検討する前向きシングルアーム研究（LORETTA）が開始されている．

5-5. DCISに対する放射線治療の変遷

2018年度版の乳癌診療ガイドラインにおいて，DCISに対して乳房温存手術後に放射線治療を行うことが標準治療として勧められている．しかし，実臨床において，乳房温存手術後に放射線治療を追加するかどうかの判断は，治療施設や医師，患者背景によって大きな"ばらつき"があり，その理由として，放射線治療のメリットとデメリットが均衡していることが考えられる．DCISに対する乳房温存手術後の放射線治療の効果を検討したメタアナリシスにおいては，放射線治療は同側乳房内再発のイベントを約半数に抑えるとの結果であったが，生存率に関してはイベント数が少なく，放射線治療群と非治療群に差は見られなかった[41]．low grade DCISに対する放射線治療の省略が可能かがThe Radiation Therapy Oncology Group（RTOG）

9804 trialにて検討されている[42]．low risk DCISはサイズが2.5cm未満，low gradeあるいはintermediate gradeで，手術での断端陰性（≧3mm）を確保している症例である．観察期間中央値7年間における，放射線治療省略群の同側乳房内再発は6.7％，放射線治療施行群は0.9％で，放射線治療は有意に局所再発を減少させた〔ハザード比（HR）：0.11, 95％CI：0.03～0.47〕．放射線治療を省略しても6.7％の局所再発であったため許容範囲ともとらえられるが，10～15年とさらに長期間の観察データが必要である．disease-free survival（DFS），overall survival（OS）においては，両群に有意差はなかった．

一方，われわれは局所再発リスクの高いDCISにおいては放射線治療によって生存率の改善をもたらすのではと考え，SEERデータベースを用いて1988～2007年までにDCISに対して乳房温存手術が施行され，腫瘍径や核異型度が明らかな約3万2000症例を対象に，局所再発リスクと放射線治療による生存率改善との関連を検討した[39]．prognostic

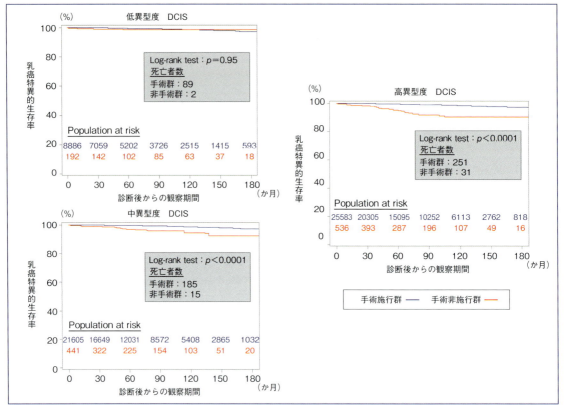

図26　DCIS に対する手術療法施行群と非施行群の生存率比較
（参考文献40）より転載改変）

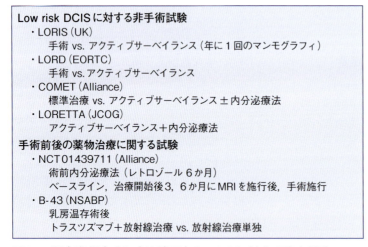

図27　現在進行中もしくは計画中のDCISに対する臨床試験

scoreは患者年齢，腫瘍径，異型度の3つの局所再発のリスク因子を一つにまとめたもので，このスコアが高いほど，局所再発のリスクが高くなることが明らかである。prognostic scoreが高いグループにおいては，放射線治療を受けた群のOSの改善が見られ，放射線治療の適応において臨床病理学的因

表5 DCISに対する乳房温存術後における放射線治療施行群と非施行群の生存率比較
（参考文献39）より転載）

* Inverse propensity score における重み付け
‡ 調整因子：年齢，診断年，人種，腫瘍径，異型度，婚姻状況．

予後スコア	患者数		乳癌死亡率*（%）		乳癌死亡のハザード比*‡	p値‡
	放射線治療なし	放射線治療あり	放射線治療なし	放射線治療あり		
0	782	1388	3.0	3.4	1.2	0.58
1	2677	4480	2.0	2.5	1.0	0.95
2	4105	7080	2.0	1.5	0.69	0.02
3	3048	5417	1.5	1.3	0.73	0.13
4	965	1701	3.2	1.3	0.31	<0.001
5	223	248	6.3	2.3	0.29	0.03
6	15	15	N.A.		交互作用 p<0.0001	N.A.

←照射群が良い　　非照射群が良い→

Reprinted with permission. © 2016 American Society of Clinical Oncology. All rights reserved. Sagara, Y et al: *J Clin Oncol* Vol. 34（11），2016: 1190-1196.

子を用いた個別化が可能であることを明らかにした（**表5**）。放射線治療による局所再発の抑制効果と生存率の改善効果，また，そのデメリットを患者に伝え，患者の価値観に則した治療ストラテジーを提供すべきであると考える。

5-6. DCISに対する内分泌療法の変遷

DCISに対する乳房温存術後の内分泌療法による再発抑制効果は，2011年のUK/ANZ DCIS trial，NSABP B-17，B-24とそれらのメタアナリシスによって明らかとなった[28)，43)，44)]。メタアナリシスの結果によると，術後タモキシフェンによる再発抑制効果は，温存乳房内においてはDCIS（HR：0.75，95% CI：0.61〜0.92），浸潤癌（HR：0.79，95% CI：0.62〜1.01）共に減少させる傾向があった[28)]。対側乳房のDCIS〔リスク比（RR）：0.50，95% CI：0.28〜0.87）〕，浸潤癌（RR：0.57，95% CI：0.39〜0.83）は，タモキシフェン内服によって有意に減少することも明らかとなった。全再発イベントを1症例防ぐために必要なタモキシフェンの投与症例数（治療必要数）は15であった。

タモキシフェン（TAM）とアロマターゼ阻害剤（AI）との比較試験の結果が，2016年のNSABP B-35にて明らかとなった。アロマターゼ阻害剤は

DCISや浸潤癌の全乳癌イベントをさらに抑制したが（観察期間中央値9年イベント：TAM 7.9%；AI 5.8%；HR：0.73，95% CI：0.56〜0.96），OSの改善は見られなかった（HR：1.11，95% CI：0.83〜1.48）[45)]。

われわれはNCDBのデータを用いて，DCISに対する乳房温存術後における補助療法の施行率に関して継時的な変化を検討した[46)]（**図28**）。多変量解析の結果，2004年と比較し2013年ではホルモン受容体陽性症例において年々内分泌療法の施行率が増加しているが〔オッズ比（OR）：1.51〕，放射線治療の施行率は減少傾向である（OR：0.86）。ホルモン受容体陰性症例においては，放射線治療の施行率は増加傾向であった（OR：1.55）。

現在，**図27**のように，非手術症例に対するアクティブサーベイランスと内分泌療法（COMET），HER2陽性DCISに対する術後トラスツズマブ（Alliance），ER陽性DCISに対する術前レトロゾール（NSABP B-43）に関するRCTが行われており，DCISのバイオロジーに応じた全身療法の選択がさらに進むものと思われる。

5-7. 今後の展望

乳がん検診が乳癌の早期発見，生存率の改善に

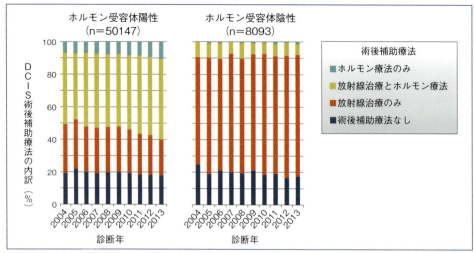

図28　DCISに対する術後補助療法施行率の継時的変化
（参考文献46）より転載改変）

寄与してきた一方で，検診による過剰診断・過剰治療の問題が疫学研究より明らかになった。正常組織から浸潤性乳管癌までの広い連続性の中で，われわれは検診で発見された病変の診断において大きなグレイゾーンに直面している。生命に影響する可能性の低いlow risk DCISに対しては，active surveillanceなどの新しいアプローチが診断のストラテジーに組み込まれてくる可能性がある。また，今まで術後の放射線治療や内分泌療法などの治療は一律に施行率が上がってきたが，臨床病理学的因子やmulti-gene assayなどの浸潤癌となる予測ツールに基づいて症例選択が行われるようになると思われる。現時点ではエビデンスに基づき，その介入によるメリット・デメリットをわかりやすく患者に説明し，患者の価値観に基づいて治療方針を決定していくことが肝要である。

●参考文献

1) 日本乳癌学会編：科学的根拠に基づく乳癌診療ガイドライン2 疫学・診断編. 金原出版, 東京, 2015

2) Ohuchi N, Suzuki A, Sobue T, et al. : Sensitivity and specificity of mammography and adjunctive ultrasonography to screen for breast cancer in the Japan Strategic Anti-cancer Randomized Trial (J START) : a randomised controlled trial. *Lancet* 387 (10016) : 341-348, 2016

3) Salmon A : Beiträge zur Pathologie und Klinik der Mammakarzinome. *Arch klin chir* 101 : 573-668, 1913

4) Leborgne R : Diagnosis of tumors of the breast by simple roentgenography : calcifications in carcinomas. *Am J Roentgenol Radium Ther* 65 (1) : 1-11, 1951

5) Gorshon-Cohen J : Technical improvements in breast roentgenography. *Am J Roentgenol Radium Ther Nucl Med* 84 : 224-226, 1960

6) Egan RL : Experience with mammography in a tumor institution. Evaluation of 1,000 studies. *Radiology* 75 : 894-900, 1960

7) Greenberg JS, Javitt MC, Katzen J, et al. : Clinical performance metrics of 3D digital breast tomosynthesis compared with 2D digital mammography for breast cancer screening in community practice. *AJR Am J Roentgenol* 203 (3) : 687-693, 2014

8) Boyd NF, Guo H, Martin LJ, et al. : Mammographic density and the risk and detection of breast cancer. *N Engl J Med* 356 (3) : 227-236, 2007

9) Kolb TM, Lichy J, Newhouse JH : Comparison of the performance of screening mammography, physical examination, and breast US and evaluation of factors that influence them: an analysis of 27,825 patient evaluations. *Radiology* 225 (1) : 165-175, 2002

10) Independent UK Panel on Breast Cancer Screening : The benefits and harms of breast cancer screening : an independent review. *Lancet* 380 (9855) : 1778-1786, 2012

11) Bleyer A, Welch HG : Effect of three decades of screening mammography on breast-cancer incidence. *N Engl J Med* 367 (21) : 1998-2005, 2012

12) Miller AB, Wall C, Baines CJ, et al. : Twenty five year follow-up for breast cancer incidence and mortality of the Canadian National Breast Screening Study : randomised screening trial. *BMJ* 348 : g366, 2014

13) Biller-Andorno N, Jüni P : Abolishing mammography screening programs? A view from the Swiss Medical Board. *N Engl J Med* 370 (21) : 1965-1967, 2014

14) Shimauchi A, Machida Y, Maeda I, et al. : Breast MRI as a problem-solving study in the evaluation of BI-RADS categories 3 and 4 microcalcifications : Is it worth performing? *Acad Radiol* 25 (3) : 288-296, 2018

15) Kuhl CK, Schrading S, Bieling HB, et al. : MRI for diagnosis of pure ductal carcinoma in situ : a prospective observational study. *Lancet* 370 (9586) : 485-492, 2007

16) Welch HG, Prorok PC, O'Malley AJ, et al. : Breast-Cancer Tumor Size, Overdiagnosis, and Mammography Screening Effectiveness. *N Engl J Med* 375 (15) : 1438-1447, 2016

17) Gøtzsche PC, Nielsen M : Screening for breast cancer with mammography. Gøtzsche PC ed : Cochrane Database of Systematic Reviews. John Wiley & Sons, Ltd, Chichester, 2011

18) Ernster VL, Ballard-Barbash R, Barlow WE, et al. : Detection of ductal carcinoma in situ in women undergoing screening mammography. *J Natl Cancer Inst* 94 (20) : 1546-1554, 2002

19) Mellado M, Osa AM, Murillo A, et al. : Impact of digital mammography in the detection and management of microcalcifications. *Radiologia* 55 (2) : 142-147, 2013

20) Welch HG, Woloshin S, Schwartz LM : The Sea of Uncertainty Surrounding Ductal Carcinoma In Situ-The Price of Screening Mammography. *J Natl Cancer Inst* 100 (4) : 228-229, 2008

21) Esserman LJ, Thompson IM, Reid B, et al. : Addressing overdiagnosis and overtreatment in cancer : A prescription for change. *Lancet Oncol* 15 (6) : 234-242, 2014

22) Elmore JG, Nelson HD, Pepe MS, et al. : Variability in Pathologists' Interpretations of Individual Breast Biopsy Slides : A Population PerspectiveVariability in Interpretations of Individual Breast Biopsy Slides. *Ann Intern Med* 164 (10) : 649-655, 2016

23) Polyak K : Molecular markers for the diagnosis and management of ductal carcinoma in situ. *J Natl Cancer Inst Monogr* 2010 (41) : 210-213, 2010

24) Ma X-J, Salunga R, Tuggle JT, et al. : Gene expression profiles of human breast cancer progression. *Proc Natl Acad Sci USA* 100 (10) : 5974-5979, 2003

25) Abba MC, Gong T, Lu Y, et al. : A molecular portrait of high-grade ductal carcinoma in situ. *Cancer Res* 75 (18) : 3980-3990, 2015

26) Carter JL, Coletti RJ, Harris RP : Quantifying and monitoring overdiagnosis in cancer screening : a systematic review of methods. *Bmj* 350 : g7773, 2015

27) Shieh Y, Eklund M, Sawaya GF, et al. : Population-based screening for cancer : hope and hype. *Nat Rev Clin Oncol* 13 (9) : 550-565, 2016

28) Staley H, McCallum I, Bruce J : Postoperative tamoxifen for ductal carcinoma in situ. *Cochrane Database Systematic Review* 10 : 2012

29) Narod SA, Iqbal J, Giannakeas V, et al. : Breast Cancer Mortality After a Diagnosis of Ductal Carcinoma In Situ. *JAMA Oncol* 1 (7) : 888-896, 2015

30) Jakub JW, Peled AW, Gray RJ, et al. : Oncologic safety of prophylactic nipple-sparing mastectomy in a population with BRCA mutations : A multi-institutional study. *JAMA Surg* 153 (2) : 123-129, 2018

31) Mota BS, Riera R, Ricci MD, et al. : Nipple- and areola-sparing mastectomy for the treatment of breast cancer. Cochrane Database *Systematic Review* 11 : 2016

32) Krajewski AC, Boughey JC, Degnim AC, et al. : Expanded Indications and Improved Outcomes for Nipple-Sparing Mastectomy Over Time. *Ann Surg Oncol* 22 (10) : 3317-3323, 2015

33) Spear SL, Hannan CM, Willey SC, et al. : Nipple-Sparing Mastectomy. *Plast Reconstr Surg* 123 (6) : 1665-1673, 2009

34) Silverstein MJ : The University of Southern California/Van Nuys prognostic index for ductal carcinoma in situ of the breast. *Am J Surg* 186 (4) : 337-343, 2003

35) Dunne C, Burke JP, Morrow M, et al. : Effect of margin status on local recurrence after breast conservation and radiation therapy for ductal carcinoma in situ. *J Clin Oncol* 27 (10) : 1615-1620, 2009

36) Morrow M, Van Zee KJ, Solin LJ, et al. : Society of surgical oncology-American society for radiation oncology-American society of clinical oncology consensus guideline on margins for breast-conserving surgery with whole-breast radiation in ductal carcinoma in situ. *J Clin Oncol* 34 (33) : 4040-4046, 2016

37) Hughes LL, Wang M, Page DL, et al. : Local excision alone without Radiation for ductal carcinoma in situ of the breast : A trial of the Eastern Cooperative Oncology Group. *J Clin Oncol* 27 (32) : 5319-5324, 2009

38) Burstein H, Polyak K, Wong JS, et al. : Ductal carcinoma

in situ of the breast. *New Engl J Med* 350 (14) : 1430-1441, 2004

39) Sagara Y, Freedman RA, Vaz-Luis I, et al. : Patient Prognostic Score and Associations With Survival Improvement Offered by Radiotherapy After Breast-Conserving Surgery for Ductal Carcinoma In Situ : A Population-Based Longitudinal Cohort Study. *J Clin Oncol* 34 (11) : 1190-1196, 2016

40) Sagara Y, Mallory MA, Wong S, et al.: Survival Benefit of Breast Surgery for Low-Grade Ductal Carcinoma In Situ: A Population-Based Cohort Study. *JAMA Surg* 150 (8) : 739-745, 2015

41) Correa C, McGale P, Taylor C, et al. : Overview of the randomized trials of radiotherapy in ductal carcinoma in situ of the breast. *J Natl Cancer Inst Monogr* 2010 (41) : 162-177, 2010

42) McCormick B, Winter K, Hudis C, et al. : RTOG 9804: A Prospective Randomized Trial for Good-Risk Ductal Carcinoma In Situ Comparing Radiotherapy With Observation. *J Clin Oncol* 33 (7) : 709-715, 2015

43) Wapnir IL, Dignam JJ, Fisher B, et al. : Long-term outcomes of invasive ipsilateral breast tumor recurrences after lumpectomy in NSABP B-17 and B-24 randomized clinical trials for DCIS. *J Natl Cancer Inst* 103 (6) : 478-488, 2011

44) Cuzick J, Sestak I, Pinder SE, et al. : Effect of tamoxifen and radiotherapy in women with locally excised ductal carcinoma in situ : Long-term results from the UK/ANZ DCIS trial. *Lancet Oncol* 12 (1) : 21-29, 2011

45) Margolese RG, Cecchini RS, Julian TB, et al. : Anastrozole versus tamoxifen in postmenopausal women with ductal carcinoma in situ undergoing lumpectomy plus radiotherapy (NSABP B-35) : a randomised, double-blind, phase 3 clinical trial. *Lancet* 387 (10021) : 849-856, 2016

46) Sagara Y, Freedman RA, Wong SM, et al. : Trends in adjuvant therapies after breast-conserving surgery for hormone receptor-positive ductal carcinoma in situ : findings from the National Cancer Database, 2004-2013. *Breast Cancer Res Treat* 166 (2) : 583-592, 2017

第2部

日本のガイドラインから見る乳房MRI

1. はじめに

筆者は，2007年から約10年間にわたり，日本乳癌学会の乳癌診療ガイドライン検診・画像診断小委員会の委員となり，2012年からは委員長を務めさせていただいた。乳癌診療ガイドラインには，乳房MRIを含めて乳腺の画像診断の役割などが詳細に記述されており，すばらしいガイドラインである。しかし，本来であれば，このような画像診断のガイドラインは日本医学放射線学会が主導で作成すべきであるが，乳腺画像診断に関しては，当時は日本乳癌学会のガイドラインの方が先行して作成されていた。現在では，日本医学放射線学会の『画像診断ガイドライン』においても，乳房領域の項目が充実した内容となっている。ただし，ガイドラインごとに推奨グレードなどの記述が異なると読者の混乱を招くため，各学会のガイドラインで重複するような項目が，事前に各学会ですり合わせを行ってから記述されていることが多い。

このような背景から，日本での乳房MRIの役割を乳癌診療ガイドラインから読み取っていきたい。乳癌診療ガイドラインは，2年から3年ごとに改訂されている。筆者が作成にかかわったのは2008年版，2011年版，2013年版，2015年版である。また，日本のガイドラインを参考にする諸外国もあると想定し，英語版も作成してきた[1,2]。すべてはボランティア作業であり，本当に大変な日々を送っていたことを思い出す。ここでは筆者が委員長を務めた2013年版[3]と2015年版[4]を中心に解説するが，まずは乳腺のCTについて解説しておこう。

2. 乳腺CTがはやった理由

2-1. ガイドラインにおけるCTとMRIの扱い

『乳癌診療ガイドライン2011年版』では，乳癌の広がり診断や乳房MRIの良悪性の鑑別診断について，以下のように言及されている。

CTやMRIは乳癌の広がりを診断するのに勧められるか
MRI：推奨グレード　B
CT：推奨グレード　C1

CT，MRIは乳房腫瘤性病変の良悪性鑑別において勧められるか
MRI：推奨グレード　C1
CT：推奨グレード　D

さて，読者の皆さんは，どのように感じるであろうか。一番の違和感は，なんでCTがMRIと並列に記述されているのだろうか？　であろう。これを理解するには，さらに古い乳癌診療ガイドラインが参考になる。2005年版の乳癌診療ガイドラインには，検診および画像診断に関して13項目が記載されている[5]。その中で，MRIおよびCTの項目を以下に抜粋する。

MRIは乳房温存療法において術前の乳癌広がり診断に有用か：推奨グレード　C

CTは乳房温存療法において術前の乳癌広がり診断に有用か：推奨グレード　C

皆さんは，さらに驚いたことであろう。このガイドラインから気付くことは，以下の2点である。

① 欧米では広く普及している乳房MRIが，「癌の広がり診断」の1項目にしか記述されていないこと。

② 乳房MRIも造影CTも，その適応が同等に扱わ

第Ⅱ章　第2部　日本のガイドラインから見る乳房MRI

れ，さらに同じ推奨グレード（C：有用な可能性はあるが，明らかな根拠はない）であること。

なぜ，乳房MRIと造影CTが同等であったのか？それには，確固たる理由がある。①マンモグラフィ検診の導入が欧米よりも遅かったこと，②乳腺の画像診断が外科医主導で行われてきたこと，③乳腺の造影CTがMRIの代用検査として普及していたこと，などが複雑に関係している。

2-2. 日本と欧米の乳腺画像診断医の違い

欧米ではマンモグラフィの歴史が長く，日本よりも超音波検査が軽視されてきた傾向がある。超音波検査は，腫瘤が充実性か嚢胞性かの鑑別に用いられる以外に有用性がないと考えられていた時代がある。現在では，欧米でも超音波診断の有用性が認識されており，マンモグラフィで高濃度乳房（デンスブレスト）を示す症例や，充実性腫瘤における質的診断（良悪性の鑑別）での有用性が報告されている。しかし，施行者の技量や超音波診断装置により精度が異なること，多くの良性病変が検出されてしまうこと，腫瘤を形成しないタイプの非浸潤癌を正確に診断することが容易ではないこと，また，微細石灰化の描出能が低いことなどの欠点から，超音波検査はマンモグラフィの補助的検査法という位置づけは，今もなお変わらない。いずれにしても，欧米ではマンモグラフィ読影や組織生検は画像診断医の仕事であり，乳腺診断には放射線科医が重要な役割を担っているのである。

一方，日本では2000年3月，厚生省（当時）通達により，マンモグラフィの対策型検診への導入が決定された。マンモグラフィ検診が始まる以前は，微細石灰化のみの非浸潤癌や非触知乳癌の発見率は低く，乳癌と言えば腫瘤を触知する浸潤癌の頻度が高かった。そのような時代には，当時の精度管理の不十分な，かつ，日本人に多いデンスブレストのマンモグラフィよりも，超音波検査がより信頼性の高い検査法であったと言える。そして，リアルタイムに描出可能な超音波検査は，病変の検出，生検，術前マーキング，さらには乳癌の広がり診断のすべてに有用なモダリティであると認識されてきた。欧米とは異なり，このような超音波検査主体の画像診断が発展してきた結果，乳腺画像診断自体が外科医主導で行われるようになり，さらにマンパワー不足の放射線科から乳腺を専門とする画像診断医を育成しにくい環境を生み出したとも言えるだろう。

2-3. 普及しなかったダイナミックMRI

図1に，乳房MRIの撮像法の変遷と日本での乳房MRIの論文を記載した。乳腺にCTが利用される以前には，日本での乳房MRIの報告は少ない。また，推奨されていたMRIの撮像法は，主にドイツから導入されたダイナミック撮像（図1上段）であり，良悪性の鑑別に主眼を置いた撮像法である。前述したとおり，超音波検査主体の日本では多くの病変がすでに超音波で描出されており，わざわざ質的診断の目的でMRIを施行することはほとんどなかった。また，当時のMRIは分解能も満足のいくものではなく（スライス厚5mm程度），その上時間のかかる検査であった。しかも，紛らわしい造影域（false positive lesion）が多数検出されて，診療に弊害を及ぼすことすら少なくない，と多くの外科医が感じていたと思われる。しかし，その頃は，第Ⅰ章の❹で解説したBPE（背景乳腺の増強効果）という用語が確立する以前の時代であることを思い出してほしい。BPEを病変と誤認していた可能性がある。つまり，適切な撮像法と読影方法が未完成であったが故に，MRIで恩恵を受ける症例の経験が少なかったのである。

2-4. 乳腺CTが日本で普及した背景

1990年代後半には，米国で推奨されてきた高分解能撮像の報告が日本でも増えてきた。冒頭のガイドラインで示したとおり，日本における乳房MRIの役割は主に乳癌の広がり診断にある。病理学的に乳癌と診断された症例に対して，癌の広がりを評価する目的でMRIが施行されることがほとんどである。日本で高分解能撮像の報告が相次ぐ中，時期を同じくして乳腺CTの報告も増えてきた（図1）。また，2000年のMDCTの登場により，乳腺CTの利用はさらに拍車がかかった[6]。

日本でのMDCTの急速な普及率，手術と同じ仰臥位の体位，高い空間分解能，短い検査時間，容

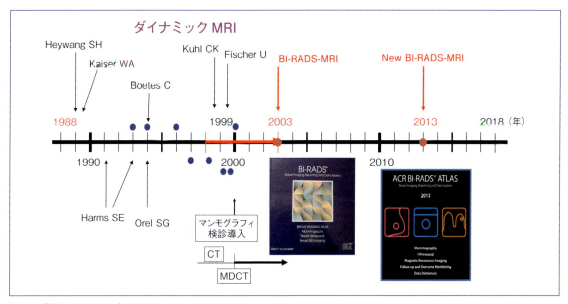

図1 乳房MRI：30年の歴史
上段は欧州を中心としたダイナミック撮像，下段は米国の高分解能撮像の報告である。この30年の前半の論文を中心に記載した。●印は，日本での乳房MRIの論文である。CTが利用される以前に日本での乳房MRIの報告は少ない。

易に作成できる再構成画像，短い検査予約待ち，胸腹部も同時に評価可能，MRIと異なるシンプルな原理などの理由から，MDCTは乳癌の広がり診断に適した簡便な検査法という期待が高まった[7),8)]。

2-5．乳腺CTは乳房MRIに置き換わるのか？

上記のような背景を考慮すれば，2005年版の乳癌診療ガイドラインで，乳房MRIと造影CTが同等に扱われていたことも，多少は納得がいくであろう。しかし，もうおわかりのように，これは日本独特の歴史であり，過去の話である。CTは被ばくを伴うため，乳癌の局所の診断にCTを利用していた国は，おそらく日本だけであろう。

では，乳腺CTは乳房MRIに置き換わるのか？答えは「No！」である。以下，「良悪性の鑑別診断」と「乳癌の広がり診断」に分けて解説する。

良悪性の鑑別診断においては，被ばくを伴うCTはそもそも適応がない。さらに，われわれの検討では，ダイナミックMRIでwashoutを認めた22例の乳癌のうち，23％（5例）が造影CTではwashoutを評価できなかった[9)]。図2は，ダイナミックMRIでは視覚的にもwashoutを認め，造影CTでは視覚的washoutの判定は困難だが，CT値測定にてwashoutが確認できる症例である。図3は，ダイナミックMRIでは視覚的にもwashoutを認めるが，造影CTではwashoutを評価できなかった症例である。図4の囊胞内腫瘍においては，囊胞内部の充実性成分が造影CTでは同定困難である。MRIは組織分解能，コントラスト分解能でMDCTを凌駕し，質的診断におけるCTの有用性はほとんどないと考えられる。

乳癌の広がり診断においては，同一患者によるCTとMRIの比較検討が報告された[10)〜12)]。非浸潤性乳管癌（DCIS）の広がり評価[10)]，浸潤癌周囲の乳管内癌の検出[11)]，および化学療法後の残存腫瘍の検出[12)]においても，MDCTはMRIよりも劣っていた。図5の区域性に広がる乳管内癌は，造影CTでも何とか描出可能であるが，図6の症例は，造影CTでは描出困難である。CTを乳癌の広がり診断に利用することの最大の欠点として認識する必要がある。

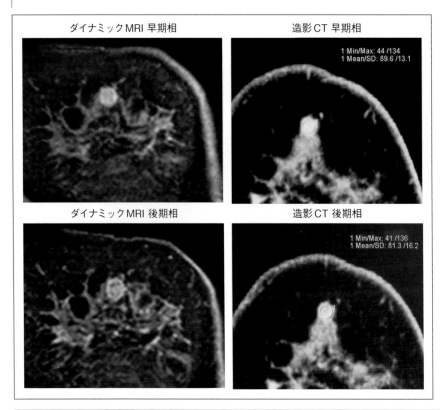

図2 MRI vs. CT（乳癌：同一症例）
ダイナミックMRIでは視覚的にもwashoutを認め，造影CTでは視覚的washoutの判定は困難である。しかし，CT値測定にてwashoutが確認できる。
（参考文献9）より転載）

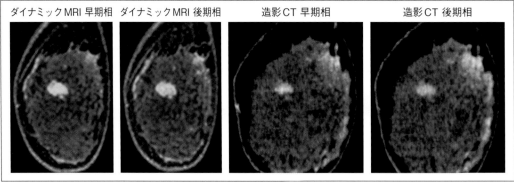

図3 MRI vs. CT（乳癌：同一症例）
ダイナミックMRIでは視覚的にもwashoutを認めるが，造影CTではwashoutを評価できなかった。
（参考文献9）より転載）

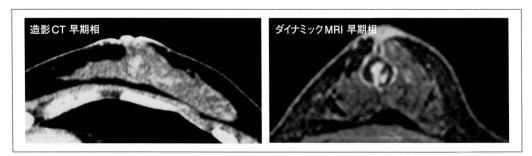

図4 囊胞内腫瘤 MRI vs. CT（乳癌：同一症例）
囊胞内部の充実性成分が造影CTでは同定困難である。

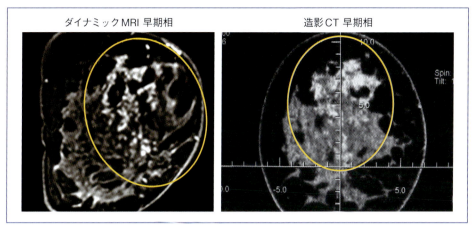

図5　区域性に広がる乳管内癌　MRI vs. CT（同一症例）
　　　ダイナミックMRIで明瞭に描出される乳管内癌（◯の範囲）は，造影CTでも何とか描出可能である。

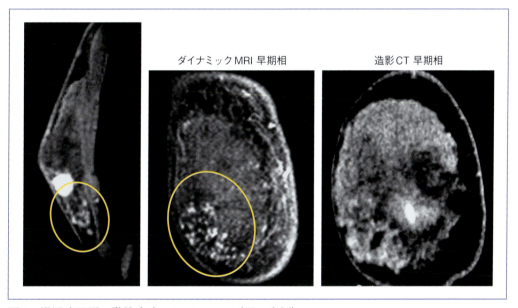

図6　浸潤癌周囲の乳管内癌　MRI vs. CT（同一症例）
　　　ダイナミックMRIで明瞭に描出される乳管内癌（◯の範囲）は，造影CTでは描出困難である。

3. 乳腺CTで筆者が取り組んだこと：乳癌の広がり分類

さて，第Ⅰ章の❶「読影の順番」でも触れたが，母校の東京慈恵会医科大学で乳腺画像診断を担当していた頃，MDCT vs. MRIのテーマで研究を行っていた。今では，「乳腺CTは乳房MRIに置き換わらない」ことは周知の事実だが，当時は，誰も答えを知らなかったため，同一症例を蓄積して研究を行っていた。しかし，図2～6のような症例をたくさん経験しているうちに，乳腺CTが乳房MRIに置き換わらないことは，容易に予測できた。では，そのような状況下において乳腺CTに何を求めていたかというと，病理との一対一の対比を行うことで，乳癌の広がりパターンを徹底的に探求することであった。その手法を図7に示す。CTを撮影した乳癌手術症

第II章 乳房MRI：解説編

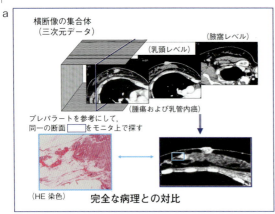

図7　CTを用いた病理との一対一の対比
　　プレパラートに合わせてCTの再構成画像を作成する。

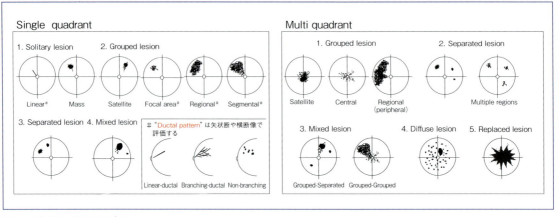

図8　乳癌の広がりパターン

例を全例，自分で病理画像を見て，そのプレパラートに合わせてCTの再構成画像を作成することで[13]，病理との一対一対応の症例集が数百例も出来上がっていた。この研究を始める直前に，都立駒込病院の病理科に国内留学をしていた経験が生きたのである。

　MRIで乳癌の広がり診断を行う際に，まず「乳癌の広がりパターン」を知ることが大切だと考えている。若手の放射線科医に読影を教えている時に一番多い質問は，これは乳管内進展ですか？　それともBPEですか？　である。

　つまり，乳管内癌が，どうやって周囲に進展していくのか，また，その進展巣が画像ではどのように描出されるのか，が理解できていないと正確な診断はできない。

　図8に，われわれが報告してきた，画像所見から見た乳癌の広がりパターンを提示する[14)～16)]。また，実際の症例をいくつか提示する[14)]（図9〜16）。当初は，知人の乳腺外科医から，「いまさらなんで広がりのパターンに興味を持つのか理解できない」と言われ，ショックを受けたことがある。もしかすると，読者の皆さんもそう思っているかもしれない。しかし，この分類は当時の，市原周先生（名古屋医療センター病理診断科），東京慈恵会医科大学の河上牧夫先生（病理）や多田信平先生（放射線科），舘野之男先生（放射線医学総合研究所），市川平三郎先生

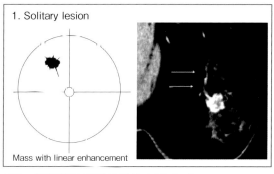
図9　浸潤癌の周囲の乳管内癌（⇒）

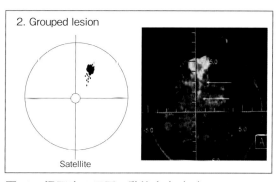
図10　浸潤癌の周囲の乳管内癌（⇐）

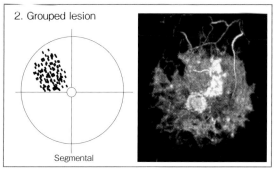
図11　区域性の乳癌

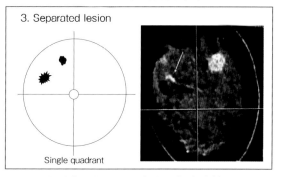
図12　主腫瘤と離れて存在する乳癌（⇓）
おそらく区域内と考える。

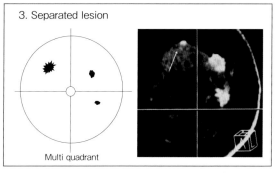
図13　主腫瘤と離れて存在する浸潤癌（⇑）
おそらく区域外と考える。

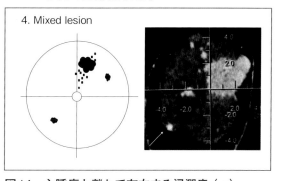
図14　主腫瘤と離れて存在する浸潤癌（⇒）
区域外と考える。

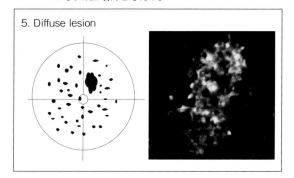
図15　びまん性の乳癌

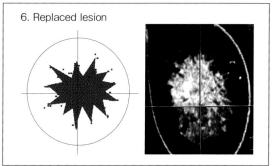
図16　乳腺全体を置換するような進展を示す乳癌

＊図9～12，14～16は参考文献14）より転載

（国立がんセンター）からのご助言があったため，飽きもせずに続けられたテーマだと感じている。また，第3部「4-2．厄介な存在であった"ductal enhancement"」で解説するが，この分類のおかげで，BI-RADS-MRI第2版で非腫瘍性病変の用語を新しく提唱できたと考えている。

この分類には，以下の特徴がある。

① 冠状断で分類していること
② 画像所見であるため，病理学的な用語をあえて使用していないこと
③ BI-RADS-MRI[17]の用語も採用していること

この分類の1つの問題点は，regional（領域）が重複していることである。もともとregionalとは，マンモグラフィでは広範囲に広がる石灰化で，乳管の分布に必ずしも一致するものではなく，良性の可能性が高い時に使用される用語である。つまり，multi quadrant（多区域）を意味することが多い。一方，BI-RADS-MRIのfocalの定義は"enhancement in a confined area, less than 25% of quadrant"と，面積の定義がなされている。それを超えた場合，多くはsegmentalとなることは事実であるが，末梢性に造影されるBPEは頻繁に経験される。そのため，regionalがsingle quadrantとmulti quadrantに重複する結果となった。また，集簇（grouped）した濃染が多区域（multi quadrant）に存在するパターンを考えると，regionalをperipheralと表現してもよいのかもしれない。centralはPaget病でよく見られ，regional（peripheral）はBPEとして高頻度で見られる所見であり，小葉癌などの鑑別となる。

筆者が乳癌の広がりのパターン分類に興味を持った理由の一つは，論文を書く際に，どうしても解決しなくてはならない問題だったからである。論文によくある広がり診断とは，「画像と病理とを対比して，実際の病変の広がりを画像がどれだけ正確に評価できているか」を検証する研究である。一見簡単そうであるが，実は非常に難しい。それは，広がりパターンが異なる病変を，単一の評価基準にて評価することはできないからである。例えば，浸潤癌周囲の管内癌の広がりの評価であれば，浸潤癌からの管内癌の長さを比較すべきである。区域性のDCISの広が

り評価には，その面積や乳頭を中心とする病変の角度（冠状断），乳頭からの距離なども指標に入ってくる。多発癌の評価は，その癌の数で評価すべきである。この根本的な疑問に答えてくれる論文は，国内にも海外にも存在しなかった。しかも，海外の乳房MRIの報告を見ると，画像と病理との対比が正確に行われている論文は非常に少ない。これは，欧米のMRI撮像法と関係してくる。MRIの撮像断面は，米国では矢状断が最も一般的で，欧州では横断面が一般的である。しかし，第Ⅰ章の❸「乳癌の広がり診断」で触れたが，病変の広がりを病理学的に検討するには，冠状断での検討が重要になるのである。

4. 乳房MRIの適応

4-1．日本のガイドライン上での進化

さて，本来の乳房MRIに話を戻そう。2005年版の乳癌診療ガイドラインでは，乳房温存療法において術前の乳癌広がり診断はMRI：推奨グレードC，CT：推奨グレードCであった。2008年版では，乳癌の広がりを診断はMRI：推奨グレードB，CT：推奨グレードCと，MRIの推奨グレードはBにアップグレードされた。

また，CT，MRIは乳房腫瘍性病変の良悪性鑑別において勧められるかでは，MRI：推奨グレードC，CT：推奨グレードDと，CTを鑑別診断には使用しない方針（推奨グレードD）が打ち出された。しかし，MRIの推奨グレードがCであることについては，さまざまな議論がなされた。2011年版の改訂でも，大きな変更はなかったが，2013年版では以下に改訂された。

[CQ7] CT，MRIは乳房内病変の診療方針決定に勧められるか
　MRI：推奨グレードB，CT：推奨グレードD

乳房MRIの推奨グレードがB（科学的根拠があり，実践するよう推奨する）にアップグレードされた。この変更の最も大きな要因は，CQの文言にあると考えられる。2008年版は「乳房腫瘍性病変の良悪性の鑑別において勧められるか」で，2013年版は「乳房内病変の診療方針決定に勧められるか」である。

表1　Current Indicatioons（ACR Guideline）

1. Lesion characterization
2. Neoadjuvant chemotherapy
3. Infiltrating lobular carcinoma
4. Infiltrating ductal carcinoma
5. Axillary adenopathy, primary unknown
6. Postoperative tissue reconstruction
7. Silicon and nonsilicon breast augmentation
8. Invasion deep to fascia
9. Contralateral breast examination in patients with breast malignancy
10. Postlumpectomy for residual disease
11. Surveillance of high-risk patients
12. Recurrence of breast cancer

表2　2005年のドイツ留学中に収集した情報

1. Inconclusive diagnosis
2. Preoperative staging
   1）Assessment of the tumor extent
   2）Multifocality/multicentricity
   3）Contralateral breast
3. Neoadjuvant chemotherapy
4. Carcinoma of unknown primary（CUP syndrome）
5. Differentiation between scar and recurrence after lumpectomy
6. Follow-up after lumpectomy
7. Follow-up after breast reconstruction with implant
8. Surveillance of high-risk patients

ガイドラインの本文にあるように，乳腺疾患の画像診断は良性と悪性を完全に区別することは困難である。画像診断に求められる最も重要な役割の一つが，BI-RADSカテゴリー分類[17]に従って，生検が必要な症例か否かを判断することである。また，米国のNCCNガイドラインにおいても，乳房専用コイルを使用し，乳房MRIの適応や撮像に精通した画像診断医がBI-RADS-MRIに基づいて読影することが推奨されている[18]。

また，2013年版の改訂項目での新規CQは1つだけであり，ハイリスクグループに対する乳房MRIスクリーニングの有用性についてである。

[CQ29] *BRCA1*あるいは*BRCA2*遺伝子変異をもつ女性に対する乳房MRIスクリーニングは早期発見に有効か（エビデンスグレード ほぼ確実）

日本の乳癌診療ガイドラインから見るMRIの適応はゆっくりと，その有用性が確立してきたことがわかる。以下，再度整理する。

① 2005年版：MRIはCTと同等のレベルで，低い評価（広がり診断に言及，推奨グレードC）

② 2008年版：MRIの推奨グレードはBにアップグレード（しかし，良悪性鑑別において，推奨グレードCのまま）

③ 2013年版：MRIの推奨グレードはBにアップグレード

④ 2013年版，2015年版：ハイリスクの方にMRI

スクリーニングが推奨

この10年間はまさに，筆者個人が乳房MRIに深くかかわってきた10年でもあり，とても感慨深い。

4-2. 日本と欧米との比較

さて，日本の乳癌診療ガイドラインを2005年から解説したが，この年は筆者がドイツに留学した年である。当時の欧米のガイドラインを概説する。表1に，2004年（2006年改訂）の米国放射線学会（ACR）の乳房MRIガイドラインを示す。また，2005年のドイツ留学中に得た複数の情報（ドイツ放射線学会，Jena大学Kaiser先生からいただいた資料，München大学Sittek先生からいただいた講演用スライド，Göttingen大学Fischer先生のtextbookなど）を総合的にまとめたものを表2に示す。

表1，2に示したとおり，ドイツおよび米国での適応はほとんど同じと考えられる。また，2018年のACRの乳房MRIガイドライン[19]でも，乳房MRIの適応は，① screening，② extent of disease，③ additional evaluation of clinical or imaging findingsと記述されているが，項目としてはほぼ一緒である。これを，画像診断の基本である存在診断，質的診断，癌の広がり診断別に分類すると，表3にまとめることができる。質的診断に記述したinconclusive diagnosis（problem solving）とは，マンモグラフィや超音波検査，および臨床所見で乳

第II章 乳房MRI：解説編

表3 乳房MRIの診断別適応分類

1. 存在診断
- 1) ハイリスク女性のサーベイランス
- 2) 血性乳頭分泌の原因検索
- 3) Primary unknown（原発巣不明癌）の精査
- 4) 術後乳房の検索
  - a 乳房温存術後の残存病変の検索
  - b 乳房再建術後の評価
  - c インプラント乳房内の乳癌検出

2. 質的診断
- 1) Inconclusive diagnosis ; Lesion characterization（problem solving）
- 2) 石灰化病変
- 3) 乳房温存術後の瘢痕と再発の鑑別

3. 術前評価
- 1) 乳管内癌の有無とその広がり診断
- 2) 周囲（大胸筋および皮膚）への浸潤の評価
- 3) 同側および対側の多発癌の検出

4. 化学療法の効果判定

癌の有無が判断できない場合である。例えば，マンモグラフィで構築の乱れがあり，超音波では描出できない病変である。ACRの乳房MRIガイドライン[19]では，"3. additional evaluation of clinical or imaging findings"の項目のlesion characterizationとして記述されている。また，MRIの良い適応である血性乳頭分泌症例も，inconclusive diagnosis（problem solving）に分類される。ただし，マンモグラフィや超音波検査で原因病巣が同定できないことも多いので，表3では存在診断に表記している。

比較してほしいのは，2005年版からの乳癌診療ガイドラインと表3である。日本のガイドラインは，欧米と比較して決して十分な内容とは言えない。乳房MRIの適応を詳細に検討することは，マンモグラフィや超音波検査の利点・欠点を再認識し，乳腺画像診断を総合的に組み立てることである。この時に忘れてはならないのがコストである。乳房MRIは，マンモグラフィや超音波検査と比較すると決して安い検査ではない。しかし，欧米では約10万円程度であり，特に，米国では20～30万円と，非常に高額な施設もある。日本のMRIは，世界的には極端に安い検査であるという事実も認識する必要がある。

4-3. 広がり診断：その意義は世界で議論されている

第I章の❷「撮像法の基本概念」で触れたが，

2010年に衝撃的な論文が発表された。乳癌におけるMRIの効果に関する英国のRCT「COMICE trial」の結果が*Lancet*誌に発表されたのである[20]。MRIを用いた群（816例）と用いない群（807例）とで再手術率（19% vs. 19%）には有意差が認められなかったという報告である。この論文は世界に衝撃を与え，後に術前のMRIの適応・妥当性を大きく揺るがした。この報告には，さまざまな意見や解釈がある。批判的な意見の多くは，以下である。再手術率は施設間差が大きいこと[21]，MRIを多く経験していない施設が参加しており，腹臥位撮像のMRIの情報を正確に手術時に反映できていない可能性があること，MRIガイド下生検が施行できる施設が少ないこと，などである。その後，再手術をエンドポイントにした場合の術前MRIの有用性を支持する論文[22], [23]や，術前MRIを施行することで手術時の断端陽性率を低下させる可能性を示唆する報告があるが[22]，一方で支持しない論文[24]も報告されており，議論されている。MRIでいくら正確に病変を拾い上げても，手術時の体位（仰臥位）になった時に病変が変位してしまうという問題である。特に，大きな乳房では変位は大きい。これが，再手術が減らない最大の理由の一つである。「再手術率」ということだけに着目すると，このMRIのネガティブな結果は，事実として受け止めるべきであろう。

実際に海外では，この論文後に術前のMRI検査

> 1.Screening
>
> a. High-risk – patients Clinical trials from the United States and Europe have demonstrated that breast MRI can significantly improve the detection of cancer that is otherwise clinically, mammographically, and sonographically occult. Breast MRI is indicated in the surveillance of women with greater than or equal to 20% lifetime risk of breast cancer （for example, individuals with genetic predisposition to breast cancer as determined by either gene testing or family pedigree, or individuals with a history of mantle radiation for Hodgkin lymphoma）. High-risk patients may be referred for annual screening breast MRI in addition to mammography, preferably after risk assessment and counseling either by personnel trained in the assessment of hereditary breast cancer or by a referring physician who has used a breast cancer risk assessment model. Although there is no direct evidence that MRI reduces mortality, supplementing annual screening with MRI facilitates early disease detection in high-risk patients.
>
> b. Intermediate-risk patients – Breast MRI may be considered as a supplement to mammography to screen women at moderately elevated risk of breast cancer （15%-20%）. Annual screening MRI is recommended for women with a personal history of breast cancer and dense tissue or for those diagnosed with breast cancer under the age of 50.

図17　ACRの乳房MRIガイドライン（参考文献19）より転載）

が激減した施設が多いと聞いているが，その現実が以下のACRの乳房MRIガイドライン[19]で理解できるであろう。

　2. Extent of diseaseの項目の一部を抜粋した。"MRI determines disease extent more accurately than mammography and physical examination in many patients. It remains to be shown conclusively, however, that this increased accuracy decreases posttreatment recurrence rates or surgical re-excision."

　MRIの広がり診断の精度は高いが，治療後の再発率や外科的再切除を減少させることは，結論的に示されていない，のである。

5. 乳房MRIサーベイランス

5-1. 欧米では一番の適応

　乳房MRIの適応（表3：72P）を，もう一度見てみよう。日本では，「3. 術前評価」だけが唯一の適応として普及してきた。しかし，海外では，その術前評価の有用性が議論されている状況である。「1. 存在診断」としては血性乳頭分泌症例（第Ⅰ章の❷参照）が，「2. 質的診断」ではinconclusive diagnosisや石灰化病変（第1部参照）が，MRIが

威力を発揮する適応であり頻度も高い。また，第5部で解説するが，「4. 化学療法の効果判定」は，乳癌のバイオロジーを評価する非常に重要な適応であり，上記とはまったく異なる診断学であると考えられる。

　欧米の適応と日本の適応で最も異なる点は，ハイリスク女性に対するサーベイランスの役割である。ACRの乳房MRIガイドライン[19]の記述を図17に示す。注目すべきは，Intermediate-risk patientsの記述である〔「乳房MRIは，乳癌発症リスクが中程度の女性（15 ~ 20％）のスクリーニングとして，マンモグラフィの補足として考えられる。年1回のスクリーニングMRIは，乳癌既往歴があり，かつデンスブレストの女性，または，50歳未満で乳癌と診断された女性に推奨される」〕。後述する2007年のガイドライン[25]では，乳癌発症リスクが中程度の女性（15 ~ 20％）には，年1回のスクリーニングMRIは推奨されていなかった。

　今から10年前，2009年4月の日本医学放射線学会にて，Newstead先生（Chicago大学）の特別講演があった。筆者がBI-RADS-MRIの編集委員として招集されたのは2009年3月であり，当時の編集委員のメーリングリストにはNewstead先生の名前はなく，後に加わることになるとは思ってもいなかった。その彼女の講演で最も驚かされたことは，

	🇳🇱	🇨🇦	🇬🇧	🇩🇪	🇺🇸	🇮🇹
No. of centers	6	1	22	1	13	9
No. of women	1909	236	649	529	390	105
Age range	25-70	25-65	35-49	≥30	≥25	≥25
No. of cancers	50	22	35	43	4	8
Sensitivity (%)						
MRI	80	77	77	91	100	100
Mammogram	33	36	40	33	25	16
Ultrasound	n/a	33	n/a	40	n/a	16
Specificity (%)						
MRI	90	95	81	97	95	99
Mammogram	95	>99	93	97	98	0
Ultrasound	n/a	96	n/a	91	n/a	0

n/a = not applicable

	MMG	US	MRI
癌検出感度	16-40 %	16-40 %	77-100 %

図18　ハイリスク女性に対するMRIスクリーニング
2007年のAmerican Cancer Societyからの報告（参考文献25）より転載）

「Chicago大学では，乳房MRIの半数以上は，ハイリスク女性に対するサーベイランスである」という発言であった。欧米で術前のMRI検査が減る原因になったCOMICE trial[20] が2010年に発表される前の講演である！　その後，海外の著名な先生方と話す時には必ず乳房MRIサーベイランスの質問をするが，やはりChicago大学と同じように，MRI検査の多くがハイリスク女性のサーベイランスであった。つまり，欧米での乳房MRIの一番の良い適応は，ハイリスク女性のサーベイランスなのである。術前のMRI検査が減ったから，その代わりに乳房MRIサーベイランスが増えたのではない。

　ここで，第1章の❶「読影の順番」を思い出してほしい。Kuhl先生が提唱したabbreviated MRIである。「ハイリスクの乳房MRI検診と，乳癌術前検査や化学療法の効果判定などの精密検査とは，まったく別の検査であり，前者に長々と無駄な撮像を追加する意味はない！　撮像時間は3分，読影時間はMIPなら3秒！」と強調している。つまり，いわゆる3分シーケンスと呼ばれているabbreviated MRIは，乳房MRIの過半数で適応されることになるのである！　だからこそインパクトがあり，*Journal of Clininical Oncology（JCO）* 誌に採用されたのだと考える。日本でabbreviated MRIの価値が正し

く理解されていないのは，乳房MRIサーベイランスが行われていないからである。日本では，MRI検査のほとんどが乳癌の術前検査である。しかも，乳癌と確定診断がついていない症例にMRIを施行すると査定されてしまう県もある。繰り返すが，やはり，ガイドラインで乳房MRIの適応をしっかりと吟味して，欧米のレベルに追いつかなくてはいけないと強く感じる。そして，乳房MRIサーベイランスの保険収載に向けて検証をする時期だと考える。

5-2. 乳癌ハイリスク女性に対する MRIサーベイランス：海外のデータ

　では，いつから乳房MRIをスクリーニングとして利用し始めたのか。ここでも，Kuhl先生が登場する。2000年に *Radiology* 誌に以下の論文が掲載された[26]。おそらく世界で初めての取り組みであろう。"Breast MR imaging screening in 192 women proved or suspected to be carriers of a breast cancer susceptibility gene : preliminary results"。

　このように，2000年頃からドイツ，オランダで乳房MRIを利用したサーベイランスの報告が始まり[26], [27]，世界中で検証されるようになった[28]~[32]。3818例（米国，カナダ，イギリス，オランダ，ドイツ，イタリアの52施設）のデータ（**図18**）では，マンモ

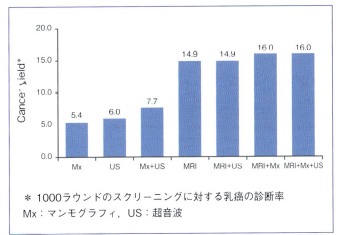

図19 The EVA trial
マンモグラフィのみが5.4/1000，超音波検査のみが6.0/1000，マンモグラフィと超音波検査の組み合わせが7.7/1000であるのに対して，MRIのみで14.9/1000と，圧倒的な感度が報告されている。
（参考文献33）より転載）

グラフィ（16〜40％）および超音波（16〜40％）の乳癌検出感度に比較して，MRIの感度は77〜100％と圧倒的に高いことが記されている[25]。

また，Kuhl先生のThe EVA trial[33]は有名である（図19）。血縁者に乳癌患者がいる高リスク群を対象としたマンモグラフィ，超音波検査，MRIの乳癌の検出率を比較した前向き多施設コホート研究である。687人のハイリスク女性に対して，マンモグラフィ，超音波検査，MRIの年1回のスクリーニング（1679回）を施行した。さらに，371人に半年ごとの超音波検査を追加した。最も診断率の高い組み合わせはMRIとマンモグラフィであり，感度100％である。驚くべきことは，MRI単独では感度92.6％（25/27）で，MRIに超音波検査を組み合わせても同様の感度92.6％（25/27）であったことである。さらに，マンモグラフィ単独，超音波検査単独，マンモグラフィと超音波検査の組み合わせでは，感度はそれぞれ33.3％（9/27），37％（10/27），48.1％（13/27）であり，満足のいく結果ではなかった。

Riedl先生からも，類似の結果が報告されている[34]。BRCA変異保持者を含むハイリスク女性に対して，マンモグラフィ，超音波検査，MRIの乳癌の検出率を比較した単施設での前向き研究である。MRIとマンモグラフィの組み合わせが最も診断率が高く〔95％（38/40）〕，超音波の追加の意義はないと結論づけられている。

5-3. 乳癌ハイリスク女性に対する日本での取り組み

遺伝性の乳癌は，全乳癌の5〜10％程度と言われており，その代表的な原因遺伝子が*BRCA1/2*である。生殖細胞系列に*BRCA1/2*の病的変異を有する場合は，乳癌および卵巣癌の発症に強く関連するため，遺伝性乳癌卵巣癌症候群〔hereditary breast and/or ovarian cancer (HBOC) syndrome〕と呼ばれている。また，NCCNガイドライン2016[35]からは，*BRCA*関連乳癌卵巣癌症候群（*BRCA*-related breast and/or ovarian cancer syndrome）と記述されている。

日本では，遺伝性乳癌の頻度はそれほど高くないという認識があったが，2008年の研究報告で，日本の乳癌患者の中にも*BRCA1*あるいは*BRCA2*に変異を有する遺伝性乳癌患者が少なくないことが報告された[36]。それを契機に日本乳癌学会では，「我が国における遺伝性乳癌患者及び未発症者への対策に関する研究」をテーマとした研究班（代表：中村清吾先生）が2010年に立ち上げられ，日本での基盤作りが行われてきた。筆者も班員として参加させていただいた，唯一の画像診断医であった。この

第II章 乳房MRI：解説編

BRCA変異を有する乳癌既発症者の対側のリスク低減乳房切除術(CRRM)は推奨されるか？	C1
術前にBRCA変異保持者であることがわかっている場合，乳房温存療法は推奨されるか？	C2
BRCA変異保持者の乳癌化学療法にプラチナ製剤は推奨できるか？	C2
30歳未満のBRCA変異保持者にマンモグラフィなどの被曝を伴う画像診断を行うことは推奨されるか？	C2
BRCA変異保持者にMRIは推奨されるか？	B
もしMRIが実施できない場合はどのようなサーベイランスが望ましいか？	
超音波検査が有用である可能性が示唆される	C1
リスク低減卵管卵巣摘出術(RRSO)は未発症者の乳癌発症の予防に有用か？	証拠不十分
リスク低減卵管卵巣摘出術(RRSO)は既発症者の乳癌発症の予防に有用か？	証拠不十分
乳癌未発症のBRCA病的変異保持者に対し，両側リスク低減乳房切除術(BRRM)は推奨されるか？	C1
乳癌未発症者のBRCA変異保持者に対し，タモキシフェンによる化学予防は勧められるか？	C2

図20　2017年に出版された『遺伝性乳癌卵巣癌症候群（HBOC）診療の手引き』から乳癌領域の項目を抜粋
（参考文献38）より引用作成）

時から，前述の欧米のガイドラインと同様に，日本でも乳房MRIをスクリーニングとして用いるべき時代に突入したことは明白であった。それに伴い，日本乳癌検診学会で乳癌MRI検診検討委員会が構成され，2012年に「乳癌発症ハイリスクグループに対する乳房MRIスクリーニングに関するガイドライン」が作成された[37]。このガイドラインでは，乳房MRIの撮像法を中心に記述されている。これから増える乳房MRIの精度管理を念頭に置いたものである。このような背景から，BRCA 1あるいはBRCA 2遺伝子変異を持つ女性を対象とした乳房MRIスクリーニング・プログラムの策定は急務と考えられ，乳癌診療ガイドライン2013年版に新規CQとして追加された[3]。2015年版の乳癌診療ガイドラインでも，BRCA 1あるいはBRCA 2遺伝子変異を持つ女性に対する乳房MRIスクリーニングはグレードBとして推奨されている[4]。また，2017年に出版された『遺伝性乳癌卵巣癌症候群（HBOC）診療の手引き』（図20）でも，BRCA変異保持者に対する乳房MRIサーベイランスだけが，乳癌領域の中で唯一の推奨グレードBである[38]。現在，HBOCコンソーシアムや日本遺伝性乳癌卵巣癌総合診療制度機構（JOHBOC）が発足し，HBOCに関する日本人のデータを登録することで，HBOC診療を最適化する取り組みがなされている[39]。

5-4. 国内初の乳房MRIサーベイランス 前向き試験：厚生労働省科研費事業

しかし，上記ガイドラインはすべて海外のデータの引用であり，国内でのデータ蓄積が必要と考えられてきた。われわれは，平成26年度より厚生労働科学研究（がん対策推進総合研究事業）として，「わが国における遺伝性乳癌卵巣癌の臨床遺伝学的特徴の解明と遺伝子情報を用いた生命予後の改善に関する研究」班に参加して研究を開始してきた。目的は以下の5項目である。

(1) BRCA 1/2変異陽性者の全国登録を実施し，わが国のHBOCの臨床遺伝的特徴を明らかにする。

(2) BRCA 1/2変異陽性者のMRI検診の有用性を検討する。

(3) リスク低減手術の安全性および心理社会的評価を行い，有効性を検討する。

(4) BRCA 1/2以外の遺伝性乳癌卵巣癌に関するわが国の原因遺伝子の変異の実態を解明する。

(5) HBOCの遺伝医療を担う人材育成の体制を構築する。

筆者が担当した研究は，上記の(2)である。

(目的) 乳房MRIを導入することで，乳癌発見率を既存の検診法（マンモグラフィおよび超音波検査）と比較検討すること

MRI検査 2014〜2017

*BRCA*変異陽性者22名に対して計35回のMRI検査を実施。
11名は2回，1名は3回のMRI検査を施行。
平均年齢は41歳（28〜66歳）。

結　果

22名中8例（36%）でMRIだけで描出される疑わしい病変が認められた。
そのうち2例（9%）は乳癌と確定診断されて手術を施行した。
（紹介元の施設で超音波ガイド下生検を施行）

9%（22/236）*
*参考文献29)における乳癌の頻度

図21　*BRCA1/2*変異陽性者のサーベイランスにおけるMRI検診の有用性の検討（厚生労働省科研費事業）
日本では初めての前向き多施設研究である。

（**対象**）*BRCA1/2*変異陽性の未発症者

（**方法**）年1回，乳房MRIをマンモグラフィおよび超音波検査とセットで施行する。すべてが自費診療であるため，同日に検査を施行する。

（**結果**）平成26年度から28年度の3年間で，*BRCA*変異陽性者22名が登録。22名中11名は2回，1名は3回のMRI検査を施行し，合計35件のMRI検査を実施した。平均年齢は41歳（28〜66歳）。22名中8例（36%）で，MRIだけで描出される疑わしい病変が認められた。そのうち2例（9%）は乳癌と確定診断され，手術を施行した（図21）。図22は，そのうちの一例の症例報告である[40]。現在は，臨床研究の観察期間中であり詳細は割愛するが，この乳癌の頻度（9%：2/22）は，カナダの論文[29]と同じ割合（9%：22/236）である。

（**今後の展望**）平成29年度より，先行研究を受け継ぐ形で厚生労働科学研究「ゲノム情報を活用した遺伝性乳癌卵巣癌診療の標準化と先制医療実装にむけたエビデンス構築に関する研究」がスタートした。先行研究から発足した一般社団法人日本遺伝性乳癌卵巣癌総合診療制度機構（JOHBOC：2016年設立）との連携のもとデータベースを構築し，その中にMRIを含めた乳腺画像診断結果の登録も行うこととなった。今後，国内でのMRIサーベイランスの必要性やその間隔などを検証する必要がある。

6. ハイリスク外来：個別化サーベイランスに必要な知識

6-1. MRIサーベイランスを行うための準備：quality-assured breast MRI

本項では，筆者が取り組んでいるハイリスク外来について紹介する。

まず，最も基本的なことは，当然ながらMRIの知識，読影能力である。先に述べたThe EVA trial[33]には，MRIサーベイランスに対して非常に重要な教訓が示されている。それは，quality-assured breast MRIという用語である。このThe EVA trialの参加施設（ドイツの4施設）には，以下の条件が求められた（図23）。

(1) 1年間に少なくとも200件の乳房MRIの経験が必要である。

(2) MRガイド下生検（MRI-guided wire localizationまたはMRIガイド下生検）が実施できること

(3) 読影者にはBI-RADS-MRIの用語の使用およびDCISを診断するための読影基準のトレーニングを行うこと

この論文の結論には，quality-assured breast MRIがいかに重要かが記載されている（図24）。quality-assured breast MRIを毎年受けている女性は，MRI単独で十分！　マンモグラフィも，半年

第Ⅱ章 乳房MRI：解説編

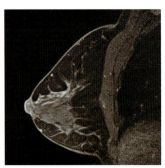
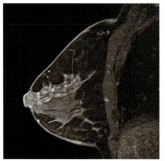
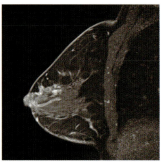

a　MRI矢状断像では，右乳房12時を中心に，広範な区域性の非腫瘤性病変を認めた。内部は分岐状形態を示し，BI-RADSカテゴリー4，非浸潤性乳管癌を疑う所見と判定した。病変は乳頭直下まで連続しており，明らかな腫瘤は指摘できない。

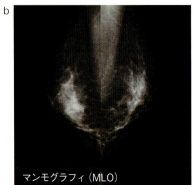
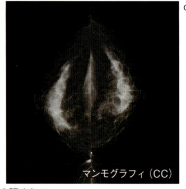

b，c　同日に施行されたマンモグラフィでは所見を認めない。（左：マンモグラフィ（MLO），右：マンモグラフィ（CC））

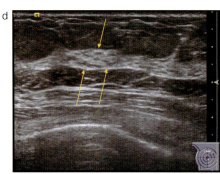
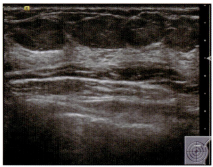

d　同日に施行された超音波検査では所見を認めない。MRIや病理の結果を参考にすると，⇧の乳管がDCISであった可能性がある。もちろん，指摘することは困難である

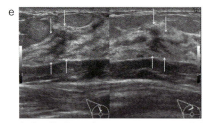
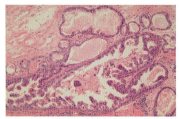

DCIS, micropapillary type, intermediate grade nuclei (NG2), ER negative, PgR negative, HER2 score 3+

e　紹介元施設で再度MRI-targeted USを施行し，軽度の拡張乳管を認めたため細胞診を施行した。結果はcellular atypiaで悪性を否定できなかったため，その翌月，低エコー域（⇧）に対して超音波ガイド下吸引式生検を施行し，DCISの診断が得られた。

図22　MRIを契機に発見された乳癌症例　（参考文献40）より転載）

quality-assured MRI:

Imaging Methods and Quality Assurance

All participating institutions run accredited multidisciplinary breast units that are continuously performance monitored; this includes the technological and clinical performance of mammography and breast ultrasound, but not of MRI services. Therefore, additional criteria were implemented to ensure quality of MRI.

Participating institutions were required to document experience with at least 200 breast MRI studies per year and offer verifiable experience with MR-guided biopsy (wire localization and/or MR-guided vacuum biopsy). A preliminary version of the MR–Breast Imaging Reporting and Data System (BIRADS) lexicon was used to organize interpretation and reporting. Readers underwent a training session to ensure adequate and unambiguous clinical application of the MR-BIRADS terminology, and were trained in use of MRI criteria for diagnosing DCIS.

Details of the imaging methods and standard of reference are given in the Appendix. The follow-up period ranged from 12.8 to 40.0 months, mean 29.18 months, median 29 months.

図23　Quality-assured breast MRI
MRIスクリーニングに対して，最も重要な事項がquality-assured breast MRIという用語である。MRIガイド下生検の経験，そして，BI-RADSを用いた読影に熟知していることが重要である。
（参考文献33）より引用）

Prospective Multicenter Cohort Study to Refine Management Recommendations for Women at Elevated Familial Risk of Breast Cancer: The EVA Trial

Conclusion :

In women at elevated familial risk, quality-assured MRI screening shifts the distribution of screen-detected breast cancers toward the preinvasive stage.

In women undergoing quality-assured MRI annually, neither mammography, nor annual or half-yearly ultrasound or CBE will add to the cancer yield achieved by MRI alone.

図24　Quality-assured breast MRIが施行されていることが，The EVA trial の大前提
（参考文献33）より引用）

ごとの超音波検査も，MRIでの癌の発見率を増加させることはない，という強気の内容である。また，Kuhl先生は，MRIでの高い偽陰性率やDCISの低い感度を報告してきた過去の論文を引用し，BI-RADS-MRIの用語や読影基準の標準化がこれらを改善することを，論文の中で指摘している。さらに，初回のスクリーニングで検出されたDCISの割合は20％（2／10）であるが，その後検出されるDCISの割合が53％（9／17）と非常に高いことを強調している。これはquality-assured breast MRIが，乳癌をDCISの段階で検出できているからである。

本書でも，「MRIは感度は高いが，特異度が低い」という決まり文句は昔の話である（第1部：53P），とか，BPEをMRIガイド下生検しないコツは，

DCISの画像を熟知すること!!（第Ⅰ章④の36P）を力説しているが，その意味がおわかりいただけるであろう。また，BI-RADS-MRIの理解が非常に重要であること，「ハイリスクサーベイランスとMRIガイド下生検は両輪の関係であること」もしっかりと認識してほしい。

実際の読影では，どのような所見がMRIガイド下生検の対象所見なのか，無駄な生検を減らすにはどのような読影をすべきなのか，どのような症例は経過観察が適しているのか，どのくらいの観察期間が必要なのか，という問いに直面する。そして，その答えは教科書から学ぶことができない。実際にMRIガイド下生検を行って，その病理結果から学ぶことが必須なのである。また，患者のリスクによっ

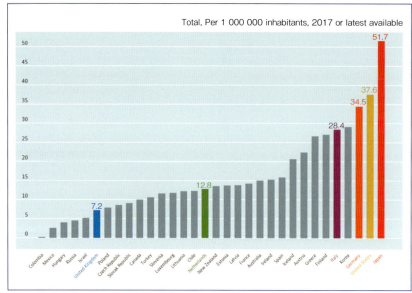

図25 世界でのMRI装置台数
(OECD Health Statistics: Health care resources より。
https://data.oecd.org/healtheqt/magnetic-resonance-imaging-mri-units.htm)

てカテゴリーが変わることも重要なポイントである。つまり，リスクが高くない（average risk）女性とハイリスク女性とで，MRIの読影方法，カテゴリー評価は当然変わってくるのである（第3部「6-4. 実践編：症例解説」参照）。

6-2. BRCA1とBRCA2は，分けて対応すべきでは

5-3の項では，「遺伝性の乳癌は，全乳癌の5～10%程度」と記述した。すなわち，乳癌患者の5～10%は，1つの「病的バリアント（個人間での1か所のゲノム配列の違い）」が原因と推定されている。その病的バリアントが存在する原因遺伝子のうち，代表的なものがBRCA1あるいはBRCA2である。1994～95年に，BRCA1，BRCA2と原因遺伝子が相次いで同定され，欧米ではHBOCの臨床的特徴や自然史が急速に解明された。そして，前述したように，日本ではHBOCコンソーシアムやJOHBOCが発足し，国内でのHBOC診療の最適化が整備されてきたのである。ここでは画像診断医がハイリスク女性のサーベイランスを行うにあたって，知っておきたい内容について解説する。HBOCの詳細や遺伝学的検査，および遺伝カウンセリングについては成書を参考にしていただきたい。

まず，卵巣癌に対する確実な早期発見法は存在しない。また，進行卵巣癌の予後は不良であるため，BRCA変異保持者に対してリスク低減卵管卵巣摘出術（risk reducing salpingo-oophorectomy：RRSO）が考案されている。卵巣癌，卵管癌の発症率を下げると共に，総死亡率を下げることも示されている。『乳癌診療ガイドライン2018年版』[41]では，BRCA変異保持者で挙児希望のない女性に対して，RRSOの実施は強く推奨されている。

一方，乳癌に対しては予防手術（risk reducing mastectomy：RRM）よりもMRIのサーベイランスが推奨されている[38]。しかし，『乳癌診療ガイドライン2018年版』[41]ではRRMの推奨度が変わったため，出版当日に複数のメディアで取り上げられた。その内容は，以下のとおりである。

「BRCA変異保持者に対して，乳癌既発症者における対側のRRMは，本人の意思に基づき遺伝カウンセリング体制などの環境が整備されている条件下で実施を強く推奨する。」

本当に，術後の対側乳房を予防切除することが強く推奨されるのであろうか？ 日本におけるMRI装置台数は，世界一である（図25）。先進国の中でもハイリスクのサーベイランス論文の多いオランダやイギリスとの差を見ていただきたい！ 日本は，乳

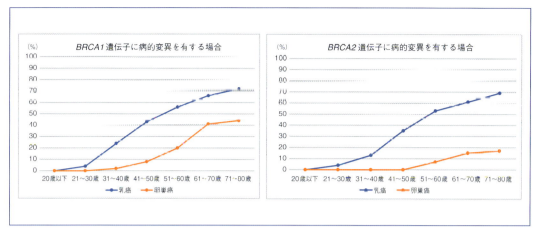

図26 *BRCA1*遺伝子と*BRCA2*遺伝子に病的変異がある場合の乳癌と卵巣癌の累積罹患率
（特定非営利活動法人 日本HBOCコンソーシアムHP「遺伝性乳がん卵巣がん症候群（HBOC）を
ご理解いただくために ver.4」http://www.hboc.jp/downloads/pamphlet_ver4_1.pdf より転載）

房MRIサーベイランスを世界一容易に行える環境を持ち，非常に安価で，かつ診断精度の高い国だと筆者は信じている。今後の日本人のデータ蓄積により，推奨内容がどのように変わっていくか，注視していかなければならない。その意味においても，MRIガイド下生検が2018年4月に保険収載されたことは，非常に大きな意義を持つのである。

さて，ここで大きな疑問が生じてくる。HBOCという用語や*BRCA*関連乳癌卵巣癌症候群という概念からは，*BRCA1*と*BRCA2*は対の関係のように感じてしまうであろう。その理由の一つが，類似する乳癌の「浸透率（penetrance）」であろう。浸透率とは，ある年齢までに表現型が出現するリスクのことであり，HBOCの場合には一般に，70歳までに乳癌や卵巣癌が発症するリスクを示す[38]。生涯のうちに乳癌，卵巣癌に罹患する確率（生涯リスク）や浸透率に関してはいくつかの報告があるが，2017年の*JAMA*誌に報告された結果[42]を提示する（図26）。80歳までの累積乳癌リスクは，*BRCA1*で72％，*BRCA2*で69％であった。乳癌の発生率は，*BRCA1*では30〜40歳まで，*BRCA2*では40〜50歳まで急速に増加し，その後，80歳まで同様の一定の発生率（年間20〜30/1000人）を示す。一方，80歳までの累積卵巣癌リスクは，*BRCA1*で44％，*BRCA2*で17％であった。対側乳癌については，乳癌診断から20年後の累積リスクは，*BRCA1*で40％，*BRCA2*で26％であった。このように，*BRCA1*と*BRCA2*は，80歳までの累積乳癌リスクは共に約70％と，高い確率なのである。

筆者は，2010年度からの日本乳癌学会研究班の班員として，また，HBOCコンソーシアムの理事として，日本での画像のサーベイランス，特に，MRIサーベイランスを担当している。第1回のHBOCセミナーから何度か講演を行っているが（図27），2013年のHBOCコンソーシアム学術総会では，「*BRCA1*と*BRCA2*とでは異なるサーベイランスをするべきであり，予防切除のオプションも原因遺伝子のタイプで推奨度が異なるのではないか？ 例えば，*BRCA2*ではMRIサーベイランスをより推奨，*BRCA1*ではRRMをより推奨，などの個別化サーベイランスが必要と考える。それを検証するために日本人のデータ蓄積が必須である」とコメントさせていただいた（図28）。このような問題提起をした理由は，海外では*BRCA1*と*BRCA2*とでは，臨床病理学的な特徴が明らかに異なることが報告されてきたからである[43〜45]。特に放射線科領域では，2008年のKuhl先生らの論文[43]でその認識が高まったのである。この論文については後述するが，ここでもKuhl先生が登場する。また，2010年のオランダの研究[44]では，以下が報告されている。*BRCA1*関連乳癌は，診断時の年齢が若いこと，

第II章 乳房MRI：解説編

第1回　遺伝性乳がん卵巣がん(HBOC)セミナー	2011年1月
画像診断	
第2回　遺伝性乳がん卵巣がん(HBOC)セミナー	2012年1月
MRI検診	
第18回　日本家族性腫瘍学会	2012年6月
ハイリスク症例に対するMRIスクリーニングの環境整備	
第1回　HBOCコンソーシアム	2013年1月
乳がん検診	

図27　第1回日本HBOCコンソーシアム学術総会（2013年）での発表スライド

第1回　日本HBOCコンソーシアム学術総会　　　2013.1.20

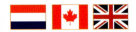

Differences in Natural History between Breast Cancers in *BRCA1* and *BRCA2* Mutation Carriers and Effects of MRI Screening-MRISC, MARIBS, and Canadian Studies Combined　*2012*

In conclusion, this study suggests substantial mortality benefits in using MRI to screen *BRCA1/2* mutation carriers aged 25 to 60 but showed that there are important differences in the natural history of breast cancers in *BRCA1* as compared with *BRCA2* mutation carriers which suggests that the optimal screening regimen may be different.

For both *BRCA1/2* mutation carriers, at least annual MRI until the age of 60 is recommended because of the substantial estimated mortality reduction. We have insufficient data for or against MRI screening of mutation carriers older than 60.

図28　第1回日本HBOCコンソーシアム学術総会（2013年）での発表スライド

マンモグラフィの感度が低いこと，中間期癌の割合が高いこと，DCISの割合が低いこと，診断時の腫瘍が大きいことを考えると，BRCA2関連乳癌および他のリスクグループの乳癌とはまったく異なる特徴を示す．したがって，生存率の結果をさらに改善するためには，BRCA1変異保持者に対するスクリーニングスケジュールの変更（例えば，年2回のMRI）が指摘された．

このような背景から，2008年のKuhl先生らの論文[43]を読んだ時から，BRCA1とBRCA2の変異保持者に対して，MRIは同等に扱ってよいのか？ということに疑問を持ち出したのである．そして，その後海外の論文を読んでいくうちに，BRCA1とBRCA2とでMRIサーベイランスは同等に役に立っているのか，それとも不十分なのか，両者を分けてデータを整理する必要があり，両者には異なったマネージメントを提案するべきである！と考え，2013年の第1回日本HBOCコンソーシアム学術総会の発言に至ったのである．

しかし，その後に作成された乳癌診療ガイドライン2013年版[3]や2015年版[4]，2018年版[41]，さらに，2017年に出版された『遺伝性乳癌卵巣癌症候群

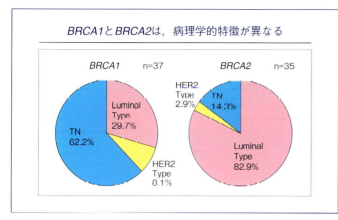

図29 2015年，日本人における*BRCA1*と*BRCA2*の臨床病理学的な特徴の相違が報告された。
(参考文献46)より転載)

(HBOC)診療の手引き』[38)] (図20)でも，推奨文は*BRCA1*と*BRCA2*を分けて作成されていない。日本人のデータ蓄積が不十分であったためであろう。

6-3. *BRCA*の画像の特徴

海外では，2010年前後から*BRCA1*と*BRCA2*とでは，臨床病理学的な特徴のみならず，画像所見にも相違があることが報告されてきた。ここでも，明確な理論を展開して将来を予測していたのがKuhl先生である。2008年の論文[43)]では，*BRCA*関連乳癌の数は少ないが（*BRCA1* n = 14, *BRCA2* n = 6），その特徴を正確に把握しており，すばらしい提言をしている。結果を以下に示す。

*BRCA1*の乳癌では石灰化を伴うことがなく，DCISも存在しなかった。一方，*BRCA2*の乳癌では，50％（3/6）が石灰化を呈していた。*BRCA1*の乳癌は，超音波で良性の形態を呈することがあり，線維腺腫または囊胞にすら類似する場合がある。そのため，ハイリスク女性においては，超音波検査で線維腺腫または囊胞様腫瘤の所見でも生検を推奨している。乳癌の形態学的特徴とは無関係に，*BRCA1*および家族性リスクの高い女性は，乳房の後方（胸壁側の近傍）に乳癌が発生する傾向がある。平均リスク女性では乳癌の発生は，乳房の3つの領域（後方，中央部，前方）に均等に発生する。また，家族性乳癌の女性では，マンモグラフィの感度が低いのは乳房密度が主な原因ではないと考察している。そして，この論文の結語は以下に要約される。「乳癌リスクが高い女性に対するサーベイランスは，リスクのカテゴリーに合わせて分ける必要がある。*BRCA1*では，マンモグラフィの有用性は限られている。*BRCA*の変異保持者は電離放射線に対してより脆弱であることを加味すると，*BRCA1*変異保持者の若い女性に対してはマンモグラフィ検診を中止し，代わりにMRIサーベイランス（超音波検査の有無にかかわらず）を施行することを提案する。一方，*BRCA2*変異保持者の女性では，マンモグラフィによる追加の情報（特に微細石灰化）は得られるであろう」

日本で*BRCA1*と*BRCA2*の臨床病理学的な特徴の相違が報告されたのは，2015年の中村清吾先生ら[46)]の研究である。*BRCA1*の変異保持者では，トリプルネガティブ乳癌が多いこと，一方，*BRCA2*の変異保持者では平均リスクの方と同様にluminal typeの乳癌が多いことが報告された（図29）。この論文から，MRIでのサーベイランスの間隔，読影方法，疑われる病変がある時のマネージメント（すぐにMRIガイド下生検を行うのか，短期経過観察を推奨するのか）を分けて考える必要があると確信した。また，個人的には，この結果に非常に安心した。その理由は，2013年の第1回日本HBOCコンソーシアム学術総会での筆者の発言は，当時の日本では*BRCA1*と*BRCA2*の変異保持者に対するマネージメントを分けて考えてはいなかったので，突拍子もない発言と思われていた可能性があるからである。

次に，日本人の*BRCA*の画像の特徴を検討する

BRCA1/2それぞれの群における患者背景および病理学的特徴

a

Variable		No. of BRCA1 carriers (n = 30)	No. of BRCA2 carriers (n = 29)	p value
Age	(median, range)	40 (25-71)	43 (23-73)	0.660
Histology				0.002 *
	IDC	29 (96.7)	18 (62.1)	
	ILC	0	1 (3.4)	
	Others †	1 (3.3)	3 (10.3)	
	DCIS	0	7 ‡ (24.1)	
Phenotype				<0.001 *
	Luminal	3 (10.0)	20 (69.0)	
	Luminal HER2	0	0	
	HER2 Enriched	1 (3.3)	0	
	Triple negative	26 (86.7)	7 (24.1)	
	N/A	0	2 (6.9)	
Nuclear grade				0.020 *
	1, 2	4 (13.3)	12 (41.4)	
	3	14 (46.7)	7 (24.14)	
	N/A	12 (40.0)	10 (34.5)	
Ki-67 labeling index				0.001 *
	≥20%	24 (80.0)	14 (48.3)	
	<20	2 (6.7)	14 (48.3)	
	N/A	4 (13.3)	1 (3.4)	
Lymph node status				1.000
	Positive	18 (60.0)	17 (58.6)	
	Negative	7 (23.3)	8 (27.6)	
	N/A	5 (16.7)	4 (13.8)	

b

Imaging findings		No. of BRCA1 carriers (n = 30)	No. of BRCA2 carriers (n = 29)	p value
Mammography				<0.001 *
	Microcalcification	0	13 (50.0)	
	Mass and/or architectural distortion	23 (95.8)	10 (38.5)	
	Both	1 (4.2)	3 (11.5)	
	Total No. of detected lesions	24	26	
MRI				
	Size (median, range)	25.5 (5 - 82)	26 (0 - 110)	0.994
				0.006 *
	Mass	30 (100.0)	19 (76.0)	
	Non-mass enhancement	0	6 (24.0)	
	Total No. of detected lesions	30	25 †	
Mass				
Time intensity curve				0.396
	Fast-persistent	10 (33.3)	4 (16.0)	
	Fast-plateau	2 (6.7)	2 (8.0)	
	Fast-washout	14 (46.7)	14 (56.0)	
	N/A	4 (13.3)	5 (20.0)	
Peritumoral edema		16 (53.3)	13 (68.4)	1.000
Lesion Location				0.180
	Anterior	2 (6.7)	1 (4.0)	
	Middle	2 (6.7)	7 (28.0)	
	Posterior	24 (80.0)	15 (60.0)	
	Whole	2 (6.7)	2 (8.0)	

諸外国の過去の報告と矛盾しない

c

Patient presentation		Tumor size on MRI (mm) [Mass + Non-mass]		p value	Tumor size on MRI (mm) [Mass only]		p value
		Median	Range		Median	Range	
Self-detected †	(n = 40)	28	(11 - 82)	0.002 *	(n = 39) 28	(16 - 82)	0.001 *
Detected on MMG or US							
Detected by routine-screening exams ‡	(n = 15)	21	(9 - 110)		(n = 12) 23	(9 - 110)	
Detected by post-operative contralateral follow-up	(n = 2)	17.5	(13 - 22)		(n = 2) 17.5	(13 - 22)	
Detected on MRI							
Detected by post-operative contralateral follow-up	(n = 2)	4	(3 - 5)		(n = 2) 4	(3 - 5)	
Detected by HBOC surveillance exam	(n = 1)	7			(n = 1) 7		
Detected by non-MR modality for some purpose §	(n = 3)	19	(17 - 57)		(n = 2) 18	(17 - 19)	
Undetectable on MRI ||	(n = 4)	0					
Unknown	(n = 5)						

自己発見：30mm
MMG or US：20mm   P = 0.004
MRI：5mm

図30　昭和大学における*BRCA*既発症者のデータ解析結果（参考文献47）より引用）

ことにした。日本人の*BRCA*の画像の特徴を知ることは，上記の個別化サーベイランスを行うには必須だからである。前述した平成26年度の厚生労働科学研究がん対策推進総合研究事業「わが国における遺伝性乳癌卵巣癌の臨床遺伝学的特徴の解明と遺伝子情報を用いた生命予後の改善に関する研究」班では，多施設の*BRCA*の既発症者の画像の特徴を検証することが筆者の研究テーマの一つであり，倫理委員会の承認も得ていた。しかし，複数の施設の画像データを解析するには非常に時間がかかる

ため，まずは昭和大学の単施設のデータ解析を行い，放射線科の大学院生の学位論文として発表した[47]。以下に，その結果を記載する（図30）。

（**対象**）2011～2017年の間に遺伝学的検査で*BRCA*陽性と診断された93例（90家系，112乳癌）のうち，マンモグラフィとMRIが評価可能な52例（59乳癌）を抽出した（*BRCA1* n = 30，*BRCA2* n = 29）。画像解析は，筆者と大学院生の放射線科医2名によりレトロスペクティブに施行した。

（**結果**）*BRCA1*は，トリプルネガティブ乳癌が多

	Positive result（%）		
	BRCA1/2	HBOC Guidelines Panel	Large Cancer Panel
Group	Alone	（11genes）	（80genes）
In guideline	2.51	6.26	9.39
Out of guideline	0.63	3.54	7.92

Characteristic of Patients Who Med and Did Not Meet NCCN Guidelines

図31 80遺伝子のパネル検査の結果 （参考文献48）より引用）
Reprinted with permission. © 2019 American Society of Clinical Oncology. All rights reserved. Beitsch, PD et al: *J Clin Oncol* Vol. 37（6）, 2019: 453-460.

い（86.7%）こと，*BRCA2*はluminal typeの乳癌が多い（69%）ことが再確認された。それと関連するが，マンモグラフィの石灰化だけの所見を有する割合は，*BRCA2*が50%（13/26），*BRCA1*では存在しなかった。これは，Kuhl先生の論文[43]と同様の結果である。また，*BRCA1*も*BRCA2*も，乳房の後方（胸壁側の近傍）に乳癌が発生する傾向が示された。

さらに，発見時の乳癌の大きさを比較すると，MRIで検出された乳癌は，MRI未施行の乳癌よりも有意に小さかった（5mm vs. 26mm, *P* = 0.004）。また，MRIで検出された乳癌は，3例とも*BRCA1*のトリプルネガティブ乳癌であった。

（考察）*BRCA1*と*BRCA2*は，日本人でも病理学的特徴や画像的特徴が異なるため，サーベイランスの手法を分けて考えるべきである。特に，デンスブレストの割合の多い日本では，マンモグラフィを使用する意義を再考する必要があると考える。

さらに，本研究ではMR検出病変はすべて*BRCA1*の症例であったが，海外では*BRCA1*関連乳癌は中間期癌の割合が高く，診断時の腫瘍が大きいことが報告されている[44]。これは，日本でのMRサーベイランスの質の高さ（quality-assured breast MRI）を意味しているのかもしれない。もしそうであれば，乳癌診療ガイドライン2018年版[41]が示すように，術後の対側乳房の予防切除は強く推奨されるのであろうか？ 今後の日本人のデータ蓄積が必須である。

6-4. "Beyond HBOC"：パネル検査の時代の個別化サーベイランス

現在は，マルチ遺伝子パネル検査の時代に突入している。すなわち，"beyond HBOC"の時代である。遺伝学的検査が安価になったことも，大きな理由の一つと言える。2019年に，遺伝性乳癌に関するパネル検査の論文が報告された[48]。80遺伝子のパネル検査の結果であり，1000人以上の患者が登録され，959人の患者のデータが分析された。49.95%がNCCN（米国National Comprehensive Cancer Network）の基準を満たし，50.05%がNCCNの基準を満たしていなかった。全体として，8.7%の患者が病的バリアント（pathogenic/likely pathogenic variant）を持っていた。NCCNガイドラインを満たした患者のうち，9.39%が病的バリアントを有しており，ガイドラインを満たさなかった患者のうち，7.92%が病的バリアントを持っていた（**図31**）。すなわち，この論文では，乳癌と診断されたすべての患者が拡張遺伝子パネル検査を受けることを推奨している。

日本でも，乳癌の原因と考えられる11遺伝子について，世界最大規模となる合計1万8000人以上の日本人のDNA解析が行われた[49]。乳癌患者群7051人および対照群1万1241人である。その結果，生殖細胞系列に244個の病的バリアントが同定された。また，乳癌患者群の5.7%に病的バリアントが見つかった。結論として，*BRCA1/2*，*PALB2*および*TP53*は，診断時の年齢に関係なく，日本の女性における主要な遺伝性乳癌の原因遺伝子と考え

遺伝子名	病的バリアント数	病的バリアントの保有者（割合）		P値	オッズ比	（95%信頼区間）
		患者群（7051人）	対照群（11241人）			
BRCA2	85	191(2.71%)	19(0.17%)	$9.87×10^{-58}$	16.4	(10.2-28.0)
BRCA1	55	102(1.45%)	5(0.04%)	$3.71×10^{-36}$	33.0	(13.7-103.8)
PALB2	21	28(0.40%)	5(0.04%)	$5.79×10^{-8}$	9.0	(3.4-29.7)
TP53	13	16(0.23%)	3(0.03%)	$5.93×10^{-5}$	8.5	(2.4-45.6)
PTEN	12	11(0.16%)	1(0.01%)	$2.16×10^{-4}$	17.6	(2.6-753.3)
CHEK2	17	26(0.37%)	13(0.12%)	$4.31×10^{-4}$	3.2	(1.6-6.8)
NF1	8	8(0.11%)	0(0.00%)	$4.86×10^{-4}$	Inf	(2.7-Inf)
ATM	27	22(0.31%)	17(0.15%)	0.031	2.1	(1.0-4.1)
CDH1	2	2(0.03%)	0(0.00%)	0.149	Inf	(0.3-Inf)
NBN	3	1(0.01%)	3(0.03%)	1	0.5	(0.0-6.6)
STK11	1	0(0.00%)	1(0.01%)	1	0.0	(0.0-62.1)
合計	244	404(5.73%)	67(0.60%)	$2.87×10^{-102}$	10.1	(7.8-13.4)

a：本研究で明らかになった乳癌原因遺伝子別の病的バリアント保有者と疾患リスク

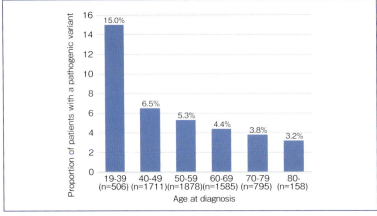

b：乳癌診断時の年齢ごとの病的バリアントの割合

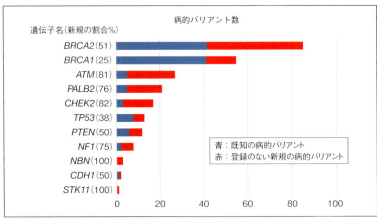

c：本研究により明らかになった遺伝子ごとの病的バリアント数と既知・新規の場合

図32　日本人の乳癌の原因と考えられる11遺伝子についての解析
　　　（参考文献49）より転載改変）

られた（図32）。

　2018年11月，「レアバリアント・サーベイランス研究会」が発足した（https://www.rarevariant.net）。パネル検査の時代に対応し，レアバリアントを持つ未発症者に対して，健診プログラムを中心としたベストプラクティスを議論し検証して，情報公開を行う研究会である。筆者も設立時の理事として，画像を用いたサーベイランスを担当することになった。

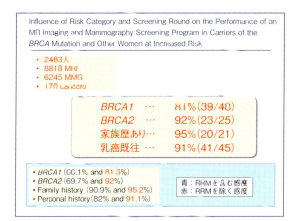
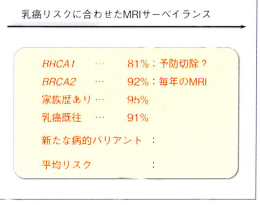

図33 個別化サーベイランスのヒントとなる，リスクカテゴリーごとのサーベイランスの研究（参考文献50）より引用改変）

図34 個別化サーベイランスを構築する際の一つの案

図35 平均リスクの女性にMRI検診を行った研究（参考文献51）より引用改変）

未発症者の遺伝子変異検出頻度の高いHBOC，リンチ症候群，リ・フラウメニ症候群と検討を進め，その他のレアバリアントにも順次対応して，情報発信していく予定である。

さて，具体的にどのような個別化サーベイランスを行うべきか？ 最も参考になる論文の一つが，オランダの研究[50]である（図33）。2463人の女性のサーベイランスで，170の乳癌が認められた。このうち，スクリーニング検出乳癌は129病変，中間期癌は16病変，予防的乳房切除術（RRM）で発見された癌は25病変あった。予防的乳房切除術を除いた場合の乳癌検出感度は，BRCA1，BRCA2，家族歴あり，乳癌既往の4グループで，それぞれ81%（39/48），92%（23/25），95%（20/21），91%（41/45）であった。この結果に新たな病的バリアントを持つ未発症者を加えると，図34に分けることができる。

ここで，非常に興味がある問いは，「平均リスクの女性にMRI検診を行うとどうなるか？」である。またしても，Kuhl先生の論文から答えを知ることになる。この論文[51]は，2000人を超える平均リスクの女性にMRI検診を施行した非常に貴重な前向き研究であり，現在の乳がん検診を見直すべきヒントがたくさん考察されている（図35）。「検出された61個の癌のうち60個はMRIのみで検出された」「マンモグラフィまたは超音波のみで検出された乳癌は

第II章　乳房MRI：解説編

乳癌リスクに合わせたMRIサーベイランス

BRCA1　…　81%：予防切除？
BRCA2　…　92%：毎年のMRI
家族歴あり…　95%
乳癌既往　…　91%

新たな病的バリアント　：その中間？

平均リスク　　100%：3年に一度のMRI

図36　個別化サーベイランスを
　　　構築する際の一つの案

NCCN ガイドライン　　　　　　　Version 2.2017/2018

BRCA変異陽性例の管理　＜女性＞
・18歳から, 定期的自己乳房検診を開始する。
・25歳から, 6～12か月ごとの医師による視触診を開始する。
・乳房スクリーニング

25歳から29歳, 年1回の乳房 MRI スクリーニングまたは MRI が利用できない場合はマンモグラフィ, もしくは家族歴に30歳未満での乳癌診断が含まれる場合は, 家族歴に基づいて個別化する。
30歳から75歳, 年1回のマンモグラフィおよび乳房 MRI によるスクリーニングを行う。
　BRCA変異を有し, 乳癌の治療を受けた女性には, 残存乳房に対して年1回のマンモグラフィおよび乳房MRIによるスクリーニングを継続すべきである。

スクリーニングに関する推奨

乳房 MRI スクリーニング（閉経までは月経周期の7～15日目に実施）

質の高い乳房 MRI スクリーニングには, 乳房専用コイル, MRI ガイド下生検の施行, 乳房 MRI に精通した放射線科医, 地域での利用可能性が必要。

図37　BRCA 変異陽性例の管理：
　　　NCCN
　　　（参考文献35), 52）より引用改変）

なかった」「中間期癌は観察されなかった」「次回の癌の診断までの平均は35か月」, また, 平均乳癌発生率は1000例あたり15.5であり, トモシンセシスの検診（1000例あたり1.2）, および乳癌リスクの高い女性の超音波検診（3.5～4.4）よりもはるかに乳癌を検出できている。

　この結果から, 図36を導くことができる。つまり, 平均リスクの女性の検診において, MRIを使用した場合, MRI単独の検診で3年に一度で十分である。しかも, 中間期癌がゼロという非常に優れた結果である。そうなると, BRCAほどは高くない浸透率の病的バリアントを持つ未発症者に対して, 1～3年の間でMRIサーベイランスを行えばよいことになる。もちろん, これはMRIを使用する際の間隔であり,

MRIに類似する高感度のモダリティを使用する時には, これを基本にアレンジすることになるであろう。

6-5. 実際のハイリスク外来

6-5-1. 同時か交互か

　これまでの論文やガイドラインから, おおよその個別化サーベイランスのパターンが見えてきたであろう。実際には, NCCN ガイドライン[35), 52)]に沿ってサーベイランスをスタートすることになる（図37）。すなわち, 30歳からは乳房MRIにマンモグラフィを追加することになる。

　ここで, いくつかのサーベイランスのパターンを提示する（図38）。多くの施設では, MRIとマンモグ

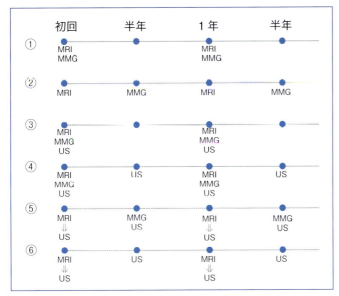

図38　サーベイランスの複数のパターン

ラフィを同日や同時期に施行することが多い（図38：パターン①）。しかし，2011年に，米国のMD Anderson Cancer Centerから，マンモグラフィとMRIを同時に施行するのではなく，6か月おきに交互に施行する研究（図38：パターン②）が報告された[53]。超音波検査は，マンモグラフィやMRIで異常が疑われた時に施行される。BRCA1（n＝37）およびBRCA2（n＝36）のうち，13の乳癌が検出され，1例は予防的乳房切除術にて発見（1mmのDCIS）された。残りの12病変（BRCA1 n＝9，BRCA2 n＝3）はすべてMRIで検出されたが，6か月前に撮影されたマンモグラフィでは全例で病変を検出できなかった。英国でも，上記のようにMRIとマンモグラフィを交互に行うサーベイランスは費用対効果の観点で優れていると，この手法を後押しする報告がなされた[54]。確かに，病変を効率的に検出するには交互のパターンが有用と考える。

6-5-2．マンモグラフィや超音波検査の追加の意義

ここで，2004年のWarner先生（カナダ）の論文[29]，2010年のKuhl先生（ドイツ）の論文[33]，2015年のHelbick先生ら（オーストリア）の論文[34]の結果を見直してみたい（図39〜41）。Warner先生の論文[29]はパターン③，Kuhl先生の論文[33]はパターン③とパターン④，Helbick先生らの論文[34]はパターン④で行われている。これらの論文から，BRCA1ではMRI単独で十分であり，マンモグラフィや超音波検査の追加の意義は非常に少ないと考えられる。一方，BRCA2では，MRI単独に対してマンモグラフィの追加の意義は多少あると考える。その主たる理由は，石灰化病変の検出目的と考えられる。超音波検査の追加の意義はWarner先生の論文[29]では多少あるものの，Kuhl先生とHelbick先生らの論文[33,34]では否定的である。おそらく，2004年と2015年のMRIの精度の差と考える。Helbick先生もKuhl先生と同様に，BI-RADS-MRIの編集委員である。quality-assured breast MRIを行えば，超音波検査の追加の意義はないと考えてよいであろう。

しかし，超音波検査は簡便かつ安価である。海外よりも日本人は乳房が薄いこと，J-STARTの結果（第1部参照）ではマンモグラフィよりも超音波検査がより乳癌を検出できていることを考えると，日本人のデータが出るまでは超音波検査を追加することは必須だと考える。そして，実際にはパターン④で行われている施設が多い。前述した厚生労働省科研費事業[40]での国内初の前向きサーベイランスも，このパターン④で行われた。

超音波検査の最大の欠点は，施行者に依存する

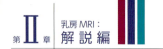

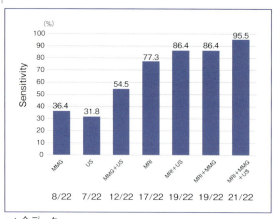

a：全データ

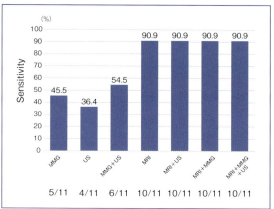

b：BRCA1

c：BRCA2

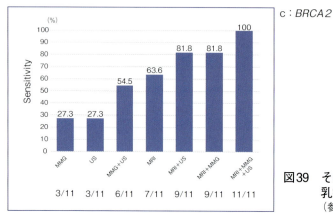

図39 それぞれのモダリティに対する
乳癌の検出感度
（参考文献29）より引用作成）

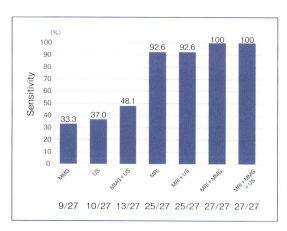

図40 それぞれのモダリティに対する
乳癌の検出感度（全データ）
（参考文献33）より引用作成）

点である．これを克服できるのは自動超音波検査（ABUS）であり，ボリュームデータから過去の画像を評価可能である．オランダでは，ABUSを半年ごとに用いた（パターン④）非常に興味深い研究が報告された[55]．この結果では，乳癌と診断された病変を半年前のABUSで確認したところ，2例で癌と診断された部位に病変が確認された．どちらの癌も*BRCA1*のトリプルネガティブ乳癌であった．その症例は，読影した放射線科医の中の1人が指摘しており，囊胞として報告書に記載され，BI-RADSカ

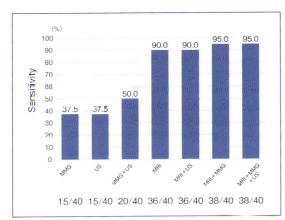
a：全データ

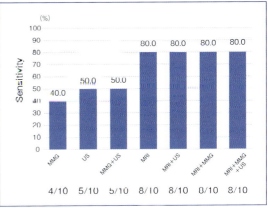
b：BRCA1

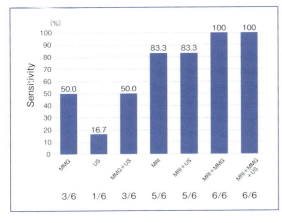
c：BRCA2

図41 それぞれのモダリティに対する乳癌の検出感度
（参考文献34）より引用作成）

テゴリー2として判定されていた。「BRCA1の乳癌は，超音波検査で良性の形態を呈することがあり，線維腺腫または囊胞にすら類似する場合がある。そのため，ハイリスク女性においては，超音波検査で線維腺腫または囊胞様腫瘤の所見でも生検を推奨している」という報告[43]を思い出してほしい。BRCA1のサーベイランスでは，上記を念頭に超音波検査をする必要がある。つまり，リスクカテゴリーを意識して超音波を施行することが重要なのである。この論文では，マンモグラフィとMRIのサーベイランスに対して，ABUSは追加する価値がないと結論づけている（図42）。

6-5-3．マンモグラフィは省略可能か？

NCCNガイドライン[52]（図37）では，30歳からは乳房MRIにマンモグラフィを追加することになる。先ほどのオランダの論文[55]では，40歳未満のBRCA変異保持者においては，MRIにマンモグラフィを追加する価値がないことを報告している。オランダの別の論文[56]では，BRCA1変異保持者には追加のマンモグラフィの開始年齢を40歳まで引き上げることを提案している。2018年には，乳癌発症リスクが高いすべての女性に対して，マンモグラフィの開始年齢を40歳まで引き上げることを検討すべきであるとする論文[57]がある。この論文の結果は以下のとおりである。

（対象） BRCA変異保持者744人（平均年齢39歳：23～75歳）とそれ以外のハイリスク女性1282人（平均年齢47歳：21～91歳）。

（結果） 検診発見乳癌は125例。マンモグラフィのみで検出は13例。MRIのみで検出は59例。マンモグラフィのみで検出された乳癌は，BRCA変異保

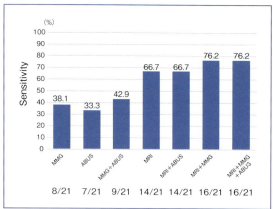

a：全データ

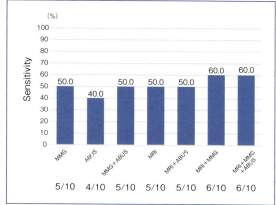

b：BRCA1

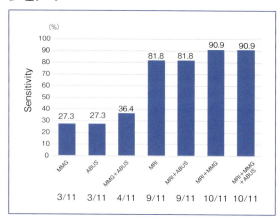

c：BRCA2

図42　それぞれのモダリティに対する乳癌の検出感度
（参考文献55）より引用作成）

持者では61例中3例（BRCA1：2例，BRCA2：1例，年齢は50，56，57歳，DCIS：2例，浸潤癌：1例），他のハイリスク女性では64例中10例。マンモグラフィのみで検出された乳癌の77％が50歳以上である。50歳未満で，MRI陰性乳癌を発見するのに必要なマンモグラフィ検査の数は1427であった。

（結論）MRIが利用可能である場合，マンモグラフィは乳癌検出に関して価値が少ない。BRCA変異のない50歳以上の女性では，マンモグラフィのメリットはわずかに大きいように見えるが，偽陽性の所見もかなり増加する。

海外よりも日本人はデンスブレストが多いこと，被ばくのあるマンモグラフィを極力避けたいことを考えると，MRIにマンモグラフィを追加しなくてはならない年齢は，日本人では40歳よりもさらに高齢であると筆者は考えている。おそらく，BRCA1変異保持者のみならず，乳癌発症リスクが高いすべての女性において，マンモグラフィの開始年齢を上げるべきであろう。さらに，乳房の薄さ，高率なデンスブレストを考慮すれば，マンモグラフィを省略できるグループが存在すると考える。特に，BRCA1変異保持者では省略すべきかもしれない。

実際のハイリスク外来では，リスクカテゴリー，年齢，乳房の薄さ，デンスブレストなどを考慮して，マンモグラフィを省略することの可能性を対面して説明している。その場合は，パターン⑥（図38）でサーベイランスを行う。超音波検査はMRIで異常が疑われた時に施行している。そして，マンモグラフィを追加することを考慮する時には，前述した交互のパターンで追加するようにしている（図38：パターン⑤）。なお，被ばくの増加のことや，超音波検査を必ず施行することから，ハイリスク外来ではトモシ

ンセシスは併用していない。

　以上のことから，MRIがサーベイランスの中心であることは確固たる事実である。MRIの読影がいかに重要かを再認識していただけたであろう。また，ハイリスク女性の読影に慣れてくると，今度はMRI所見を厳しく（オーバーに）評価しがちになる。つまり，陽性予測値（PPV）が下がる傾向になる[50]。「リスクが高くない（average risk）女性とハイリスク女性とで，MRIの読影方法，カテゴリー評価は変わってくる」と前述したが，ハイリスク女性の中

でも，BRCAか否か，BRCA1かBRCA2かのリスクカテゴリーは非常に重要である。そして，リスクカテゴリー（乳癌発症リスクの程度），年齢，乳房の薄さ（体質），デンスブレスト（マンモグラフィでの個人差），BPEの程度（MRIでの個人差，生理周期の規則性）などにより，サーベイランスに使用するモダリティや検査の間隔は異なってくるのである。これが個別化サーベイランスであり，これを適切にアレンジすることは，MRIをいかに正確に使いこなすか，ということなのである。

●参考文献

1) Tozaki M, Isomoto I, Kojima Y, et al. : The Japanese Breast Cancer Society Clinical Practice Guideline for screening and imaging diagnosis of breast cancer. *Breast Cancer* 22 (1) : 28-36, 2015

2) Tozaki M, Kuroki Y, Kikuchi M, et al. : The Japanese Breast Cancer Society clinical practice guidelines for screening and imaging diagnosis of breast cancer, 2015 edition. *Breast Cancer* 23 (3) : 357-366, 2016

3) 日本乳癌学会編：科学的根拠に基づく乳癌診療ガイドライン2 疫学・診断編. 金原出版，東京，2013

4) 日本乳癌学会編：科学的根拠に基づく乳癌診療ガイドライン2 疫学・診断編. 金原出版，東京，2015

5) 科学的根拠に基づく乳癌診療ガイドライン4 検診・診断. 日本乳癌学会編，金原出版，東京，2005

6) Inoue M, Sano T, Watai R, et al. : Dynamic multidetector CT of breast tumors: diagnostic features and comparison with conventional techniques. *AJR Am J Roentgenol* 181 (3) : 679-686, 2003

7) Tozaki M, Kawakami M, Suzuki M, et al. : Diagnosis of Tis/T1 breast cancer extent by multislice helical CT : a novel classification of tumor distribution. *Radiat Med* 21 (5) : 187-192, 2003

8) Tozaki M, Kobayashi T, Uno S, et al. : Breast-conserving surgery after chemotherapy : value of MDCT for determining tumor distribution and shrinkage pattern. *AJR Am J Roentgenol* 186 (2) : 431-439, 2006

9) 戸崎光宏，五十嵐隆朗，児山　健，他：2cm以下の乳腺腫瘤における良悪性の鑑別—dynamic CTとdynamic MRIの比較—. 臨床放射線48 (10) : 1206-1211, 2003

10) 五十嵐隆朗，戸崎光宏，福田国彦：非浸潤性乳管癌の広がり診断—MDCTと高分解能MRIとの比較—. 日本医学放射線学会雑誌65 (4) : 387-392, 2005

11) Shimauchi A, Yamada T, Sato A, et al. : Comparison of MDCT and MRI for evaluating the intraductal component of breast cancer. *AJR Am J Roentgenol* 187 (2) : 322-329, 2006

12) Tozaki M, Uno S, Kobayashi T, et al. : Histologic breast cancer extent after neoadjuvant chemotherapy : comparison with multidetector-row CT and dynamic MRI. *Radiat Med* 22 (4) : 246-253, 2004

13) 戸崎光宏，山下晃徳，河上牧夫，他：Dynamic Multidetector-row CTによる乳癌の拡がり診断—MPR像と病理切片像との対比—. 日本医学放射線学会雑誌60 (11) : 560-567, 2000

14) 戸崎光宏，鈴木正章，河上牧夫，他：Dynamic CT-mam-

mographyによる乳癌の広がりの分類について. 臨床放射線47 (6) : 791-798, 2002

15) 戸崎光宏，鈴木正章，河上牧夫：画像からみたマクロ病理，乳腺（2）. 病理と臨床20 (4) : 407-415, 2002

16) Tozaki M, Fukuda K. : High-Spatial-Resolution MRI of non-masslike breast lesions : interpretation model based on BI-RADS MRI descriptors. *AJR Am J Roentgenol* 187 (2) : 330-337, 2006

17) American College of Radiology. Breast imaging reporting and data system（BI-RADS）, fourth ed. Reston, VA : American College of Radiology, 2003

18) NCCN Guidelines Version3. 2012 : Invasive Breast Cancer. BINV-B

19) ACR practice parameter for the performance of contrast-enhanced magnetic resonance imaging（MRI）of the breast（https://www.acr.org/-/media/ACR/Files/Practice-Parameters/MR-Contrast-Breast.pdf）

20) Turnbull L, Brown S, Harvey I, Olivier C, et al. : Comparative effectiveness of MRI in breast cancer（COMICE）trial : a randomised controlled trial. *Lancet* 375 (9714) : 563-571, 2010

21) Jeevan R, Cromwell DA, Trivella M, et al. : Reoperation rates after breast conserving surgery for breast cancer among women in England : retrospective study of hospital episode statistics. *BMJ* 345 : e4505, 2012

22) Obdeijn IM, Tilanus-Linthorst MM, Spronk S, et al. : Preoperative breast MRI can reduce the rate of tumor-positive resection margins and reoperations in patients undergoing breast-conserving surgery. *AJR Am J Roentgenol* 200 (2) : 304-310, 2013

23) Sung JS, Li J, Da Costa G, et al. : Preoperative breast MRI for early-stage breast cancer : effect on surgical and long-term outcomes. *AJR Am J Roentgenol* 202 (6) : 1376-1382, 2014

24) Wang SY, Kuntz KM, Tuttle TM, et al. : The association of preoperative breast magnetic resonance imaging and multiple breast surgeries among older women with early stage breast cancer. *Breast Cancer Res Treat* 138 (1) : 137-147, 2013

25) Saslow D, Doetes C, Burke W, et al. ; American Cancer Society Breast Cancer Advisory Group. American Cancer Society guidelines for breast screening with MRI as an adjunct to mammography. *CA Cancer J Clin* 57 (2) : 75-89, 2007

26) Kuhl CK, Schmutzler RK, Leutner CC, et al. : Breast MR imaging screening in 192 women proved or suspected to be carriers of a breast cancer susceptibility gene : preliminary results. *Radiology* 215 (1) : 267-279, 2000

27) Tilanus-Linthorst MM, Obdeijn IM, Bartels KC, et al. : First experiences in screening women at high risk for breast cancer with MR imaging. *Breast Cancer Res Treat* 63 (1) : 53-60, 2000

28) Kriege M, Brekelmans CT, Boetes C, et al. : Efficacy of MRI and mammography for breast cancer screening in women with a familial or genetic predisposition. *N Engl J Med* 351 (5) : 427-437, 2004

29) Warner E, Plewes DB, Hill KA, et al. : Surveillance of BRCA1 and BRCA2 mutation carriers with magnetic resonance imaging, ultrasound, mammography, and clinical breast examination. *JAMA* 292 (11) : 1317-1325, 2004

30) Leach MO, Boggis CR, Dixon AK, et al. : Screening with magnetic resonance imaging and mammography of a UK population at high familial risk of breast cancer : a prospective multicentre cohort study (MARIBS). *Lancet* 365 (9473) : 1769-1778, 2005

31) Lehman CD, Blume JD, Weatherall P, et al. : Screening women at high risk for breast cancer with mammography and magnetic resonance imaging. *Cancer* 103 (9) : 1898-1905, 2005

32) Sardanelli F, Podo F, D'Agnolo G, et al. : Multicenter comparative multimodality surveillance of women at genetic-familial high risk for breastcancer (HIBCRIT study) : interim results. *Radiology* 242 (3) : 698-715, 2007

33) Kuhl C, Weigel S, Schrading S, et al. : Prospective Multi-center Cohort Study to Refine managements Recommendations for Women at Elevated Familial Risk of Breast Cancer : The EVA Trial. *J Clin Oncol* 28 (9) : 1450-1457, 2010

34) Riedl CC, Luft N, Bernhart C, et al. : Triple-modality screening trial for familial breast cancer underlines the importance of magnetic resonance imaging and questions the role of mammography and ultrasound regardless of patient mutation status, age, and breast density. *J Clin Oncol* 33 : 1128-1135, 2015

35) NCCN Clinical practice guidelines in oncology, Genetic/Familial high-risk assessment : Breast and Ovarian. Version 2, 2016

36) Sugano K, Nakamura S, Ando J, et al. : Cross-sectional analysis of germline BRCA1 and BRCA2 mutations in Japanese patients suspected to have hereditary breast/ovarian cancer. *Cancer Science* 99 (10) : 1967-1976, 2008

37) 乳がん発症ハイリスクグループに対する乳房MRIスクリーニングに関するガイドライン. 日本乳癌検診学会, 乳癌MRI検診検討委員会 (http://www.jabcs.jp/images/mri_guideline_fix.pdf)

38) 厚生労働科学研究がん対策推進総合研究事業「わが国における遺伝性乳癌卵巣癌の臨床遺伝学的特徴の解明と遺伝子情報を用いた生命予後の改善に関する研究」班編 : 遺伝性乳癌卵巣癌症候群 (HBOC) 診療の手引き 2017年版, 金原出版, 東京, 2017

39) Arai M, Yokoyama S, Watanabe C, et al. : Genetic and clinical characteristics in Japanese hereditary breast and ovarian cancer : first report after establishment of HBOC registration system in Japan. *J Hum Genet* 63 (4) : 447-457, 2018

40) Tozaki M, Nakamura S, Kitagawa D, et al. : Ductal carcinoma in situ detected during prospective MR imaging screening of a woman with a BRCA2 mutation : The first case report in Japan. *Magn Reson Med Sci* 16 (3) : 265-269, 2017

41) 日本乳癌学会編 : 乳癌診療ガイドライン 2 疫学・診断編

2018年版 第4版. 金原出版, 東京, 2018

42) Kuchenbaecker KB, Hopper JL, Barnes DR, et al. : Risks of Breast, Ovarian, and Contralateral Breast Cancer for BRCA1 and BRCA2 MutationCarriers. *JAMA* 317 (23) : 2402-2416, 2017

43) Schrading S, Kuhl CK : Mammographic, US and MR imaging phenotypes of familial breast cancer. *Radiology* 246 (1) : 58-70, 2008

44) Rijnsburger AJ, Obdeijn IM, Kaas R, et al. : BRCA1-associated breast cancers present differently from BRCA2-associated and familial cases : long-term follow-up of the Dutch MRISC Screening Study. *J Clin Oncol* 28 (36) : 5265-5273, 2010

45) Heijnsdijk EA, Warner E, Gilbert FJ, et al. : Differences in natural history between breast cancers in BRCA1 and BRCA2 mutation carriers and effects of MRI screening-MRISC, MARIBS, and Canadian studies combined. *Cancer Epidemiol Biomarkers Prev* 21 (9) : 1458-1468, 2012

46) Nakamura S, Takahashi M, Tozaki M, et al. : Prevalence and differentiation of hereditary breast and ovarian cancers in Japan. *Breast Cancer* 22 (5) : 462-468, 2015

47) Murakami W, Tozaki M, Nakamura S, et al. : The clinical impact of MRI screening for BRCA mutation carriers : the first report in Japan. *Breast Cancer*. 2019 Feb 28. doi : 10.1007/s12282-019-00955-6.

48) Beitsch PD, Whitworth PW, Hughes K, et al. : Underdiagnosis of hereditary breast cancer : Are genetic testing guidelines a tool or an obstacle? *J Clin Oncol* 37 (6) : 453-460, 2019. doi : 10.1200/JCO. 2018

49) Momozawa Y, Iwasaki Y, Parsons MT, et al. : Germline pathogenic variants of 11 breast cancer genes in 7,051 Japanese patients and 11,241 controls. *Nat Commun* 9 (1) : 4083, 2018

50) Vreemann S, Gubern-Mérida A, Schlooz-Vries MS, et al. : Influence of Risk Category and Screening Round on the Performance of an MR Imaging and Mammography Screening Program in Carriers of the BRCA Mutation and Other Women at Increased Risk. *Radiology* 286 (2) : 443-451, 2018

51) Kuhl CK, Strobel K, Bieling H, et al. : Supplemental Breast MR Imaging Screening of Women with Average Risk of Breast Cancer. *Radiology* 283 (2) : 361-370, 2017

52) NCCN Clinical practice guidelines in oncology, Genetic/Familial high-risk assessment : Breast and Ovarian. Version 1, 2018 (https://www2.tri-kobe.org/nccn/guideline/gynecological/english/genetic_familial.pdf)

53) Le-Petross HT, Whitman GJ, Atchley DP, et al. : Effectiveness of alternating mammography and magnetic resonance imaging for screening women with deleterious BRCA mutations at high risk of breast cancer. *Cancer* 1117 (17) : 3900-3907, 2011

54) Evans DG, Kesavan N, Lim Y, et al. : MRI breast screening in high-risk women : cancer detection and survival analysis. *Breast Cancer Res Treat* 145 (3) : 663-672, 2014

55) van Zelst JCM, Mus RDM, Woldringh G, et al. : Surveillance of Women with the BRCA1 or BRCA2 Mutation by Using Biannual Automated Breast US, MR Imaging, and Mammography. *Radiology* 285 (2) : 376-388, 2017

56) Obdeijn IM, Winter-Warnars GA, Mann RM, et al. : Should we screen BRCA1 mutation carriers only with MRI? A multicenter study. *Breast Cancer Res Treat* 144 (3) : 577-582, 2014

57) Vreemann S, van Zelst JCM, Schlooz-Vries M, et al. : The added value of mammography in different age-groups of women with and without BRCA mutation screened with breast MRI. *Breast Cancer Res* 20 (1) : 84, 2018

第3部

BI-RADS-MRIと読影方法

1. はじめに

　2018年の北米放射線学会（RSNA 2018）は，前年以上にAI（artificial intelligence：人工知能）ブームだった。AIブームは年々盛り上がっていく一方だ。最近，放射線科の入局者数が減っていると，ある大学の先生から聞いたことがある。その理由がAIブームだと言っていた。画像認識の得意なAIが，画像診断を放射線科医から奪ってしまうことを懸念しての現象のようだ。

　半分合っていて，半分間違っている，と筆者は感じている。画像認識の得意なAIは，トレーニング中の放射線科医をすぐに超えてしまうことは誰にでも想像できるし，必ずそうなるであろう。しかし，人の命を扱う職業である医療が，すべてコンピュータで診断され，告知され，治療されることは，患者の心理としては抵抗なく受け入れられるとは思えない。大切なことは，コンピュータの得意なところはコンピュータに任せて，人間にしかできないと思える部分は，医師として医療行為を行っていくことだと思う。筆者は現在50歳だが，残りの医師としての人生は，「AIとの共存」が必須であると考えている。自分が放射線科医として画像診断外来やハイリスク外来（第2部で解説）を行っているのも，自身の画像診断医としてのキャリアを生かして，直接患者に接することで社会貢献をしたいからである。

　第3部では，BI-RADS-MRIの誕生の背景や読影方法の歴史を解説したい。AIによってなくなってしまう領域かもしれないが，AIと共存するには，単なる読影のパターン認識で勝負してはいけない。その背景にあるものや，病理との対比を熟知することで，常にロジカルに診断を進めることが重要である。そ

れにより，その領域に対する深みが増し，「AIとの共存」が可能になると考えている。

2. 欧米の合作，BI-RADS-MRIの誕生

2-1. 撮像法の歴史
　　（ダイナミック撮像 vs. 高分解能撮像）

　第Ⅰ章❶の図1（15P）を見ていただきたい。MRI用造影剤が市販されて30年になるが，乳房MRIは造影剤の使用と同時に幕を開けた。1989年は平成元年，ドイツでは「ベルリンの壁」が崩壊した年である。また，2019年は平成最後の年であり，平成の30年間と乳房MRIの歴史は重なっているとも言える。

　ドイツでは，乳房MRIの生みの親はHeywang先生かKaiser先生（Jena大学：筆者の留学先）かと議論されることがあるが，実際に乳房造影MRIを世界で初めて報告したのはHeywang先生である[1]。すべての乳癌が，造影剤注入後5分で造影されることを報告した。また，単なる造影効果の有無のみでは良悪性の鑑別は困難であることが，追試として報告された[2]。このHeywang先生の報告は，スライス厚5mmで撮像時間も5分以上と制限があり，鑑別診断の精度を向上させるための工夫が必要であると考えられた。

　Kaiser先生は，2D gradient echo法を用いた高速撮像法を1989年の*Radiology*誌に報告した[3]。60秒の撮像時間を10回繰り返すという，**ダイナミックMRI**の初めての報告である。乳癌は，造影剤注入後2分で全例造影され，良悪性の鑑別に早期濃染（wash-in rate, enhancement rateなどと呼ばれる）が最も有用であると報告した。その後，乳腺病理で有名なHolland先生が所属するNijmegen大学（オ

第II章 乳房MRI：解説編

ランダ）のBoetes先生[4]やフランスのGilles先生[5]もダイナミック撮像の有用性を報告した。ダイナミックMRIの早期濃染は64の乳癌の61病変に，79の良性病変の37病変に認められた（感度95%，特異度53%）[5]。乳房MRI＝ダイナミック撮像と現在でも信じられ施行されている欧州では，Kaiser先生が乳房MRIの生みの親であると言われる由縁である。また，第1部（53P）を思い出してほしい。「MRIは感度は高いが，特異度が低い」という決まり文句は，この時代からすでに言われ続けてきた話であり，日本の乳房MRIの専門外の医師の中には，いまだにこの昔話を信じている人もいる。

本書に何度も登場しているKuhl先生（ドイツ）は，良悪性の鑑別に重要なことは早期濃染だけではなく，ダイナミックカーブであることを1999年の*Radiology*誌に報告した[6]。つまり，time-signal intensity curveの形を重要視した内容である。現在でも定着している漸増型（persistent，steady，progressiveなど），plateau，washoutの3つの血流パターンの概念を初めて確立し，特異度の改善に寄与したと報告している（感度91%，特異度83%）。日本ではダイナミック撮像＝time-signal intensity curveという印象があるのは，この論文で早期濃染の情報（感度91%，特異度37%）よりもtime-signal intensity curveがより有用であると報告されたからである。また，第2部（74P）を参照してほしい。Kuhl先生はすでにこの時期から，乳房MRIをハイリスク女性のサーベイランスに利用しているのである！ MRIガイド下生検が必須であると考えられ，ドイツを中心に生検用デバイスの開発が進んだのも，この2000年前後である。

一方，米国では時間分解能（撮像時間）にとらわれず，高分解能画像を中心に乳房MRIが改良されてきた[7], [8]。**3D脂肪抑制併用高分解能撮像**である。撮像時間は約5分であるが，スライス厚は1〜2mmと，形態を評価するには適している。また，後処理としてMIP（maximum intensity projection）画像が作成できるのも3D撮像の利点である[8]。欧州で普及していたダイナミック撮像とは異なった道を歩んできた理由は，マンモグラフィや超音波診断と同様に病変の形態や辺縁の評価が重要であると考えた

こと以外に，血流情報のみでは良悪性の診断は不十分という報告がなされたからである[9], [10]。

しかし，ダイナミック撮像に否定的であった米国のOrel先生も，時間分解能と空間分解能の両立が乳房MRIの理想的撮像法となることを予測していた[11]。すなわち，高分解能画像に血流情報が付加されることの重要性を認識していたのである。現在では，**高速/高分解能撮像**が常識となっているが，約15年前までは時間分解能と空間分解能のトレードオフの関係に試行錯誤していたのである。2000年頃の米国では，3D脂肪抑制併用高分解能撮像を用いながら，造影前と造影後（早期相，後期相）の3点でセミダイナミックの血流情報を得る撮像法が報告された[12]。**three time-point technique**である。ダイナミック撮像のtime-signal intensity curveの形の代わりに，視覚的にpersistent，plateau，washoutを評価する方法である。time-signal intensity curveの作成の必要がないため，この手法は米国や日本でも広く普及したと考えられる。BI-RADS-MRI第2版の編集チーフであるMorris先生や，同僚のLiberman先生（Memorial Sloan-Kettering Cancer Center）も，この手法で数多くの論文を報告している[13], [14]。

MR技術の開発は乳腺領域のためだけにあるわけではない。腹部領域において，1回の息止めで2mmスライス厚の3Dダイナミック撮像が可能であることが報告された[15], [16]。第I章の❶「読影の順番」で解説した3D-VIBEシーケンスである。われわれはこの撮像法を乳腺領域に取り入れ，至適撮像条件を検討し，乳腺領域の**高速/高分解能撮像**を報告してきた[17]〜[23]。それまでの3D撮像法ではスライス厚は2.5〜5mmの報告が多かったが，平均1.2mmのスライス厚，約40秒程度の3Dダイナミック撮像が可能となった。また，パラレルイメージング（parallel acquisition technique）を併用することで，さらなる高速撮像も可能となった[24]。筆者が乳腺のMRIを研究し始めた頃に，この3D-VIBEに出会えたことは非常に意義深いものであった。

図1に，ダイナミック撮像と高分解能撮像の典型的なパラメータを記載した。**図1**の右には，2014年のKuhl先生の論文[25]（第I章で解説したabbreviated

	Dynamic	High resolution	Abbreviated
Acquisition type	2D	3D	2D
Matrix size	128×128	256×192	512×490
Slice thickness	3-5 mm	1-2 mm	3 mm
Acquisition time	≦ 1 min	2-5 min	80s
FOV	Bilateral	Unilateral	Bilateral
Orientation	Axial	Sagittal	Axial

図1　乳房MRIのダイナミック撮像と高分解能撮像の典型的なパラメータ
右端にはabbreviated MRIのパラメータを記載している。

MRI）を比較のため挿入した。第2部で述べたように，ドイツで生まれ欧州で普及してきた**ダイナミック撮像**は良悪性の鑑別に主眼を置いた撮像法であり，日本ではあまり普及しなかった。筆者は，外科医，放射線科医，診療放射線技師，MR機器メーカーと撮像法について話し合う機会が多いが，乳房MRIがこのような歴史を背景に改良されてきた経緯を知らない人が多いと常日頃感じている。乳房MRIの撮像法の歴史を知ることは，読影方法を理解する上でも非常に重要なことと考えている。

2-2. 脂肪抑制法：サブトラクションの意義

　脂肪抑制法は，豊富な脂肪を含む乳房のMRIには必須の手法である。今ではこのような表現はあまり使わないが，脂肪抑制画像の作成は "active" fat suppressionと "passive" fat suppressionの2つに分けられる。前者が脂肪抑制撮像法であり，後者はサブトラクション法である。米国や日本では脂肪抑制撮像法が一般的であり，欧州ではサブトラクション法が好まれている。しかし，サブトラクションの最大の欠点は，動きのアーチファクトである（図2, 3）。このモーションアーチファクトを補正するソフトウエアが市販されているが，欧州（ドイツ）のシーメンス社製では有名であり，米国のGE社製では一般

的ではない。つまり，サブトラクション法とは**ダイナミック撮像で使用する欧州で普及している脂肪抑制法**なのである。

　日本では，脂肪抑制撮像を行いながら，同時にサブトラクション画像やサブトラクションMIPを作成している施設も多い。第Ⅰ章の❷「撮像法の基本概念」の血性乳頭分泌の症例で解説したが，造影前から高信号の乳管がある症例ではサブトラクション法が有用なことも多い。しかし，正確なサブトラクションができない場合は，線状の高信号が残り，あたかも造影された病変と間違えやすいので注意を要する（図4）。

2-3. Kinetic curveの定義：
ドイツの概念を採用

　BI-RADS-MRI は，Lesion Diagnosis Working Group メンバーによって1998～2002年の間に作成された（15Pの**図1**）。1999年と2001年に*JMRI*誌に2回の経過報告がなされ[26), 27)]，最終的に2003年に米国放射線学会（ACR）のもとで，BI-RADS-Mammographyの第4版と同時に，BI-RADS-USとBI-RADS-MRIの第1版が出版された[28)]。そして，2014年2月5日には，第5版（2013年版）が出版された[29)]。**図5**に，BI-RADS Atlasの出版年とページ

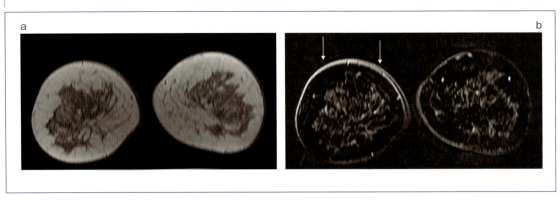

図2 造影前T1強調画像（a）とサブトラクション画像（b）
　　欧州で好まれているダイナミック撮像では，後処理としてサブトラクション法（"passive" fat suppression）を利用している。しかし，サブトラクション法の最大の欠点は，動きのアーチファクトである（⇩）

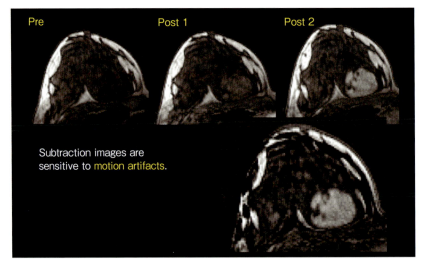

図3 動きによるアーチファクトを生じやすいサブトラクション法
　　（画像提供：Dr Sittek H : Institute of Clinical Radiology LMU University, Munich-Großhadern, 2005）

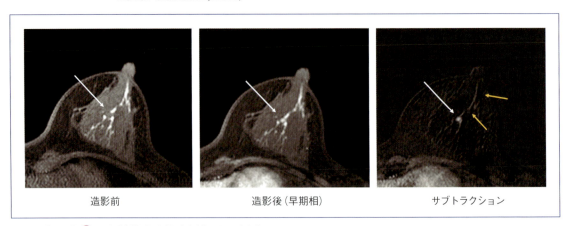

図4 第Ⅰ章❷の血性乳頭分泌症例と同一症例
　　MRIガイド下生検にて乳管内乳頭腫（⇨）と診断された。正確なサブトラクションがうまくいかない場合は，線状の高信号（⬅）が残り，あたかも造影された病変と間違えやすいので注意を要する。

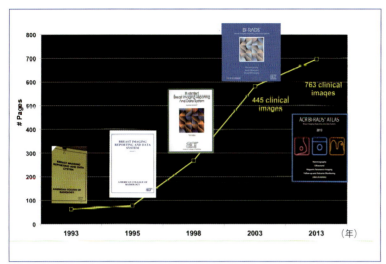

図5 ACRのBI-RADS Atlasの出版年とページ数

数を示す。おわかりのように、第1版から第4版までに10年の歳月が経ち、第4版から第5版までにはさらに10年の時間を費やしている。2013年のBI-RADS第5版では筆者もMRI編集委員に加わり、改訂に向けてどのようなやり取りがなされてきたか、どのように標準用語が作成されてきたかを知ることができ、非常に貴重な体験をさせていただいた。

BI-RADS-MRIの作成のきっかけは、欧州と米国における撮像法の考え方の違いにある。それまで、米国と欧州の間で多くの論争がなされてきた。しかし、MR機器の開発により次第に歩み寄りがなされ、その統一の様子がBI-RADS-MRI第1版に垣間見ることができる。そのため、実際にこれを用いて読影すると、いくつかの矛盾点に気づく。本項では特に、kinetic curveの第1版での問題点と、第2版で明確化された定義について解説する。

BI-RADS-MRI第1版にはレポートの記載方法が示されているが、特に病変の解釈に重要なのは"mass, non-mass-like enhancement, kinetic curve assessment"の3項目である。第1版で使用されているkinetic curveの図やシェーマは、ドイツのデータが用いられている。12人のWorking Groupに、ドイツの乳房MRIの巨匠3人〔Kaiser先生：Jena大学, Kuhl先生：Bonn大学, Heywang先生：München大学（実際にはその同僚のViehweg先生：Dresden大学）〕が参加している（図6）。このことからも欧米の歩み寄りの様子がうかがえる。しかし、米国放射線学会（ACR）の乳房MRIガイドライン（2004年：2006年改訂）にはダイナミック撮像についてほとんど触れられていない。実際、2004年以降の米国の論文や学会を見ていても、ダイナミック撮像を行っている施設はほとんどない。すなわち、用語の統一において、乳房MRI発祥の地ドイツのデータを無視することはできなかったが、ダイナミックカーブを臨床の場で有効利用することには、当時の米国ではいまだ懐疑的であったことがうかがえる。まさに、BI-RADS-MRI第1版は欧米の合作であり、不完全な部分が多いものであった。

上記の理由で、第1版では早期相でのslow/medium/rapid uptakeや、後期相でのpersistent/plateau/washoutパターンの定義が明確ではなかった（図7）。しかし、第2版ではそれが明確化された（図8）。そのほかの変更点は、"rapid uptake"が"fast uptake"の記述に変更されたことである。早期濃染の評価（initial rise, wash-in rate）は、$[(SI_{post} - SI_{pre})/SI_{pre}] \times 100$（%）と定義される。用語の定義は異なるが、2005年の留学中にMünchen大学で入手したスライド（図9, 10）と概念は同じである。ドイツで主流であったFischer's score（Göttingen score）[30]が基本となっているのである。異なる点は、早期相が造影剤投与後2分以内の相が用いられることになった点である。以下に、kinetic analysisの

第II章 乳房MRI：解説編

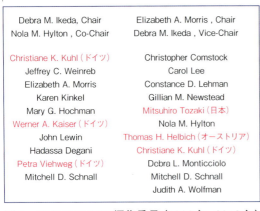

図6　BI-RADS-MRI編集委員（2003年，2013年）
　　　第1版では，12人のメンバーのうち3人がドイツの医師である。

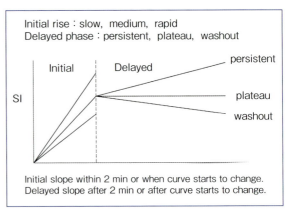

図7　BI-RADS-MRI 第1版のkinetic curve assessment

Initial rise：slow, medium, fast
Delayed phase：persistent, plateau, washout

Initial phase		Pre-contrastと比較して，SIが相対的に
	Slow	50％未満の上昇
	Medium	50〜100％の上昇
	Fast	100％を上回る上昇
Delayed phase		Initial phaseと比較して，SIが相対的に
	Persistent	10％を上回る上昇
	Plateau	±10％の変化
	Washout	10％を上回る低下

図8　BI-RADS-MRI 第2版のkinetic curve assessment
　　　（BI-RADS Reference Card：http://www.acr.org/Quality-Safety/Resources/BIRADS）

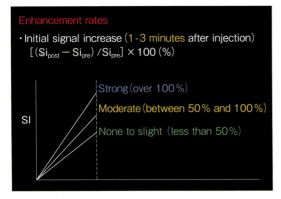

図9　欧州で普及していたkinetic curve assessmentのenhancement rates
　　　（画像提供：Dr Sittek H：Institute of Clinical Radiology LMU University, Munich-Großhadern, 2005）

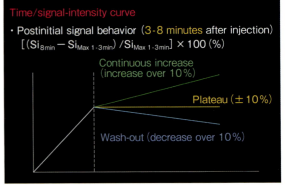

図10　欧州で普及していたkinetic curve assessmentのtime/signal-intensity curve
　　　（画像提供：Dr Sittek H：Institute of Clinical Radiology LMU University, Munich-Großhadern, 2005）

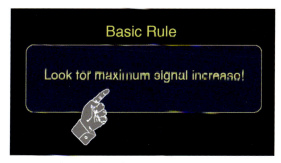

図11 ROIの設定の基本ルール
（画像提供：Dr. Kaiser WA. Jena University 2005）

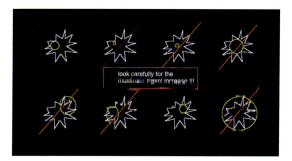

図12 ROIの設定の基本ルール
（画像提供：Dr. Kaiser WA. Jena University 2005）

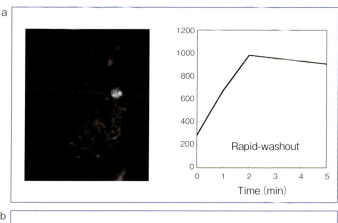

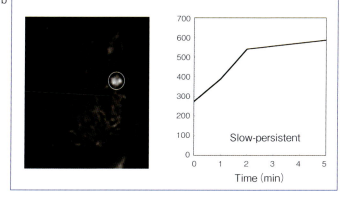

図13 ROIの設定方法
BI-RADS-MRIでは，病変の内部にROIを設定し，正常乳腺を含まないことが記載されている。そして，病変内の最も急速に造影される領域やwash-outが疑われる領域を選択することが重要である。これは乳癌の症例であるが，正しくROIを設定するとrapid-wash-outを示す（a）。しかし，正常乳腺を含めてROIを設定すると，slow-persis-tentと良性のパターンを示す（b）。

基本的な考え方を解説する。

　異常な造影効果とは，周囲の正常乳腺の生理的造影効果を上回る造影効果を指し，病変部の造影効果の評価は，悪性病変の造影効果が最も強く，正常乳腺との区別がつきやすい早期相で行うべきである。造影剤のuptakeやwashoutは組織の灌流，毛細血管の透過性，血流量，造影剤が分布する領域の体積など，さまざまな解剖学的・生理的な要素の影響を受ける。悪性腫瘍には透過性の高い血管が豊富にあり，血流が相対的に速く，その分布は不均一である。したがって，悪性腫瘍は正常組織よりも早く，かつ強い造影効果を受ける。このような理由からkinetic analysisは，良悪性の鑑別のために広く行われてきた。

　ROIの設定は，病変のうち最も強い造影効果を示す領域に設定する（図11）。そして，最低3ピクセルを含め，病変の内部（周囲正常乳腺を含まない）に設定することが重要である（図12, 13）。また，動

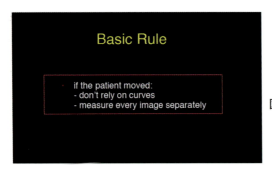

図14　ROIの設定方法
動きのある場合は，個々の画像をそれぞれ計測すべきである。
(画像提供：Dr. Kaiser WA. Jena University 2005)

きのある場合は，個々の画像をそれぞれ計測すべきである（図14）。これは非常に重要である。動きのために後期相が病変からずれて計測され，washoutパターンを示すことがよくある。特に，小さい病変で起こりうる。病変が小さく，後期相のROIが病変からずれて設定されたためにカテゴリー4＝要生検と診断された他院の患者さんが，レポートを持参してMRIガイド下生検を希望してきたことがある。筆者は良性の説明をして，現在，経過観察中である。

一般に，多くの良性病変はpersistentパターンを，多くの悪性腫瘍はwashoutパターンを示し，plateauパターンはどちらでもありうる。病変内部のkinetic patternが不均一で，複数の種類のtime-signal intensity curveが得られる場合は，最も悪性寄りのパターンを代表的なtime-signal intensity curveとしてレポートすべきである。kinetic analysisは良性寄りの形態を示す病変の場合に，生検を行うかどうかの判断に有用である。しかし，形態による評価で悪性が疑われる場合は，time-signal intensity curveにかかわらず生検を推奨すべきである。kinetic analysisはあくまで病変の特徴の一側面に過ぎず，kinetic analysisの結果のみに頼ったマネジメントをするべきではない。

2-4. 後期相は何分まで必要か：abbreviated MRIの欠点

Kinetic curveの問題点の一つは，ダイナミック撮像を何分まで繰り返すかの定義があいまいなことである。washoutが悪性を示唆する所見であることは周知の事実であるが，数十分後まで観察すると，多くの良性病変もwashoutを示すことは知られている。BI-RADS-MRIでは定義されていないが，実際には6～8分の図が掲載されている。Fischer's scoreでは8分と定義されている。しかし，Fischer先生も，6分までのダイナミックカーブを使用して発表していることもある。この議論はthree time-point techniqueや高速/高分解能撮像を利用する際に，後期相を何分に設定するかという意味において重要であり，全体の撮像時間にも影響することからも無視できない。個人的には，4～5分で十分と考えており，また，4分でも悪性のwashoutを見落とす危険性がないこと（後期相として早すぎないこと）を報告した[22]（17Pの図2）。BI-RADS-MRI第2版にも，血流の多い組織では4～5分でwashoutを示すことが記述されている。

さて，第Ⅰ章の❶「読影の順番」ではKuhl先生のabbreviated MRI[25]を解説した。そして，この論文の最大の欠点については後述すると記載した。なぜ，「第1相だけ（3分撮影）」で終わらせなくてはいけないのか？　皆さんはもうおわかりであろう。乳房MRIの発祥の地ドイツでは，造影後8分もの間ダイナミック撮像が繰り返されてきた。その風潮に対して一石を投じたのである。しかし，乳癌検出だけを目的にするならば，「造影第1相だけで十分!!」はよく理解できるが，病変の質的診断が不完全である！しかも，ハイリスクの方が対象であり，「小病変あり＝カテゴリー3」のレポートが増えることは避けなければならない。この論文では，abbreviated MRIで判定されたBI-RADSカテゴリー3の病変の1/3以上（20/53：37.7％）が，フルシーケンスの読影でBI-RADSカテゴリー2にダウングレードされたのである（図15）。そう考えると，やはり後期相

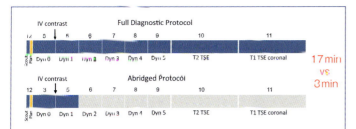

図15 Abbreviated MRIの最大の欠点
Abbreviated MRIで判定されたBI-RADSカテゴリー3の病変の1/3以上（20/53：37.7％）が、フルシーケンスの読影でBI-RADSカテゴリー2にダウングレードされた。

は必須である！ そこで，筆者が提唱してきた後期相は4分でも十分という概念を用いれば，以下の提案ができる。

Kuhl先生の論文ではダイナミック撮像の撮像時間は80秒である（97Pの図1）。ダイナミック撮像でありながら，撮像時間を短縮していないことは理解できない。これを60秒に設定し，造影前，第1相，第2相，第3相，第4相（後期相）であれば，約5分で検査が終わる。これはabbreviated MRIではなく，フルシーケンスである！ 質的診断が可能である！ つまり，後期相をどれだけ早く終わらせられるか？を突き詰めて議論することがいかに重要であったか，Kuhl先生が別の形で証明してくれたと思っている。

3．腫瘤（用語の解説）

3-1．変更された用語

2003年に出版されたBI-RADS-MRI第1版[28]と2013年に出版されたBI-RADS-MRI第2版[29]を比較することで，BI-RADSの用語がどのように使用されてきたかを解説する。

BI-RADS-MRI第2版での用語（図16）を改訂するに当たり，BI-RADS-MRIの編集委員が最初に行ったのが，「使用すべき用語と削除すべき用語のアンケート調査」であった。これはメールベースでの投票で決定された。そして，第1回の編集会議（RSNAに合わせてシカゴで開催）で最初に伝達されたのが，「マンモグラフィ，超音波，MRIでは，なるべく共通の用語を使用するように，各委員会ですり合わせをする」ということであった。その結果，第2版の用語は，図17から図18に変更になった。

3-2．Shape/margin

"Shape/margin"の項目で変更になったのは，lobularが削除されたこと，smooth marginがcircumscribed marginになったことである。BI-RADS編集委員の熱い議論の結果，腫瘤の形からlobular（分葉状）は削除され，smoothがcircumscribedに変更となった。この議論だけで1時間以上を費やした。腫瘤で最初に評価するのは"shape/margin"であるため，非常に重要な部分である。以下に，筆者の私見を述べる。

まず，"circumscribed"を説明する。これは当初，ほぼ全員のBI-RADS-MRI編集委員が反対していた。もともとマンモグラフィに使用する用語で，MRIにて明らかな腫瘤が存在する時，その辺縁を表現する用語としては不適切である。smoothで何がいけないのか，という雰囲気であった。しかし，「マンモグラ

第II章 乳房MRI：解説編

MAGNETIC RESONANCE IMAGING						
Amount of fibroglandular tissue (FGT)	a. Almost entirely fat b. Scattered fibroglandular tissue c. Heterogeneous fibroglandular tissue d. Extreme fibroglandular tissue		Associated features	Nipple retraction		
				Nipple invasion		
				Skin retraction		
				Skin thickening		
Background parenchymal enhancement (BPE)	Level	Minimal		Skin invasion	Direct invasion	
		Mild			Inflammatory cancer	
		Moderate		Axillary adenopathy		
		Marked		Pectoralis muscle invasion		
	Symmetric or asymmetric	Symmetric		Chest wall invasion		
		Asymmetric		Architectural distortion		
Focus			Fat containing lesions	Lymph nodes	Normal	
Masses	Shape	Oval			Abnormal	
		Round		Fat necrosis		
		Irregular		Hamartoma		
	Margin	Circumscribed		Postoperative seroma/hematoma with fat		
		Not circumscribed - Irregular - Spiculated		Location of lesion	Location	
					Depth	
	Internal enhancement characteristics	Homogeneous		Kinetic curve assessment Signal intensity (SI)-time curve description	Initial phase	Slow
		Heterogeneous				Medium
		Rim enhancement				Fast
		Dark internal septations			Delayed phase	Persistent
Non-mass enhancement (NME)	Distribution	Focal				Plateau
		Linear				Washout
		Segmental		Implants	Implant material and lumen type	Saline
		Regional				Silicone - Intact - Ruptured
		Multiple regions				Other implant material
		Diffuse				Lumen type - Single - Double - Other
	Internal enhancement patterns	Homogeneous			Implant location	Retroglandular
		Heterogeneous				Retropectoral
		Clumped			Abnormal implant contour	Focal bulge
		Clustered ring			Intracapsular silicone findings	Radial folds
Intramammary lymph node						Subcapsular line
Skin lesion						Keyhole sign (teardrop, noose)
Non-enhancing findings	Ductal precontrast high signal on T1W					Linguine sign
	Cyst				Extracapsular silicone	Breast
	Postoperative collections (hematoma/seroma)					Lymph nodes
	Post-therapy skin thickening and trabecular thickening				Water droplets	
	Non-enhancing mass				Peri-implant fluid	
	Architectural distortion					
	Signal void from foreign bodies, clips, etc.					

BI-RADS® ASSESSMENT CATEGORIES		
Category 0: Mammography: Incomplete – Need Additional Imaging Evaluation and/or Prior Mammograms for Comparison Ultrasound & MRI: Incomplete – Need Additional Imaging Evaluation		
Category 1: Negative		
Category 2: Benign		
Category 3: Probably Benign		
Category 4: Suspicious	Mammography & Ultrasound	Category 4A: Low suspicion for malignancy
		Category 4B: Moderate suspicion for malignancy
		Category 4C: High suspicion for malignancy
Category 5: Highly Suggestive of Malignancy		
Category 6: Known Biopsy-Proven Malignancy		

For the complete Atlas, visit acr.org/birads

図16　BI-RADS-MRI第2版での用語
（https://www.acr.org/-/media/ACR/Files/RADS/BI-RADS/BIRADS-Reference-Card.pdf）

Mass

Shape　　　　　Round/Oval/Lobular/Irregular

Margin　　　　　Smooth/Irregular/Spiculated

Internal
enhancement　Homogeneous, Heterogeneous,
　　　　　　　　Rim enhancement,
　　　　　　　　Enhancing internal septation,
　　　　　　　　Central enhancement,
　　　　　　　　Dark internal septation

図17　BI-RADS-MRI第1版の用語
第2版では青字の用語がカットされた。

Mass

Shape　　　　　Round/Oval/Irregular

Margin　　　　　Circumscribed/Irregular/Spiculated

Internal
enhancement　Homogeneous, Heterogeneous,
　　　　　　　　Rim enhancement,
　　　　　　　　Dark internal septations

Oval：includes lobulated（最終版）
　　　 includes macrolobuated（直前まで）

図18　BI-RADS-MRI第2版の用語
Oval：は，最終版では includes lobulated と記載されているが，直前までは includes macrolobuated と記載されていた。

フィ，超音波，MRIでは，なるべく共通の用語を使用するように」ということで押し切られてしまった。

形と辺縁は完全に切り離して表現されるものではないことは，読影実験から示されている[27]。例えば，円形腫瘤と言った場合，それは辺縁が平滑な腫瘤を意味することが多い。広辞苑でも「円」とは「まるいこと。角ばらないさま」と記述されている。すなわち，形と辺縁を本来は同時に表現することが望ましい，と筆者は考えている。腫瘤の形や辺縁の表現において最も再現性のある所見は，「完全に平滑

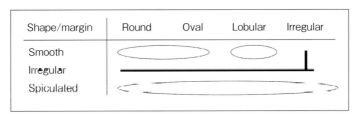
図19　腫瘤の形と辺縁

な辺縁を持つ円（楕円）」と「spiculated margin（硬癌を思わせるようなスピキュラ，鋸歯状）」であることは異論がないであろう。われわれはこれをもとに，形と辺縁を同時に表現する際，"smooth/round, smooth/oval" "spiculated margin" "lobular shape" "irregular margin or irregular shape"の4つに分けることが妥当であると報告してきた[20]（図19）。さらに，分葉状腫瘤（lobular shape）はノッチの数が少なければ（例えば，2個や3個），平滑な腫瘤と認識され，数が多ければirregular margin, microlobulated marginなどの不整形腫瘤に認識されると考えられる。すなわち，形（4通り）と辺縁（3通り）の12通りの組み合わせではなく，"smooth" "irregular" "spiculated"の3通りで十分であるという結論に至った。

BI-RADS-MRI編集委員内では，上記の「ノッチの数」が少ない場合がmacrolobulated，「ノッチの数」が多い場合がmicrolobulatedであるという結論に至った。そして，皆が気付いたのは，「microlobulated＝辺縁の用語（BI-RADSのマンモグラフィと超音波では実際にそう使われている（Break Time参照）」であるということである。最終的には，辺縁に使用する用語の"microlobulated"と，形に使用する用語の"macrolobulated（＝lobulated）"を両方記述することは紛らわしい，という結論になり，lobular/lobulated/macrolobulatedは採用されなかった。ただし筆者は，「分葉状腫瘤」は典型的な線維腺腫には便利な用語であり，"oval shape (lobular)"を現在でも使用している。むしろ，microlobulatedはirregular marginに含めて削除してもよいと考えている。BI-RADS-MRI編集委員はこの部分も同意見であり，最終的にMRIの用語にはmicrolobulatedは採用せず，irregularが採用された。

3-3. 時相により異なる評価

3-3-1. 乏血性腫瘍の辺縁

腫瘤の辺縁は，造影後の時相によって変化することはよく知られている。hypovascular massの場合，早期相では不明瞭であるが，後期相で明瞭になることが多い（図20）。コーヒーカップに注がれたミルクがゆっくりと混ざり合う現象と同じである。丸いコーヒーカップ（平滑な腫瘤）に注がれたミルク（造影剤）は，不均一にゆっくりと混ざり合う。MRIではコントラスト分解能が高く，造影剤が腫瘤の輪郭と認識されてしまうことがある。すなわち，早期相で造影剤が十分に腫瘤全体に行き渡っていないと，辺縁の不明瞭な腫瘤と誤認されることがある。この場合もどちらを記載するかは決められていないが，造影剤が腫瘤内に十分プーリングされた状態が評価にふさわしく，後期相での辺縁の記載が望ましい。

3-3-2. Blooming sign

Hypervascular massの場合，早期相で辺縁が明瞭であっても，後期相で不明瞭になることがある（図21）。これは，病変がwashoutを示す時に多く見られる現象である。"blooming sign"の定義は「病変の辺縁が造影後1分で明瞭であるのに，造影後7分で不明瞭になること」であり，特異度は85.3%と報告されている[31]。Jena大学の同僚が報告したサインであるが，BI-RADSには採用されていない。しかし，良性腫瘍では観察されることの少ない所見であり，筆者は時々使用している。この場合，どちらを記載するかは決められていないが，個人的には辺縁が明瞭に描出されている早期相で辺縁の記載をすることが望ましいと考えている[21]。

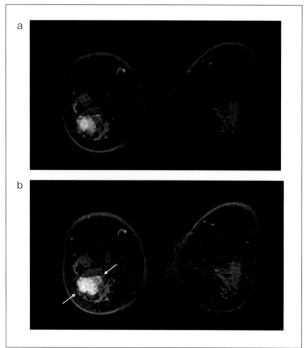

図20 両側ダイナミック撮像の第1相（a）と後期相（b）
右D領域の線維腺腫（⇐）の症例である。乏血性腫瘍では，早期相で造影剤が腫瘍全体に行き渡っていないと辺縁の不明瞭な腫瘍と誤認されることがある。造影剤が腫瘍内に十分プーリングされた後期相での評価が望ましい。

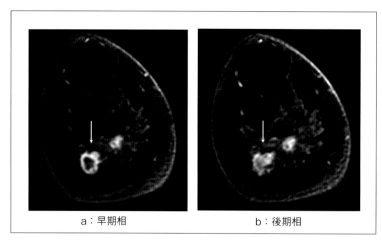

a：早期相　　　　b：後期相

図21 Early rim enhancement
早期相(a)でrim enhancement（⇓）を示し，後期相(b)ではrim enhancementは消失しつつある（⇓）。blooming signとも呼ばれる。

3-4. Internal enhancement

図17から図18への変更を見ると，"enhancing internal septation"と"central enhancement"が削除されている。この理由は，前述したBI-RADS-MRIの編集委員内で行われた投票の結果である。筆者は個人的に，"enhancing internal septation"の削除は賛成であるが，"central enhancement"は残してもよいと思っていた。まず，消えてしまった背景を説明しよう。

一番の理由でもあり，BI-RADS-MRIの問題点でもあるが，「select one：1つを選択する」が間違いだと言える。homogeneous, heterogeneous, rim enhancement, enhancing internal septation, central enhancement, dark internal septationの6つの用語を並列に記述していることが問題である。そもそも，内部は均一か不均一か，の二者択一である。つまり，homogeneousかheterogeneousのどちらか一方を選択すべきである。そして，"rim

表1　腫瘍性病変の読影結果：良悪性の鑑別（参考文献21）より転載）

MR Descriptor	Benign (n = 45)	Malignant (n = 126)	P-value*
Lesion shape			<0.001
Round	9 (20)	2 (2)	
Oval	14 (31)	2 (2)	
Lobular	19 (42)	39 (31)	
Irregular	3 (7)	83 (66)	
Type of margin			<0.001
Smooth	37 (82)	13 (10)	
Irregular	8 (18)	49 (39)	
Spiculated	0	64 (51)	
Lesion shape / margin			<0.001
Smooth	36 (80)	12 (10)	
Irregular	9 (20)	50 (40)	
Spiculated	0	64 (51)	
Internal enhancement (Homogeneous or Heterogeneous)			
Early phase			<0.001
Homogeneous	32 (71)	12 (10)	
Heterogeneous	13 (29)	114 (90)	
Delayed phase			<0.001
Homogeneous	34 (76)	5 (4)	
Heterogeneous	11 (24)	121 (96)	
Internal enhancement (MR signs of the lesion)			
Rim enhancement			
Early phase	15 (33)	69 (55)	0.03
Delayed phase	13 (29)	93 (74)	<0.001
Enhancing internal septation			
Early phase	4 (9)	73 (58)	<0.001
Delayed phase	3 (7)	95 (75)	<0.001
Central enhancement			
Early phase	0	0	n.s.
Delayed phase	0	6 (5)	n.s.
Dark internal septation			
Early phase	5 (11)	3 (2)	n.s.
Delayed phase	6 (13)	1 (1)	0.003
Kinetic pattern			<0.001
Persistent	32 (71)	27 (21)	
Plateau	7 (16)	18 (14)	
Washout	6 (13)	81 (64)	

Note : Percentages are shown in parentheses.
＊Chi-square and Fisher's exact tests.
n.s. = not significant

enhancement" "enhancing internal septation" "central enhancement" "dark internal septation" は，いずれもサインなのである[21]（**表1**）。陽性か陰性かのどちらかである。前者の3つは悪性を示唆するサインであり，"dark internal septation" は良性を示唆する唯一のサインなのである[21]。そう考えると，時に内部不均一（heterogeneous）と区別が困難な "enhancing internal septation" は削除してもよいが，悪性に特徴的な "central enhancement" は残してもよいという考えに至る。以下，4つのサインについて解説する。

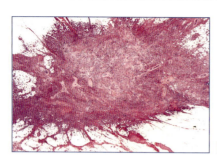

図22　硬癌組織像（HE染色）

3-4-1. Rim enhancement

Rim enhancementは "enhancement more pronounced at the periphery of mass" と定義されている。これは，腫瘍辺縁もしくは周囲のリング状濃染を意味し，peripheral enhancement, ring-like enhancement, marginal enhancementなどと表現されていたものである。しかし，rim enhancementは必ずしも同一の組織学的構造を示すわけではなく，いくつかにパターン分類される。①腫瘍辺縁の細胞密度が高く，増生血管が豊富な領域に一致する場合，②腫瘍内部の高度な線維化，硝子化，壊死などにより辺縁の腫瘍細胞に一致する場合，③偽被膜および腫瘍外の炎症細胞浸潤を伴う領域に一致する場合など，厳密には同一の所見ではない[32]。また，乳癌に比較的多く見られるサインではあるが，約30％の良性腫瘍でも観察される（表1）。ここでは，早期相で観察されるearly rim enhancementと，後期相で観察されるdelayed rim enhancementを示す典型的な乳癌症例を提示する。

図21（106P）はスピキュラを伴い，腫瘍内部に高度な線維化を伴う硬癌（↓）の症例である。造影MRIの早期相（図21a）でrim enhancementを示す（early rim enhancement）。後期相（図21b）では腫瘍内部が造影され，rim enhancementは消失しつつある。さらに遅い相を撮像すれば，rim enhancementは完全に消失すると考えられる。先ほど解説した"blooming sign"である。rim enhancementは，腫瘍辺縁の細胞密度が高い領域に一致していた。腫瘍内部（高度な線維化）ではゆっくりと造影剤のプーリングを示し，後期相で造影効果を認める。

図22は，硬癌症例の組織像の弱拡大である。腫瘍辺縁は細胞密度が高く，内部には高度の線維化を伴う。図21のような造影パターンの症例の多くは，このような組織像からなる。

図23は，浸潤性乳管癌の症例である。図21，22の症例との病理学的相違は，内部に線維化，変性などを伴わない均一な増殖を示すことである。MRIの早期相で腫瘍全体が均一に造影され，後期相で腫瘍内部がwashoutされて，同時にrim enhancement（図23 b ←）が出現する（delayed rim enhancement）。これは，腫瘍辺縁の薄い非腫瘍性間質（偽被膜：図23 d ↑）に一致していることが多い[33]。MR画像を注意深く観察すると，delayed rim enhancementが早期相で造影される腫瘍の外に存在することがわかる。このような脂肪抑制されていない症例がわかりやすいので，あえて古い症例を提示した。

3-4-2. Enhancing internal septation

Enhancing internal septationは，あまりなじみのない用語であろう。BI-RADS-MRI第1版で"enhancing lines within a mass"と定義され，乳癌を示唆するサインとして記載されていた。しかし，この所見は読影者間でばらつきが多いことも報告されており，BI-RADS-MRI第2版では採用されていない。このサインの特徴は，造影後期に描出されやすいこと，腫瘍がwashoutを示す時に出現しやすいことである[34]（表1）。

図24は，浸潤性乳管癌の症例である。早期相（図24 a）で不均一な造影効果を示し，後期相（図24 b）で腫瘍内部がwashoutされ，同時にEnhancing internal septation（←）が出現する。これは，腫瘍内部に隔壁様に介在する間質部分（図24 c ←）に一致

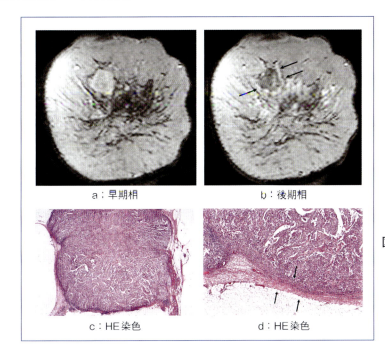

図23 Delayed rim enhancement
造影MRIの早期相(a)で腫瘍全体が均一に造影され，後期相(b)で腫瘍内部がwashoutされる。また，同時にrim enhancement(←)が出現する。これは腫瘍外に存在し，腫瘍辺縁の薄い非腫瘍性間質（偽被膜）(d↑)に一致している。

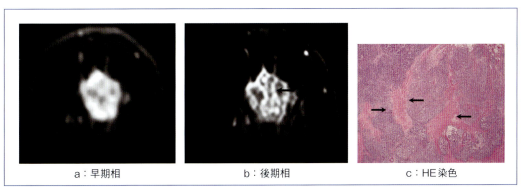

図24 Enhancing internal septation
造影MRIの早期相(a)で腫瘍内部は不均一に造影され，後期相(b)でwashoutを認める。同時にenhancing internal septation(←)が出現する。これは腫瘍内部に隔壁様に介在する間質部分(c←)に一致している。後期相でwashoutを示す領域は，髄様増殖を示す領域に一致する。

することが多い。造影後期でwashoutを示す領域は，図23の症例のように髄様増殖を示す領域に一致する。

3-4-3. Central enhancement

Central enhancementも，あまりなじみのない用語であろう。BI-RADS-MRI 第1版で "enhancement more pronounced at center of mass" と定義され，乳癌を示唆するサインとして記載されていた。もともと，1997年に報告された "peripheral washout sign" が由来であり[35]，腫瘍辺縁部のwashoutと中心部分の造影剤のプーリングを表現している。中心部分に線維化，硝子化，変性など，造影剤がプーリングされる構造が存在する時にのみ観察されると考えられる。このサインの出現頻度は低いが，良性腫瘍ではほとんど観察されない（107Pの表1）ことは，その病理学的特徴から理解できる。また，delayed rim enhancementを伴うことが多い。

図25は，浸潤性乳管癌の症例である。造影MRI

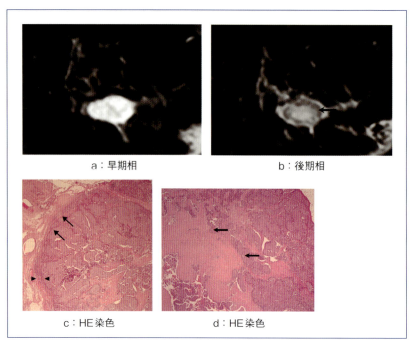

a：早期相　　　　　　　　b：後期相

c：HE染色　　　　　　　　d：HE染色

図25　Central enhancement

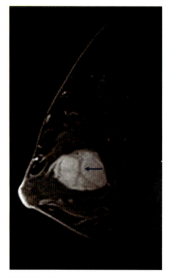

図26　Dark internal septation

の早期相（図25a）で均一な造影効果を示し，後期相（図25b）で腫瘍内部がwashoutされ，中心部分にcentral enhancement（←）が観察される。これは，腫瘍内部に介在する間質部分（図25d←）に一致する。辺縁では，delayed rim enhancementに相当する薄い非腫瘍性間質（偽被膜：図25c←）が認められる。

3-4-4. Dark internal septation

Dark internal septationは，"dark nonenhancing lines within a mass"と定義され，良性を示唆するサインとしては唯一の所見である。もともとT2強調画像もしくは造影MRI画像で認められる"low-signal-intensity septation"が，線維腺腫の線維性隔壁に相当すると報告されたものである[36]。良性腫瘍全体としてはこのサインの出現頻度は低いが，乳癌ではあまり観察されない（107Pの表1）。線維腺腫や葉状腫瘍を疑う所見と考えられる[21]。

図26は，線維腺腫の症例である。線維性隔壁に相当するnon-enhancing dark internal septation（←）を認める。

図27は，浸潤性乳管癌の症例である。造影MRIの早期相（図27a）でdark internal septationを認め，後期相（図27b）で腫瘍内部がwashoutを示す。早期相でのdark internal septationは後期相でのenhancing internal septationに一致し，病理学的には線維性隔壁に対応していた。このように，まれに乳癌でも認められるので注意を要する。

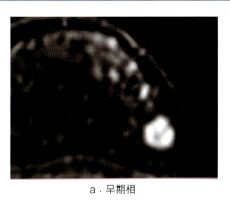

図27 Dark internal septation および enhancing internal septation

a：早期相

b：後期相

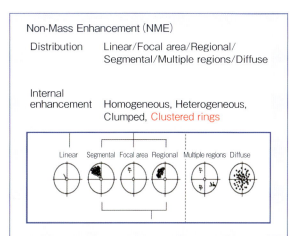

図28 BI-RADS-MRI Lexicon ; 2003

図29 BI-RADS-MRI Lexicon ; 2013

4．非腫瘍性病変（用語の解説）

4-1．BI-RADS-MRI 第2版を編集

　筆者がBI-RADS-MRIの編集委員として招聘されたのは，2009年3月である．それは，MRIの責任者であるMorris先生からのダイレクトメールから始まった．招聘された一番の理由は，AJR誌に投稿した2つの論文[22), 23)]がポイントであったと思っている．論文の内容は，「non-mass lesionの読影方法」についてである．BI-RADS-MRI第1版のnon-mass lesionの項目が不十分な内容であったため，「non-mass lesionはこの順番で読影，解釈するべきである」と訴えた論文である．そのため，BI-RADS-MRI第2版（2013年）では，自分の考えを全力で投入することを最大の目標としていた．結果としては，80%は達成できたが20%は達成できなかった，という印象である．以下に，筆者の考えていたストーリーを解説し，どのようにBI-RADS-MRI第2版の用語が作られたか，そして，本来の最終形はどうあるべきか，を解説する．

4-2．厄介な存在であった "ductal enhancement"

　図28，29に，BI-RADS-MRIの第1版と第2版のdistribution（分布）の比較を示す．イメージしやすいように，過去の論文のシェーマ[23)]を引用している．第1版で定められた7つの用語のうち，ductalという用語が削除された．これには長い歴史があるので解説する．

　BI-RADS-MRIの第1版では，ductal enhancementは，"enhancement in a line that may have

第 II 章 乳房MRI：解説編

Other questions arose regarding the terms "linear," "ductal," and "segmental."

As "DUCTAL" enhancement is by definition linear there was confusion over the differentiation of these terms.

As "DUCTAL" describes a pathological finding and not a radiographic finding, the term "LINEAR" is favored to describe enhancement in a line, whether it is suspected to be in a duct or not.

図30　Ductal enhancement was deleted
（BI-RADS-MRI 第2版 編集会議資料より）

A **focal area** of abnormal enhancement encompasses less than 25% of a breast quadrant volume, and comprises a single abnormal enhancement pattern.

Linear enhancement is enhancement in a line and may **branch** and correspond to one or more ducts in orientation, usually radiating toward the nipple, and is suspicious for carcinoma.

Segmental refers to enhancement that is triangular or cone-like in shape with the apex at the nipple and is suspicious for carcinoma within a single branching duct system.

Regional enhancement encompasses a broader area than a single duct system, may be geographic, and lacks convex borders. Regional typically spans most of a quadrant or more than a quadrant.

Multiple regions describe enhancement over at least two broad areas, separated by normal tissue or fat.

Diffuse enhancement describes widely scattered and evenly distributed, similar-appearing enhancement throughout the breast fibroglandular tissue.

図31　分布を表現する6つの用語
（BI-RADS-MRI 第2版 編集会議資料より）

---

branching, conforming to a duct"と定義され，悪性を疑う所見として記載されていた。定義自体は非常に良いと考える。ductal enhancementに関してはLiberman先生の論文[14]が有名であり，約40%が悪性〔非浸潤性乳管癌（DCIS）20%，非浸潤性小葉癌（LCIS）10%，異型乳管過形成（ADH）9%〕と報告されている。

上記のnon-mass lesionの論文[23]を作成している時に，BI-RADS-MRI第1版の責任者であるIkeda先生（Stanford大学）にメールで以下の内容を送った。

「"ductal enhancement"は病変の「分布」として分類されているが，ductとは解剖学的，病理学的な用語である。すなわち，「分布」ではなく分岐状という「形態」を表現する言葉と考える」

Ikeda先生からの返信には，「"ductal enhancement"は世界的に認められた有用な言葉であり，云々」と書かれてあった。確かに，"ductal enhancement"はDCISなどを疑う用語として広く認識されており[14]，「分布」や「内部評価」という分類とは関係なく存在していた印象がある。筆者は，自身の思いを論文として訴える必要がある，と決心して，上記のnon-mass lesionの論文[22), 23)]を作成した。

図30，31は，BI-RADS-MRI第2版の編集会議での資料である。想いはようやく通じた。Liberman先生の上司であるMorris先生がBI-RADS-MRI第

2版の責任者であったわけだが，上記の提案は受け入れてもらえた。論文を書くことの重要性，論文を書くには熱い想いが必要であること，を若手の医師に伝えたいエピソードである。

図32は，DCISの症例である。日本で普及している造影MRIの冠状断像（図32 a）では点状の集簇のように描出されているが（⇦），矢状断像（図32 b）では分岐状の形態を示している。病理組織では，萎縮した乳腺組織を背景として単一もしくは複数の腺管が認められ（図32 c），これがductal enhancement（branching pattern）に相当すると考えられる。

このような，MR所見と病理との正確な一対一対応は非常に困難である。特に，乳腺のような柔らかい臓器では画像と病理組織との突き合わせは難しく，さらに，MRIはうつ伏せの体位であるため，もともと正確に対比することができない。われわれは，乳癌の広がりに関して，仰臥位の検査であるCTの再構成画像と病理との完全な一対一対応を検討してきた[37]。

図33 aは，CTの再構成画像である。切り出し後の標本割面のカラーコピーとHE染色のプレパラートを参考にして，割面と同一の断面になるように作成した[38]。主腫瘍（浸潤性乳管癌）から乳頭側と逆方向に広がる線状濃染（ductal enhancement：branching pattern）が見られる（図33 a⇡）。図33bは乳管内癌を示し，↔は2.7mmである。画像上の

112

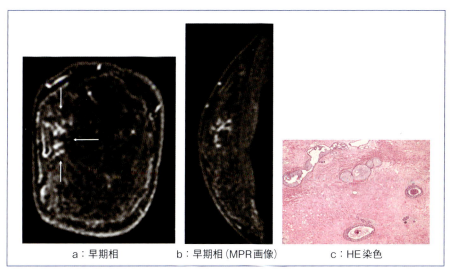

図32 Ductal enhancement
造影MRIの冠状断像（a）では点状の集簇のように描出されているが（⇦），矢状断像（b）では分岐状の形態を示す。

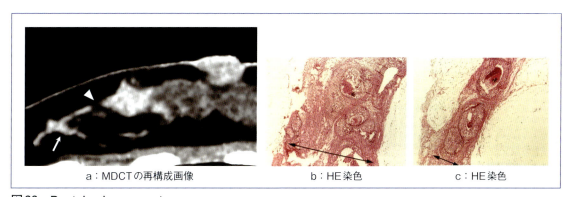

図33 Ductal enhancement
造影CT（a）で，主腫瘤（浸潤性乳管癌）から乳頭側と逆方向に広がる線状濃染（⇧ductal enhancement）が見られる。
b，cはDCIS（乳管内癌）を示し，それぞれ造影CT（a）の⇧と▷に相当する。

ductal enhancement（branching pattern）に一致し，複数の腺管とその周囲の結合織と考えられる。図33 cは単一腺管の乳管内癌で，↔は0.6mmである。CT画像では淡い造影効果として描出される（図33 a ▷）。MRI画像ではより明瞭に描出されると考えられる。このように，萎縮した乳腺組織や脂肪を背景としている症例では，単一腺管でも画像化されると考えられる。

4-3. 採用されなかった"branching"：本来のあるべき姿とは

しかし，筆者の目的は，「ductalを分布から削除すること」だけではなく，同時に「ductalに代わる"branching"を，internal enhancement（内部評価）に追加すること」であった。しかし，編集委員内での意見の一致は得られず，非常に残念なことに，この目標は達成されなかった。それでは，筆者の考えるlinearとbranchingの正しい使い方はどういうものか，以下に解説したい。まず，図34を見て，「分布」と「内部評価」の表現を考えてみよう。

4-3-1. Branchingの位置付け

図34 bは広範な分岐状の病変であり，DCISを強く疑う。「分布」＝segmental，「内部評価」＝

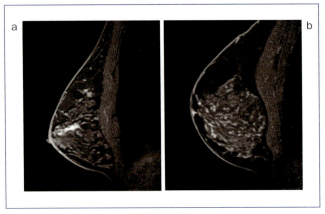

図34 「分布」と「内部評価」を
どう表現するべきか?

branchingとなる。「分布」は冠状断で評価するべきだが、この画像でも広範囲なsegmentalであることは容易に理解できるであろう。しかし、今のBI-RADS-MRIだと、このような症例の「内部評価」を記述することができないのである。おそらく、ほとんどのBI-RADS編集委員が、linear/branchingという一連の用語として認識しているので、「分布(linearまたはlinear/branching)」と「内部評価(branching)」に、branchingが重複して存在することに強い違和感を感じていたのであろう。最終的に筆者は、分岐状の形態 ("branching pattern") という表現を用いて、「分布」や「内部評価」とは独立して使用している(図35, 36: 後述する「4-5. 筆者の評価方法」参照)。

4-3-2. Linearの内部評価とは?

一方、図34 aは線状病変であり、辺縁も不整である。乳管内乳頭腫からDCISまで考えられる所見で、要生検と判定される。「分布」= linear,「内部評価」= 均一? 不均一? である。本来であれば、線状病変が拡張しているとか、口径不整とかの表現が正しい。すなわち、"linear"の「内部評価」は、現在のBI-RADSの用語にはないのである(図37)。と言うより、"linear"以外の用語は面として存在するために、homogeneous, heterogeneousなどを「内部評価」として使用できるが、細い線状の"linear"は「内部評価」自体が不向きな概念と言える。線状病変には、拡張や口径不整などの「形態」の用語が向いているのである。実は、このことは、以前の論文には存在していたのである！ 前述したように、BI-RADS-MRIはLesion Diagnosis Working Groupメンバーによって*JMRI*誌に二度の経過報告がなされている[26), 27)]。その時のシェーマ(図38, 39)、および表を提示する(図40)。linearの病変が「形態」(smooth, irregular, clumped)として評価されている[27)]が、最終的にそれらは、BI-RADS-MRIには採用されなかったのである。

確認のために、linearの定義について復習しておこう。図41でおわかりのように、linearという用語の定義が変化しているのである。1999年には"linear (乳管病変)"と"linear branching"という2つが記載され[26)]、2001年には"linear-nonspecific (乳管病変ではない)"と"linear-ductal (乳管病変)"に変化している[27)]。ここまでは問題なく受け入れられる。そして、最終的にBI-RADS-MRIの第1版では、"linear (乳管病変ではない)"と"ductal"に行き着いたのである。そのため"ductal"の定義は"enhancement in a line that may have branching, conforming to a duct"である。さらに、BI-RADS-MRIの第2版では、"ductal"は削除され"linear"が残った。「ductalが分布から削除されて、linearに吸収された」のである。そのために、第2版の"linear"は1999年の"linear (乳管病変)"と同義語であり、第1版の"linear (乳管病変ではない)"とは異なるのである(図31)。そもそも病変ではないのに、"linear-nonspecific (乳管病変ではない)"や

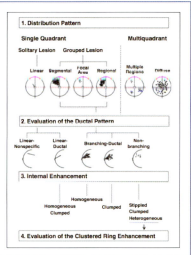
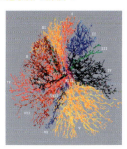

図35 Non-mass enhancementの読影方法
（参考文献23）より引用作成）

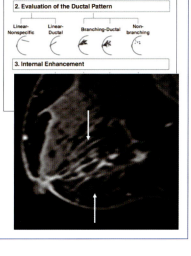

図36 Non-mass enhancementの読影方法
（参考文献23）より引用作成）

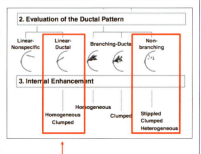

図37 "Linear"の「内部評価」は？
"linear"の「内部評価」は，現在のBI-RADSの用語にはない。
（参考文献23）より引用作成）

FOCAL MASS···focal enhancement

LINEAR···enhancement in a line that might be in a duct

LINEAR BRANCHING···enhancement in a line that branches and also may be a duct

SEGMENTAL··· triangular region of enhancement with apex at nipple and appears to correspond with a single duct system

REGIONAL··· enhancement does not correspond to a single duct system

PATCHY··· multiple scattered and occasionally clustered areas of enhancement throughout the breast

DIFFUSE··· scattered enhancement throughout the breast
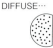

SMOOTH···describes linear or branching distribution borders

UNDULATING···describes linear or linear branching distribution borders that are smooth, unbroken lobulated borders with no angulated or irregular margins

IRREGULAR···describes linear or linear branching distribution borders irregular forms may be clumped, continuous, or discontinuous

HOMOGENEOUS··· confluent enhancement

HETEROGENEOUS···scattered and occasionally focal, enhancement patches between regions of non enhancement

CLUMPED··· scattered and occasionally confluent regions of enhancement

STIPPLED··· tiny regions of enhancement scattered throughout the area, no one region enhancing more than any other

図38 BI-RADS-MRI以前の「分布」
Regionalとdiffuseの違いがわかりづらい。それは，米国では矢状断で評価するからである。「分布」は，冠状断で評価すべきである。
（参考文献26）より転載）

図39 BI-RADS-MRI以前の「内部評価」
Linearの病変が「形態」（smooth, undulating, irregular）として評価されている。
（参考文献26）より転載）

Recommendations for Revised Breast MR Imaging Lexicon Morphologic

Lesion type	Subtype	Internal enhancement	Shape/margin
Foci	n/a	n/a	n/a
Mass	n/a	Homogeneous confluent	Smooth round
		Heterogeneous	Smooth oval
		Heterogeneous rim enhancement	Lobulated
		Heterogeneous enhancing septations	Irregular
		Heterogeneous dark septations	Spiculated
Non-mass-like enhancement	Linear, nonspecific		Smooth
	Linear-ductal		Irregular
			Clumped
	Segmental	Homogeneous confluent	n/a
	Regional	Heterogeneous nonspecific	n/a
	Diffuse, Patchy	Heterogeneous stippled/punctate	n/a
	Diffuse, Nonspecific	Heterogeneous clumped	n/a
	Asymmetric		

図40 BI-RADS-MRI以前の"linear"の評価方法
（参考文献27）より転載）

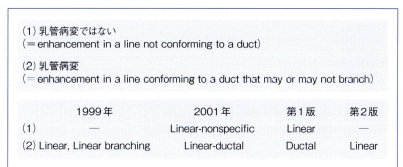

図41 "Linear" という用語の定義の変遷

"linear（乳管病変ではない）"を設定したのが誤解の元だったのである。

4-4. Internal enhancement

4-4-1. 消えた用語：stippled/punctate と reticular/dendritic

Internal enhancement は，均一（homogeneous），不均一（heterogeneous）以外，3つの用語のうち2つが削除された（P111の図28，29）。その1つは，stippled/punctate である。stippled/punctate は "punctate, similar appearing enhancing foci, sand-like or dot-like" と定義され，正常乳腺実質のバリエーションや乳腺症を示唆する所見とされている。すなわち，BPEに含まれると判断された（第Ⅰ章の❹「月経周期とBPE」参照）。

もう1つは，reticular/dendritic という用語である。dendritic という用語は，BI-RADS-MRI が出版される前，non-mass enhancement という概念が提示される前から使われていた用語である。後に解説する Fischer's score（Göttingen score）[30] で使用されており，形（shape）に分類されていたが，上述した ductal や branching という用語に置き換わって使用されなくなった。そして，BI-RADS-MRI の編集委員の投票にて削除された。

ここで，思い出してほしい。前述した Lesion Diagnosis Working Group メンバーによって報告された論文[26), 27)]には，reticular/dendritic という用語は記述されていない（図39，40）。にもかかわらず，BI-RADS-MRI 第1版で「内部評価」に追加されたのである。第2版では削除された用語であり，編集会議でも議論されなかったのでその経緯は不明である。個人的には，この用語に代わるべきものが，"branching" であると確信している。

4-4-2. Clumped

Clumped は "cobblestone-like enhancement, with occasional confluent areas" と定義され，悪性を疑う所見として記載されている。これまでの報告でも，点状濃染（stippled）と比較して結節状濃染の集簇（clumped）は，DCIS を疑う所見として考えられている[13), 14), 23)]。

図42は，DCIS の症例である。造影MRIの冠状断像（図42 a）では比較的広範な結節状の集簇として描出される（⇐）。横断像（図42 b）では散在性の結節状濃染（clumped）が認められる（⇑）。周囲には紛らわしい造影域を伴っていなかったため病理との対比が行いやすく，clumped が複数の腺管が線維性の間質により取り囲まれている状態に一致していることがわかった[23)]。本症例以外の clumped が必ずしも同一の所見に対応するとは限らないが，乳管内癌の腺管の集合から成り立っていると考えてよい。

4-4-3. Clustered ring enhancement (clustered rings)

Clustered ring enhancement とは，われわれが BI-RADS-MRI に加えるべき所見として報告したものである[22)]。その定義は，"a finding in which minute ring enhancements are clustered" である。実際の BI-RADS-MRI 第1版の図にも，"clus-

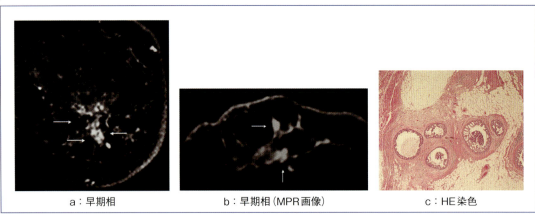

図42 Clumped
Clumped（↑）は，複数の腺管が線維性の間質により取り囲まれている状態に一致する。

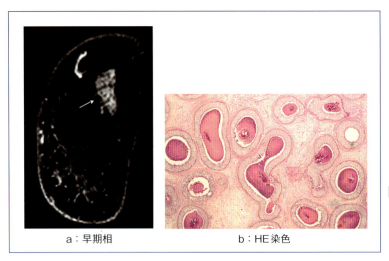

図43 Clustered ring enhancement
リング状濃染が集簇し（⇨），乳管内癌の乳管周囲間質に相当する。

tered ring enhancement"が観察される症例が数例存在するが，内部は均一や不均一，または広範なclumpedとして表現されていた。しかし，病理との対比を行うことで，clumpedとは異なった病理像に対応していることが判明し，この用語を提案した。当初は，"periductal enhancement"として投稿していたが，AJR誌の査読者に，"periductal"という解剖学的用語をサインに入れるべきではない，との指摘を受けた。確かに，"periductal enhancement"という用語は検討した症例に限られた現象であり，サインとして広く普及させるには問題があったかもしれない。

BI-RADS-MRI 第2版では，"periductal enhancement"として採用される予定で進んでいたが，最終的にオリジナルである"clustered ring enhancement"として採用された。新規に採用された用語としては，これが唯一となる。

図43は，comedo typeのDCISの症例である[22]。冠状断像ではリング状濃染が集簇し（図43 a⇨），乳管内癌の乳管周囲間質に相当していた。しかし，拡張した腺管の壁が「リング状濃染」に関与しているかは定かではない。

図44は，micropapillary typeのDCISの症例である[22]。乳管周囲間質の造影効果が，リング状濃染に対応している。clumpedとは明らかに異なった病理像に対応している。また，早期相（図45 a）で

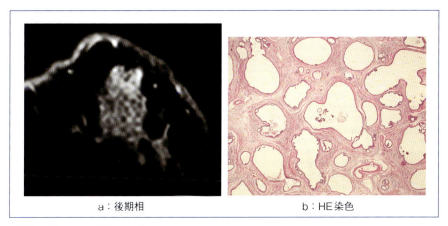

図44　Clustered ring enhancement
リング状濃染の集簇は，乳管内癌の乳管周囲間質に相当する。

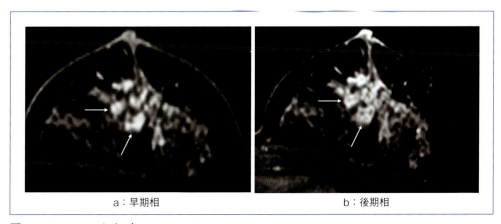

図45　Clumpedおよびclustered ring enhancement
早期相（a）で結節状（clumped）に造影され（⇨），後期相（b）でwashoutを示すことで「リング状濃染」が出現する（⇨）。

結節状（clumped）に造影され，後期相（図45 b）でwashoutを示すことでclustered ringsが出現する症例がある[22]。DCISの細胞成分は早期相で造影され，後期相ではwashoutを示し，乳管壁および壁外の間質に造影剤がプーリングすることが，MRI画像から明らかである。結節が散在していればclumpedとして表現され，密集していればclustered ringsと表現される。

図46は，BI-RADS-MRI第2版の編集会議での資料である。造影MRIの高分解能画像でDCISを検討すると，これまで「均一」や「不均一」として表現されていた症例の多くにclustered ring enhancementが存在すると認識されるようになった。

4-5．筆者の評価方法

前述したように，linear, branching, ductalとわかりづらい部分があったと思う。それは，BI-RADS-MRI第2版でも，いまだ未完成だからである。また，腫瘍の部分でも指摘したが，もう一つの問題は，「select one：1つを選択する」である。homogeneous, heterogeneous, clumped, clustered ringsの4つの用語を並列に記述していることが問題である。そもそも，内部は均一か不均一か，の二者択一である。つまり，homogeneousか

> Both "LINEAR" and "SEGMENTAL" enhancement represent enhancement in ductal structures, however, the morphologic appearance of the ductal system on MRI depends on spatial resolution as well as the orientation of the viewing plane.
>
> As resolution has increased, enhancement of the periductal stroma has been noted and described as "CLUSTERED RING ENHANCEMENT".

図46 Clustered ring enhancement
（BI-RADS-MRI 第2版 編集会議資料より）

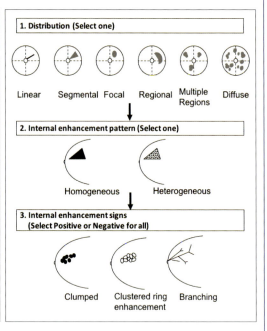

図47 Non-mass enhancement の読影方法 （参考文献40）より転載）

heterogeneous のどちらか一方を選択すべきである。そして，clumped, clustered rings, branching は，いずれもサインであり，陽性か陰性かのどちらかである。しかも，腫瘍と異なり，非腫瘍性病変にはこれらのサインが混在することが多いのである。

このように，BI-RADS-MRI 第2版の用語を理解しても，正確に病変を表現することは容易ではない。そのため，若手にも理解できるような簡便な評価方法を提案した[40]（図47）。これは non-mass lesion の論文[23]をアレンジしたものである。用語としては，BI-RADS-MRI 第2版の用語に"branching"を追加しただけである。結果を以下に示す。

研究デザイン：乳腺の画像診断を専門とする放射線科医（2名）および経験の浅い放射線科医（2名）が，non-mass lesion 150病変（悪性86，良性64）の読影を2回行った。最初は，BI-RADSを用いて読影し，2回目は the three-step interpretation model を用いて評価した。clumped, clustered rings, そして branching は，いずれもサインとして扱い，陽性か陰性かの判定をした。

表2　BI-RADS アセスメントカテゴリーとマネジメント（BI-RADS 第5版，2013年版）

Assessment		Management	Likelihood of Cancer
Category 0 : Incomplete — Need Additional Imaging Evaluation and/or Prior Mammograms for Comparison		Recall for additional imaging and/or comparison with prior examination (s)	N/A **
Category 1 : Negative		Routine mammography screening	0%
Category 2 : Benign		Routine mammography screening	0%
Category 3 : Probably Benign		Short-interval (6-month) follow-up or surveillance mammography	>0% but ≤2%
Category 4 : Suspicious	4A* : Low suspicion	Tissue diagnosis	>2% to ≤10%
	4B* : Moderate suspicion		>10% to ≤50%
	4C* : High suspicion		>50% to <95%
Category 5 : Highly Suggestive of Malignancy			≥95%
Category 6 : Known Biopsy-Proven Malignancy		Surgical excision when clinically appropriate	N/A **

＊MRIにおいてはカテゴリー4のサブカテゴリーは採用されていない。　　＊＊Not applicable

結果：この読影モデルを使用すると，経験の浅い放射線科医の平均の AUC（area under the curve）（0.77～0.83%：$p = 0.013$）と，すべての放射線科医の平均感度（96.2～98.2%：$p = 0.007$）が大幅に向上した。

結論：the three-step interpretation model は，経験の浅い放射線科医の診断能を向上させる可能性があり，乳腺を専門とする放射線科医に匹敵するものと考える。

5. BI-RADS のカテゴリー分類

BI-RADS は，英語のほか約10か国の言語に翻訳され，事実上世界標準のガイドラインとなっている。2016年7月には日本語版も発行された。さらに，BI-RADS の成功を受け，LI-RADS（Liver Imaging Reporting and Data System）や PI-RADS（Prostate Imaging Reporting and Data System）が作成され，他臓器の画像診断標準化のモデルとなっている。BI-RADS の非常に優れた点は，アセスメントカテゴリーとマネジメントが一対一の対応になっていること，"decision oriented" なレポートが書かれるようデザインされていることである（表2）。以下，各カテゴリーを解説する。

5-1. アセスメントカテゴリーとマネジメント

5-1-1. カテゴリー0

カテゴリー0は，要精査所見がある場合，技術的な理由で再検査を要する場合，あるいは過去画像との比較を要すると判断された場合に用いられる。カテゴリー0は，モダリティを問わず検診の読影をする際に使われるカテゴリーである。例えば，マンモグラフィ検診後の精査とは，圧迫スポット撮影，拡大撮影や超音波検査である。第5版のマンモグラフィの項目では，検診の時点でカテゴリー3や4，5を付けることは勧められない，との記載が新たに加えられた。これは，検診とはアセスメント（陰性か陽性か）とマネジメント（検診マンモグラフィか特別なアクションか），いずれも二者択一で判断すべきという考えや，また，検診の時点で悪性の可能性が高く生検が必要な病変がある場合でも，生検をする前に精密検査を省くべきではない，との意見が反映されたものである。

カテゴリー0は，精密検査のレポートで使われることは特別な場合を除いてほとんどない。マンモグラフィと超音波検査の精査の後に MRI が必要と判断された場合でも，そのレポートはカテゴリー0ではなく，カテゴリー3から5の分類をすべきである。

また，過去画像との比較を依頼するためにカテゴ

Mammography	· Involuting calcified fibroadenomas · Fat-containing lesions (such as oil cysts, lipomas, galactoceles and mixed-density hamartomas) · Intramammary lymph nodes · Vascular calcifications · Skin calcifications · Architectural distortion clearly related to prior surgery · Metallic foreign bodies (such as core biopsy and surgical clips) · Implants
Ultrasound	· One or more simple cysts · Multiple bilateral solid masses, as long as all the masses are similar in appearance · Complicated cysts/probable fibroadenomas that are unchanged for at least 2 or 3 years · Intramammary lymph nodes · Postsurgical fluid collections · Breast implants
MRI	· Cysts · Enhancing and non-enhancing fibroadenomas · Fat-containing lesions (such as oil cysts, lipomas, galactoceles, and hamartomas) · Intramammary lymph nodes · Postoperative collections · Old non-enhancing scars or recent scars · Metallic foreign bodies (such as core biopsy and surgical clips) · Implants

図48 カテゴリー2（良性と言える）所見（BI-RADS 第5版，2013年版）

リー0を使用することがある。これは，比較が必須と判断された場合に限るべきとされている。セカンドオピニオンが盛んな米国では，患者が自分の画像を保管したり，病院同士で過去検査のやり取りをしたりすることはまれではない。このような目的でカテゴリー0をつけた場合には，過去画像が手に入ったか否かによらず，30日以内に最終的な判断をすることが望ましいとされている。そのため，過去画像の比較目的のカテゴリー0がつけられたレポートを追跡するシステムが必要となる。したがって，追跡システムを構築できない場合は，過去画像の比較目的のカテゴリー0は使用しない，という選択もある。そして，過去画像が手に入った場合には，最終的なカテゴリーをレポートに追記する。

5-1-2. カテゴリー1，2

　カテゴリー1は陰性，カテゴリー2は良性所見という点は，日本で用いられているカテゴリー分類と同様である。BI-RADSに記載のあるカテゴリー2と言える所見を示す（図48）。これらの所見をレポートに記載するか否かは読影する放射線科医の好みや考え方によるものであり，マネジメントは同様であるためどちらでもかまわない。ただし，主治医と患者

に混乱を来すことのないよう，施設内で意見を統一しておく必要がある。

5-1-3. カテゴリー3

　カテゴリー3は，精査をした上で良性の可能性が高い（probably benign）と判断し，短期の経過観察を勧める際に使用されるカテゴリーである。短期の経過観察とは6か月後の経過観察を意味し，良性（カテゴリー2）にダウングレードするためには2～3年間の経過観察を要する。これはSurveillance Imaging BI-RADS Category 3 Algorithmという概念として確立されている。筆者はカテゴリー3の患者には外来でいつも，図49の冊子を用いて「半年，半年，1年，1年」と説明している。つまり，6か月後，12か月後に不変であれば，次の検査は24か月後となる。2年間の経過観察中に病変が縮小あるいは消失した場合はカテゴリー2にできるし，逆に増大した場合は生検を考慮する。

　MRI上のカテゴリー3の基準は，明確には定義されていない。しかし，生理周期に合わせてMRIが施行されず，背景乳腺より目立つfocusやnon-mass enhancementがあった患者に対し，生理周期2週目に合わせて数か月後に再度MRIを推奨す

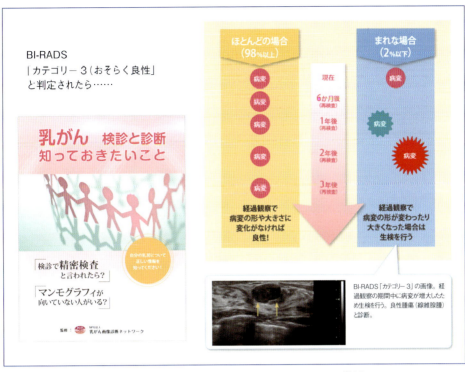

図49　Surveillance Imaging BI-RADS Category 3 Algorithmの概念

るような場合には，カテゴリー3が使用される（第Ⅰ章の④「月経周期とBPE」参照）。

5-1-4. カテゴリー4

カテゴリー4は，細胞診や組織診をすることが推奨される所見がある際に使用されるカテゴリーである。121Pの表2に示すように，悪性の確率は2〜95％と非常に幅広い。そのため，サブカテゴリー（4A，4B，4C）が必要になったのである。ROC解析などの研究目的や，臨床現場で主治医や病理医に悪性の可能性を示す意味でも役に立つ可能性がある，と説明されている。しかし，MRIにおいてはサブカテゴリーを採用していない。これは，BI-RADSの編集会議でKuhl先生や筆者をはじめ，強く反対した委員が多かったからだと理解している。念のため，一般的なマンモグラフィ所見について解説する。

カテゴリー4Aは悪性の頻度が2〜10％である。例としては，線維腺腫が示唆される部分的に境界明瞭平滑な腫瘤，触知される単発の濃縮嚢胞，あるいは膿瘍が示唆される場合が挙げられている。生検や細胞診の結果が良性の場合，6か月後や1年後の経過観察が妥当とされる。カテゴリー4Bは悪性の頻度が10〜50％とされている。淡く不明瞭，あるいは微細多形性の集簇性石灰化，境界不明瞭な充実性腫瘤などがカテゴリー4Bに入る。カテゴリー4Cは悪性の頻度が50〜95％とされ，境界不鮮明あるいは不明瞭な充実性腫瘤や，微細線状集簇性の石灰化などが含まれる。カテゴリー4Cがつけられた病変が生検や細胞診で良性であった場合でも，再度の生検が考慮される。

5-1-5. カテゴリー5

カテゴリー5は，悪性の可能性がきわめて高い（95％以上）所見に対して用いられる。このカテゴリーは経皮的な生検が普及する以前，外科的切除生検（excisional biopsy）が広く施行されていた時代に

BI-RADS Assessment Category	Degree of Abnormality
1	Lowest
2	↓
3	↓
6	↓
0	↓
4	↓
5	Highest

図50　異常所見のヒエラルキー
(BI-RADS 第5版，2013年版)

使われ始めたカテゴリーである。きわめて悪性の可能性が高い病変に対して，診断をつけるための生検ではなく，外科的切除生検を勧める際に使われた。経皮的生検が広く行われるようになった今日では，針生検の結果が良性でも画像所見と一致しないと判断され，再度の生検（外科的生検や再度の経皮的生検）を推奨するような場合に対して使用される。

5-1-6. カテゴリー6

カテゴリー6は，悪性が証明された後に施行される広がり診断や，術前化学療法後の検査の際に使用されるカテゴリーである。これはデータの集計・解析を見越したカテゴリーであり，すでに診断のついた悪性病変に対してカテゴリー4や5を使用しないためである。

5-2. カテゴリーのヒエラルキー

同日に複数の検査が施行された場合は，それらをまとめて1つのレポートにすることが望ましい。それぞれの検査所見に対するカテゴリーも分けて記載し，さらに，レポートの最後に2つの検査所見を併せた全体のカテゴリーと，それに対応するマネジメントを記載することが望ましい，とされている。日本の検診で言う「総合判定」である。また，2つ以上の検査のカテゴリーに乖離があった場合には，**図50**に示すヒエラルキーに基づいて，異常の度合いがより高いカテゴリーが選択されることになる。したがって，既知の癌を示すカテゴリー6よりも，新たなアクションが必要となるカテゴリー0や4，5の方が上位となる。つまり，乳癌の術前MRIにて新たな病変が見つかり，生検が必要と判断された場合には，全体の判定はカテゴリー4となる。

6. 読影方法の変遷

6-1. Göttingen score (Fischer's score)

欧州で最も有名な読影基準は，1999年に*Radiology*誌に報告されたGöttingen scoreであろう[30]。本書でもこれまで何度か登場している。病変の項目ごとに点数をつけて，総合点により良悪性の鑑別に利用する，またはカテゴリー分類するというscoring systemである。Göttingen大学（ドイツ）のFischer先生が報告したことから，Fischer's scoreとも言われている。Fischer先生は乳腺画像診断の多くの著書を残し，ドイツ放射線学会で指導的立場として活躍している。1999年というと，同じ*Radiology*誌にKuhl先生が，time-signal intensity curveの重要性を報告[6]した年でもある（15Pの**図1**参照）。「persistent (steady, progressive), plateau, washout」の造影パターンは，この2人によって確立されてきたと言っても過言ではない。

Göttingen scoreを**図51**に示す。病変の信号上昇率（initial signal increase）は $[(SI_{post} - SI_{pre}) / SI_{pre}] \times 100$ (%) と定義され，造影剤注入後3分以内で評価するとされている（**図52**）。**図9**（100P）と同じである。また，後期相は $[(SI_{8min} - SI_{MAX\,1\text{-}3min}) / SI_{MAX\,1\text{-}3min}] \times 100$ (%) と定義され，造影剤注入後8分で評価するとされている（**図52**）。**図10**（100P）と同じである。以上から得られた病変の総合点でカテゴリー分類している（**図53**）。

例えば，fast-washoutだけで4点＝カテゴリー4，要生検となるのである。これは，乳房MRIのカテゴリー分類としては最初の報告である。また，Fischer先生はそのスコア内容を多少改訂しているが，1999年から大きな変更を行っていない。Fischer's scoreがドイツだけでなく欧州で広く普及していた理由である。

6-2. さまざまな読影方法

上記以外に，さまざまな読影方法を紹介しよう。

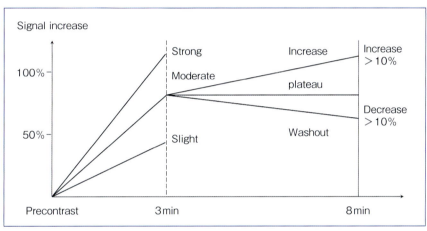

図51 Göttingen Score
（参考文献30）より引用）

図52 Göttingen Scoreで使用されるkinetic curve assessmentの定義
（参考文献30）より引用）

0点：	Category 1	(risk of cancer 0％)
1〜2点：	Category 2	(risk of cancer 0％)
3点：	Category 3	(risk of cancer ＜2％)
4〜5点：	Category 4	(risk of cancer 〜30％)
6〜8点：	Category 5	(risk of cancer 〜95％)

図53 Göttingen Scoreによる
カテゴリー分類
（参考文献30）より引用）

6-2-1. MARIBS study

イギリスからは独自の読影方法が報告されている。それは，ハイリスク患者におけるスクリーニングMRIの有用性を検討する大規模な研究（MARIBS: Magnetic Resonance Imaging in Breast Screening）である[41)〜44)]。読影に関してはscoring systemが用いられている（図54）。病変の項目ごとの点数が少し煩雑であり，日本でこのscoring systemが普及するとは思えないが，エビデンスの高い論文を数多く発信していることは注目に値する。

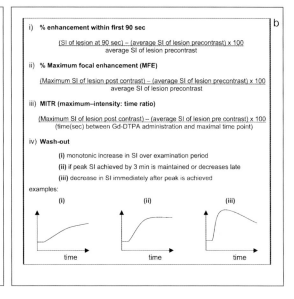

図54 MARIBS studyで使用される読影方法
(参考文献42)より転載)

6-2-2. Architectural model

BI-RADS-MRIが作成される以前の米国では，血流情報を軽視し，形態評価を中心に読影方法が検討されてきた。BI-RADS-MRIの編集委員であるSchnall先生やOrel先生のグループ（Pennsylvania大学）では，「病変の辺縁，内部隔壁，増強効果の程度，T2強調画像の信号強度」を診断樹に組み込んで，腫瘍の良悪性の鑑別に有用であると報告した[45),46)]（図55）。1997年，2001年の論文であり，いまは利用されることはない。そして，血流情報を付加することで診断精度が向上することが認められるまでには，長い時間はかからなかった。

6-2-3. 形態と造影パターンを組み合わせた読影方法

2000年にAJR誌に発表された，California大学からの論文が非常に印象的である[47)]（図56）。こちらもBI-RADS-MRIの編集委員であるHylton先生らのグループの論文である。「washout」と「margin」だけの組み合わせの非常にシンプルな内容である。その後，「形態評価と血流情報の両者を組み合わせた読影基準」が世界的に報告されるようになった[48)〜50)]。

われわれも同様の研究を試みた[20)]。Hylton先生らの論文[47)]と異なる点は，最初に「血流（washout）」ではなく「形態（margin）」から診断樹をスタートさせている点である[20)]（図57）。その後，症例数を増やし，BI-RADS-MRI第1版の用語を利用して改訂を行った[21)]（図58）。

6-3. 筆者の読影方法

6-3-1. 10年以上使用している読影方法

最後に，実際に筆者が使っている読影方法を紹介しよう。図59は，留学後すぐに作成して，約10年以上経った現在でも使用しているカテゴリー分類であり，2万例以上の症例で使ってきた読影基準である[51)]。また，"clustered rings"などの概念は2013年のBI-RADS-MRI 第2版で採用されたので，当然，最新のBI-RADS-MRIの用語を使用した最も症例数の多い読影基準であるとも言える。以下，腫瘤，非腫瘤性病変，focusに分けて解説する。

6-3-2. 腫瘤

腫瘤については，図58の診断樹[21)]をアレンジし

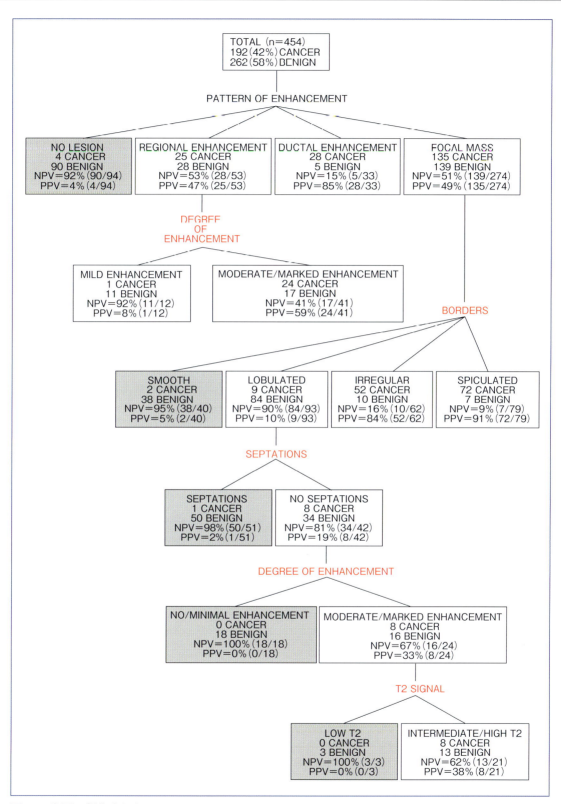

図55　米国で報告された architectural model
　　　（参考文献46）より転載）

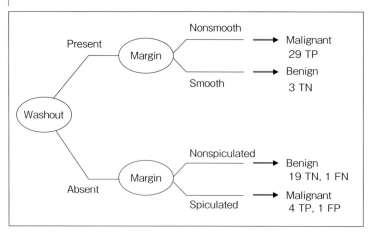

図56 形態評価と血流情報の両者を組み合わせた読影基準
（参考文献47）より引用作成）

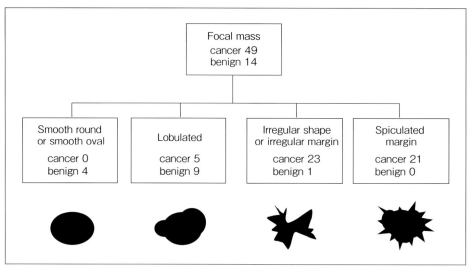

図57 形態評価と血流情報を組み合わせた読影基準
（参考文献20）より引用作成）

たものである（図60）。図59と見比べていただきたい。spiculated margin＝カテゴリー5は問題ない。また，irregular lesionの場合で，fast washoutとrim enhancementを認めるものもカテゴリー5と考える。前述のGöttingen score（図51）でも，最高の8点（＝カテゴリー5）に相当する。また，カテゴリー3をsmooth margin，かつwashoutも早期濃染（rapid/fast）もない腫瘍にすることも安全である。ただし，早期濃染（rapid/fast）がある場合は，カテゴリー4aとしてアップグレードして考えている。この場合，血流の豊富な線維腺腫など，多くの良性を示す所見である。もちろん，20歳と70歳では判断が異なるであろう。つまり，年齢や大きさなどの情報で最終判定は変わるのである。それ以外が，生検を強く推奨する所見である（＝カテゴリー4b）。非常にシンプルである。

Göttingen score（図51）と比較してみよう。筆者のカテゴリー3は，Göttingen scoreでは3点（＝カテゴリー3）以下に相当し，筆者のカテゴリー4aは4点（＝カテゴリー4）以下に相当するのである。この点からも，Göttingen scoreが簡便かつ広く普及してきた理由と考えられる。

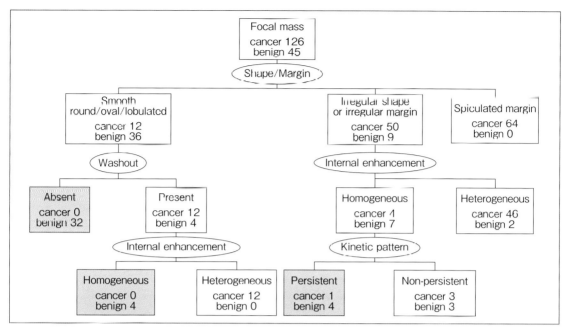

図58 形態評価と血流情報を組み合わせた読影基準
（参考文献21）より転載）

Breast Lesion Type and BI-RADS MRI Category	Appearance on Contrast-Enhanced MRI
Mass Lesion	
Category 5	Spiculated margin Irregular lesion : rapid washout pattern and rim enhancement
Category 4 b	Irregular lesion Smooth margin : washout pattern
Category 4 a	Smooth margin : nonwashout and initial rapid rise
Category 3	Smooth margin : neithther washout nor initial rapid rise
Non-mass Lesion	
Category 5	Segmental distribution and clustered ring enhancement
Category 4 b	Segmental distribution Branching ductal pattern Clustered ring enhancement Clumped architecture
Category 4 a	Linear ductal pattern
Category 3	Not showing the characteristics of category 4 or 5
Focus (＜5mm)	
Category 4 a	Rapid washout pattern
Category 3	Without rapid washout pattern

図59 筆者が使っている読影方法

6-3-3. 非腫瘤性病変

前述したように，非腫瘤性病変の概念や読影基準は，最新のBI-RADS-MRI（第2版）でも，いまだ未完成である．そのため，図47（120P）に経験の浅い医師にも理解できるような簡便な評価方法を提案した[40]．用語としては，"branching"を追加しただけ

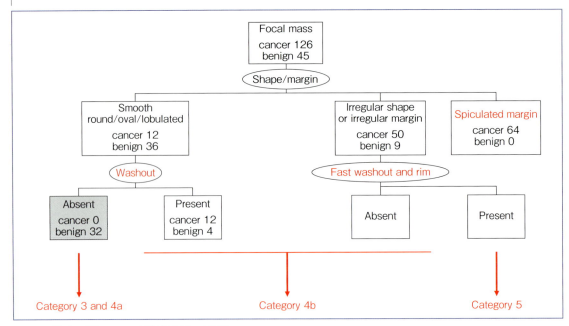

図60　筆者が使っている読影方法：腫瘤
　　　（図58をアレンジ）

であるが，非常に有効な結果であった．やはり，"clumped" "clustered rings" "branching" は，いずれもサインとして扱うべきなのである．そして，これらのサインが生検を強く推奨する所見（＝カテゴリー4b）となる．また，区域性病変（segmental distribution）も，当然カテゴリー4bとなる．

最も乳癌を疑う所見（区域性病変とclustered rings）がカテゴリー5となることも問題ないであろう．"clustered rings" は面として進展するので，"branching" や "clumped" を呈するDCISよりも浸潤癌に進行する頻度が高い．さらに，その面内に腫瘤を伴うことが多いのである．腫瘤は，境界不明瞭な低信号域（腫瘤）として描出されることがある．われわれは，この境界不明瞭な低信号域（腫瘤）をhypointense areaと表現して報告した[52]．非腫瘤性病変を呈する131例の乳癌（DCIS 76例 vs. invasion＋55例）で検討した結果，clustered ringsとhypoechoic areaは浸潤癌と関連していることが判明した[52]．このように，悪性度を考慮した点からも，区域性のclustered ringsをカテゴリー5と判定することは理にかなっていると考える．

では，これまで詳しく解説してきた，問題の "linear" をさらに解説したい．今までの議論は，用語や分類という観点から "linear" と "branching" の相違を解説してきた．しかし，それ以外にも重要な違いがある．それは，悪性の頻度である．乳管内の病変が乳管内を進展する時に，分岐をしながらどんどん進展する良性病変はまずない．まれに，乳管内乳頭腫での報告がある程度である．つまり，"branching" はそもそもDCISを強く疑う所見であり，カテゴリー4bと判定されるのである．一方，線状に乳管内にとどまる病変は，良性も，DCISも，両方考えられる．そのため，カテゴリーを下げて，カテゴリー4aに分類してきたのである．そして，その正当性を検証することと，前述の用語の問題提起をすることを合わせてRadiology誌に報告した[53]．その結果を図61に示す．筆者が一人で読影し作成してきた乳房MRIデータベースから，連続する9453例を抽出して解析した研究である．156例の "linear" と "branching" の悪性の頻度を検証した．筆者が解析することでバイアスがかかるため，筆者を含めた3人の医師の読影結果を比較することで再

Variable	No. of Benign Lesions	No. of Malignant Lesions	PPV(%)*	P Value
Initial interpretation				
Linear pattern	56	5	8.2(1.3,15.1)	<.0001
Branching pattern	24	71	74.7(66.0,83.5)	
NME<1cm	33	3	8.3(0.0,17.4)	<.0001
NME≧1cm	47	73	60.8(52.1,69.6)	
Linear pattern and NME<1cm	30	0	0.0(0.0,0.0)	.05
Linear pattern and NME≧1cm	26	5	16.1(3.2,29.1)	
Branching pattern and NME<1cm	3	3	50.0(10.0,90.0)	.17
Branching pattern and NME≧1cm	21	68	76.4(67.6,85.2)	

Conclusion

Branching pattern was a significantly stronger predictor of malignancy than linear pattern.
NME with linear pattern and <1 cm could be managed by follow-up examination.

図61 "Linear"と"branching"の悪性の頻度
（参考文献53）より転載）

現性の検証も行った。結果を以下に示す。

"branching"の悪性の頻度はそれぞれ，75％（71／95），67％（62／92），69％（67／97）であった。

"linear"の悪性の頻度はそれぞれ，8％（5／61），22％（14／64），15％（9／59）であった。多少のばらつきはあるが，"branching"がカテゴリー4b，"linear"がカテゴリー4aと判定されることの正当性が証明されたのである。また，"linear"と"branching"を分けることの意義も，同時に世界に発信されたのである。

さらなる検証は，"linear"を細分化することで，経過観察してもよいカテゴリー3とカテゴリー4aに振り分けることである。図39，40（116P）を思い出してほしい。BI-RADS-MRIには採用されなかったが，Lesion Diagnosis Working Groupでは，linearの病変を「形態」（smooth, irregular, clumped）として評価していた[27]。これをさらに掘り下げればよいのである。個人的には，①臨床所見（血性乳頭分泌）があるかないか，②病変の長さ，③形態評価（拡張があるかないか，辺縁はsmoothか否か），④年齢，などを考慮してカテゴリー分類をしている（図62）。特に，linearの病変はMRIでしか見えない可能性が高く，MRIガイド下生検の適応になりやすい。つまり，安易にMRIガイド下生検をしない意味でも，"linear"をカテゴリー3とカテ

ゴリー4aに振り分けることは非常に重要なのである。前回の報告では，linearの病変で悪性であったものは，すべて1cm以上であった[53]。つまり，病変の長さは，病変の進展能力を意味するものであり，linearのカテゴリー分類の指標になるのは当然である。

6-3-4. Focus

前述したように，MRI上のカテゴリー3の基準は，明確には定義されていない。そのため，背景乳腺（BPE）とは異なるfocusを通常，カテゴリー3として扱っているのが現状である。しかし，ここ10年近くの高分解能画像では，5mmの病変でも内部構造や血流評価が可能になっている。そこで，先ほどのlinearと同様に，個人的には，①形態評価（辺縁），②形態評価（扁平か球形か），③血流評価（washoutの有無），④T2強調画像の高信号，⑤年齢，⑥ハイリスクか否か，などを考慮してカテゴリー分類をしている。これに関しても，筆者の作成した乳房MRIデータベースから，1万7055例を抽出して解析を行った[51]。184foci（悪性：16，良性：168）の結果は以下のとおりである（図63）。

「"washout pattern"あり」の悪性の頻度は，34％（11／32），「"washout pattern"なし」の悪性の頻度は，3.3％（5／152）であった。上記の因子を組み合わせると，さらに精度高く診断できると考

第Ⅱ章 乳房MRI：解説編

SMOOTH…describes linear or branching distribution borders

UNDULATING…describes linear or linear branching distribution borders that are smooth, unbroken lobulated borders with no angulated or irregular margins

IRREGULAR…describes linear or linear branching distribution borders irregular forms may be clumped, continuous, or discontinuous

- 臨床所見（血性乳頭分泌）があるかないか
- 病変の長さ〔1cm以上か1cm未満か：文献53）参照〕
- 形態評価：拡張があるかないか，辺縁はsmoothか否か
- 年齢

図62 "Linear"のカテゴリー分類の指標

	Malignant	Benign			P
Continuous variables					
Diameter(mm)	3-5(median,4)	2-5(median,4)			0.38
Age(years)	39-70(median,60)	28-77(median,51)			0.016
Dichotomous variables			PPV(95% CI)	NPV(95% CI)	
High SI on T2W imaging	2	53	3.6(0.0-8.6)	90.6(85.5-95.6)	0.15
	14	115			
Washout pattern	11	21	34.4(17.9-50.8)	96.7(93.9-99.5)	<0.0001
	5	147			

図63 Focusの良悪性の指標
（参考文献54）より転載）

えるが，これだけの検証でも「"washout pattern"あり」がカテゴリー4a，「"washout pattern"なし」がカテゴリー3と分けて判定すべきであることの正当性が証明されたと考える。また，BI-RADS-MRIには，T2強調画像の高信号は良性を示唆する所見と記述されているが，われわれの結果では統計学的有意差は見出せなかった。

前述したlinearと同様に，focusはMRIでしか見えない可能性が高く，MRIガイド下生検の適応になりやすい。無駄なMRIガイド下生検をしないためには，カテゴリー3とカテゴリー4aを見極める判断は非常に重要である。今後もデータを増やし，より多くの因子で検討すべきだと考えている。

6-4.
実践編：症例解説

これまでの解説で，MRIで使用する用語の意味，病理学的な裏付け，そして，カテゴリーをつけるための基本ルールは理解していただけたと思う。典型的な良性腫瘍や乳癌のカテゴリーをつけることは容易だと考える。よって，本書では，典型的な乳癌（粘液癌や小葉癌など含む）や大きな腫瘍（線維腺腫や葉状腫瘍など）の読影方法は割愛して成書に譲ることとし，以下に絞って症例の解説を行う。

1. 腫瘤：脂肪内に存在するMR検出病変
2. 非腫瘤性病変：「区域性病変」と「区域内病変」
3. 非腫瘤性病変：BPEとの鑑別に悩む症例
4. 非腫瘤性病変：MRIガイド下生検症例
5. Focus：ハイリスク症例

1と2は，ぜひ知っておいていただきたい項目である。3～5は，まさにカテゴリー判定の実践編である。実際の臨床では，基本ルールがわかっていても，どうしてもカテゴリー判定は経験に左右されてしまう。経験とは，MRIの読影件数，マンモグラフィと超音波検査の経験，そして，MRガイド下生検の経験である。
　以下，簡単に説明する。

・BPEであると自信を持って判断したら，それは病変ではないのでカテゴリーはつけなくてよい。

・病変と判断し，かつ，生検が必要と読影者が判断すれば，カテゴリー4となる（読影しているあなたが生検をすると考えてほしい）。

・生検まではしなくても経過観察でよい，または，BPEであると考えており短期間の経過観察（2～3か月後の再度MRI）で消失することを証明したい（第I章の❹「月経周期とBPE」参照）と判断すれば，カテゴリー3なのである。

そして，その理由を説明できるように，基本ルールが存在するのである。
BI-RADSカテゴリー分類は，単なる読影ではなく，マネジメントそのものであることを再確認してほしい。

1. 腫瘤：脂肪内に存在するMR検出病変

● 症例1：線維腺腫（超音波ガイド下生検）

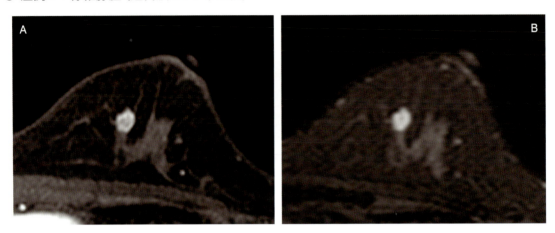

脂肪内の線維腺腫は，Bモードでは周囲の脂肪と区別がつかないことがある。
造影MRIではT2強調画像（B）で高信号，漸増型の血流パターン（A）でBI-RADSカテゴリー3と判定される。しかし，患者さんの強い希望で生検を依頼された場合，あなたならどうしますか？ MRIガイド下生検をしますか？（このような症例は時々経験します）

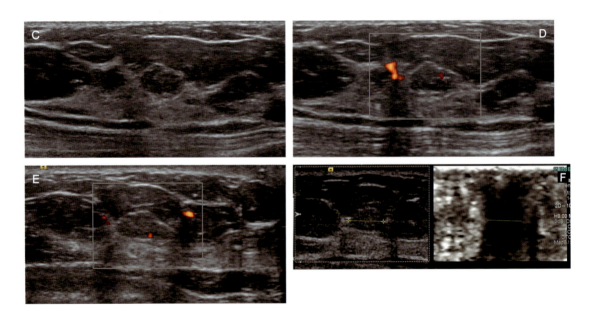

腫瘤は脂肪に取り囲まれているので（C），非造影でもMRIガイド下生検は可能（第Ⅲ章236P参照）だが，線維腺腫に対してMRIガイド下生検はしたくない。
筆者は，超音波でエラストグラフィ〔シーメンス社製のVTI（Virtual Touch Imaging）：F〕を使用しながら病変の位置を同定し，ドプラの血流で確認する（D, E）。本症例は超音波ガイド下生検にて線維腺腫と診断された。

● 症例2：浸潤癌（超音波ガイド下生検）

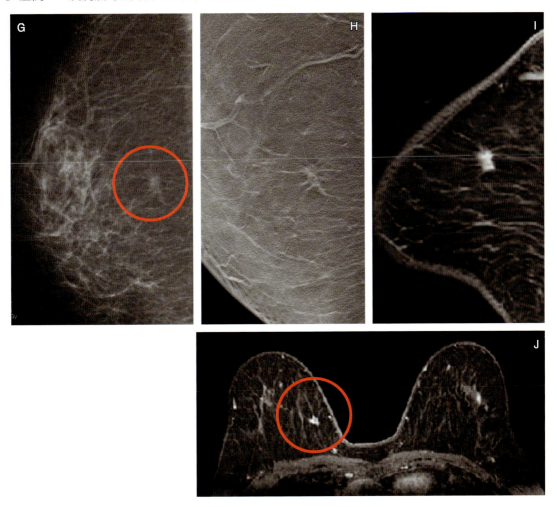

マンモグラフィの局所的非対称性陰影（FAD：G）にて他院から紹介。トモシンセシス（H）を行い，BI-RADSカテゴリー4（要生検）と判定し，造影MRI（I, J）を施行した。

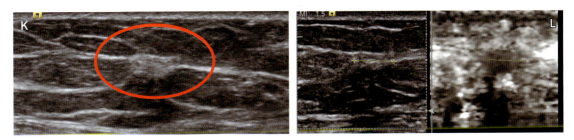

内側アプローチでのMRIガイド下生検であれば容易に診断がつくが，保険収載前であったことと，超音波で診断をつけてあげたいという理由から，症例1と同じ手法を利用した。Bモード（K）だけでは病変の同定は困難であったが，エラストグラフィ（L）にて周囲脂肪よりも硬く表示された。超音波ガイド下生検にて浸潤癌と診断された。

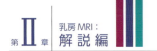

2. 非腫瘍性病変：「区域性病変」と「区域内病変」

● 症例3：high grade DCIS（MRIガイド下生検）

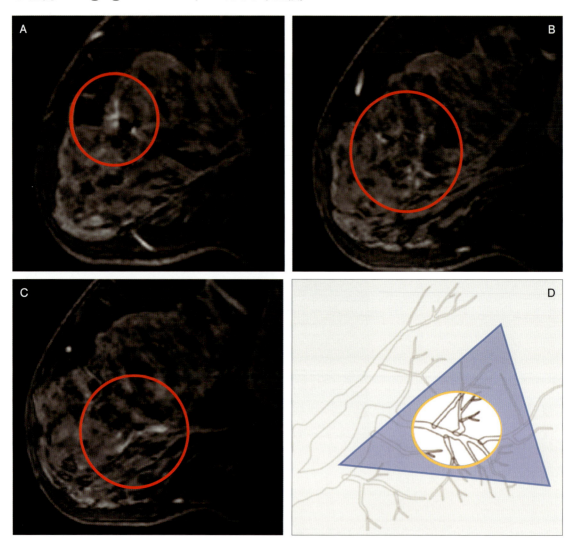

区域性病変は，三角形の区域をイメージすることが多い。
しかし，区域の末梢からDCISが発生し，乳頭方向に進展する場合（A〜C）は，三角形の先端が欠如した形態になる（D）。教科書的には「分岐状」であるが，個人的には「クモの巣状」とよく表現している。
「三角形の分布＝区域性」と考える医師は，このような分布を「領域性」と表現してしまうことがある。
「領域性」は区域（腺葉）をまたがる場合に使用し，良性を示唆する用語である。
筆者は，上記の分布でも区域性病変として扱うが，若手医師に対して，このような病変を「区域内病変」と教えている。区域内に発生し，将来は区域を埋め尽くすように（三角形に）進展する病変である。

● 症例4：high grade DCIS（超音波ガイド下生検）

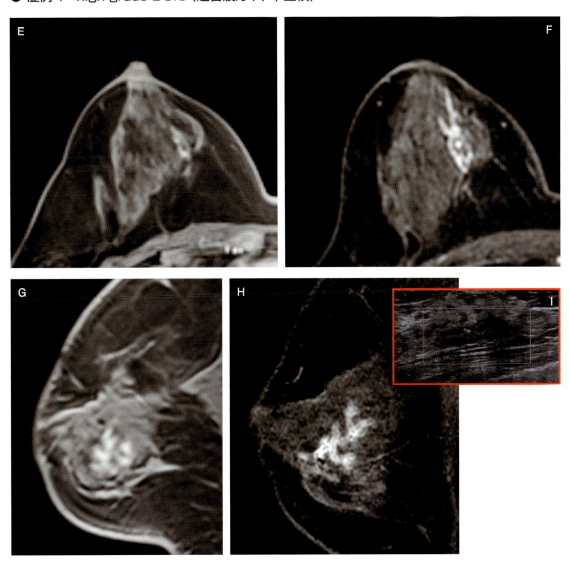

術後のマンモグラフィにて石灰化が新出。MRIで区域性（区域内）の非腫瘤性病変を認めた（E, G）。
区域性分布，分岐状形態（branching ductal）でBI-RADSカテゴリー4（要生検）である。
超音波ガイド下でMRIの病変に相当する部位を生検。約1年の間に複数回の生検を施行したが，いずれも良性の結果であった。
初回MRIから1年後の造影MRI（F, H）では，区域内病変が乳頭方向に進展し，典型的な区域性病変に増大し，乳管の拡張も目立つ。
この段階で，MRIガイド下生検目的にて筆者の外来に紹介された。超音波にて描出可能と判断し，超音波ガイド下生検で診断をつけた（I）。
初回MRI（1年前）でMRIガイド下生検を考慮すべきであったが，保険収載される前であったため断念した。
本症例は，典型的なhigh grade DCISの増大パターンである。

● 症例5：良性の増殖性変化（MRIガイド下生検）

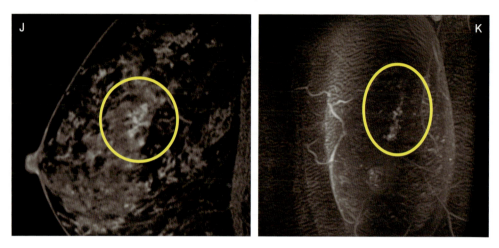

区域性（区域内）分布，分岐状形態（branching ductal：J, K）でBI-RADSカテゴリー4（要生検）と判定。このような良性の区域性病変もあるので，MRIガイド下生検が必要になる。

● 症例6：high grade DCIS（超音波ガイド下生検）

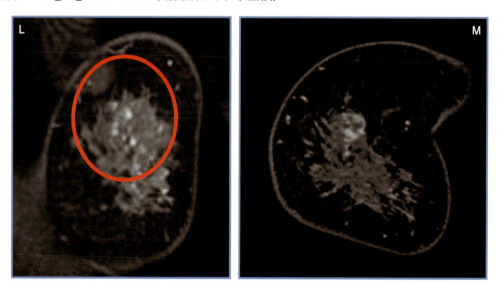

初回MRIで区域性（区域内）の病変を認めた（L）。区域性分布，clumped patternでBI-RADSカテゴリー4（要生検）であったが，マンモグラフィおよび超音波検査で異常が認められず，経過観察とした。
1年後，造影MRIにて軽度増大が認められたが，マンモグラフィおよび超音波検査で異常が認められず経過観察となった。
2年後の造影MRI（M）では病変は19mmまで増大。マンモグラフィで微細石灰化集簇が新出し，超音波検査でも低エコー域が出現したため，超音波ガイド下生検で診断された。
MRIガイド下生検で診断すべき症例であるが，当時は保険収載されていなかった。

〈LとMは下記より転載〉
鈴木貴子，戸崎光宏，山城典恵，他：診断まで2年の経過を要したMRI発見乳癌の1例．乳癌の臨床，23：557-560, 2008

3. 非腫瘍性病変：BPEとの鑑別に悩む症例

● 症例7：良性の増殖性変化（超音波ガイド下生検）

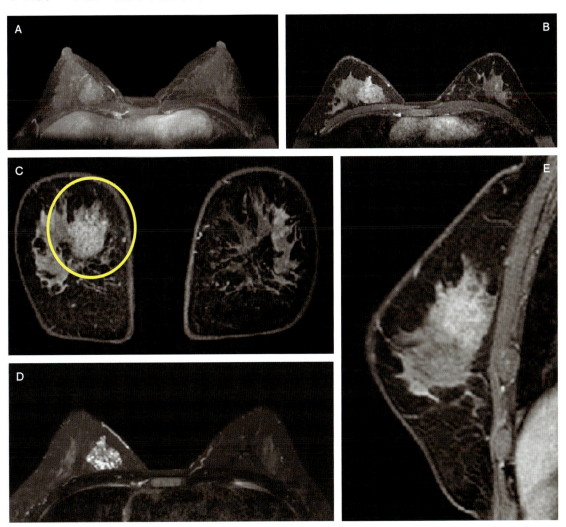

検診マンモグラフィにて右A領域の石灰化，超音波検査では同部位に低エコー域を認めた。MRIで，右A領域に区域性のnon-mass lesionを認めた（A～C, E）。増強効果は乏しく，いわゆる乳腺症と考えられた。もし，"abbreviated MRI"（造影第1相だけ）を施行していたら，区域性分布からBI-RADSカテゴリー4（要生検）の診断になるであろう。しかし，T2強調画像（D）を撮像していれば，小嚢胞の集簇が認められ，いわゆる乳腺症（BI-RADSカテゴリー3：要経過観察）と診断される。

乳癌検出だけを目的にするならば，"abbreviated MRI"で十分であるが，病変の質的診断には不十分である。本症例は患者さんの強い希望で超音波ガイド下生検を施行し，良性の結果であった。

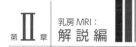

【超音波検診にて病変を指摘。症例8と9のカテゴリーは？】

● 症例8：良性の増殖性変化（超音波ガイド下生検）

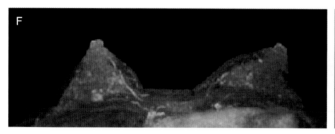
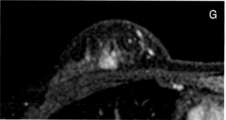
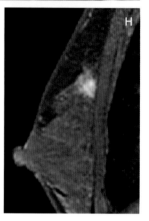

所見：MRIで右12時に11mm大の不整な造影域を認めます。血流は漸増型パターン。T2強調画像で等信号。正常乳腺のバリエーション（BPE）や良性の増殖性変化を考えます。しかし，片側性であり，カテゴリー3として経過観察を推奨します。

診断：右　不整造影域（BI-RADS カテゴリー 3：要経過観察）

（当時のレポートより）

● 症例9：浸潤性小葉癌（超音波ガイド下生検）

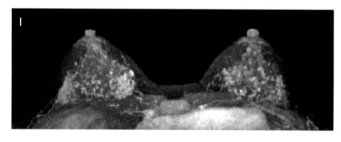
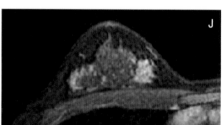
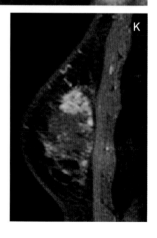

所見：MRIで右2時に19mm大の不整な造影域を認めます。血流はfast-washoutのパターン。T2強調画像で等信号。良性の増殖性変化も考えますが，形態や血流から悪性を否定できません。

診断：右　不整造影域（BI-RADS カテゴリー 4：要生検）

（当時のレポートより）

4. 非腫瘍性病変：MRIガイド下生検症例

● 症例10：良性の増殖性変化

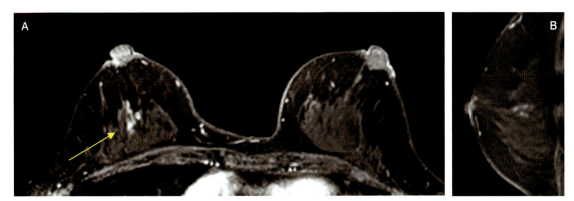

● 症例11：良性の増殖性変化

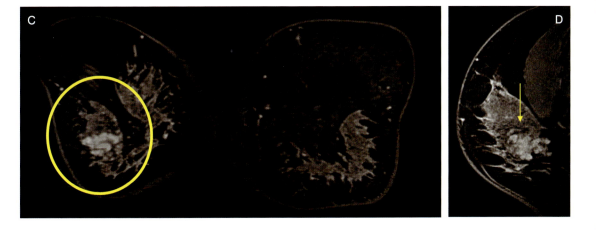

● 症例12：low grade DCIS

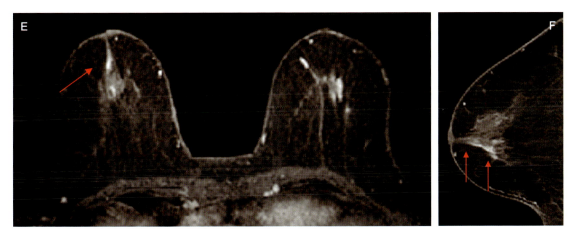

● 症例13：low grade DCIS

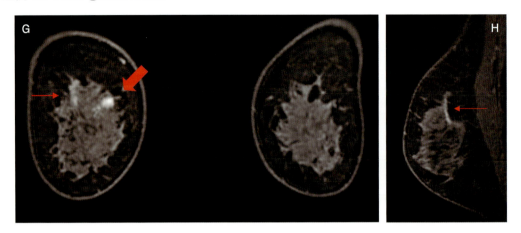

右A領域に既知の乳癌（←BI-RADSカテゴリー6）。
術式決定（温存術か？ 全摘か？）のため，MRIガイド下生検を行った（G, H←）。

● 症例14：low grade DCIS

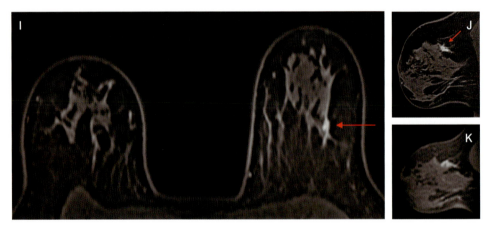

6年前の画像（K）と変化を認めず，良性と考えた（I, J←）が，患者さんの強い希望にてMRIガイド下生検を施行した。

● 症例15：浸潤癌（超音波fusion技術）

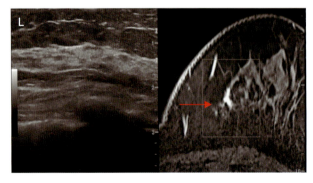

『乳癌診療ガイドライン2018年版』では，超音波fusion技術の可能性が記述されているが，MRIガイド下生検直前に施行した42例の筆者の経験では，生検を超音波ガイド下に変更できる症例は存在しなかった。詳細なMRI-targeted USで描出困難な症例は，超音波fusion技術でも描出は困難と考えている。

5. Focus：ハイリスク症例

症例16～20の5人のうち1人は，腑俊の対側乳房の病変で中間リスク，4人はハイリスクである。ハイリスクの4人中3人はBRCA1の変異保持者で，1人は姉妹がBRCA1の変異保持者，本人は遺伝学的検査は未施行である。
それぞれどのような診断やフォローが適切でしょうか？　解説は次ページから。

● 症例16（1）

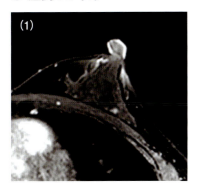

● 症例17（2）

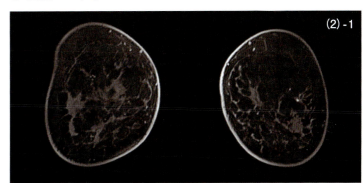

● 症例18（3）

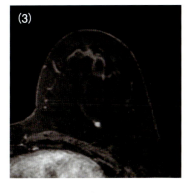

● 症例19（4）

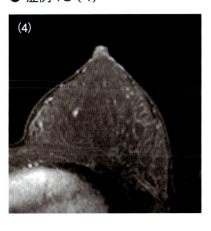

● 症例20（5）

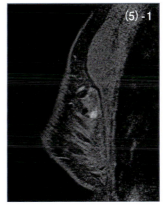
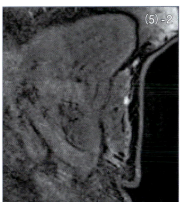

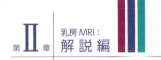

● 症例16：*BRCA 1* の変異保持者（良性）

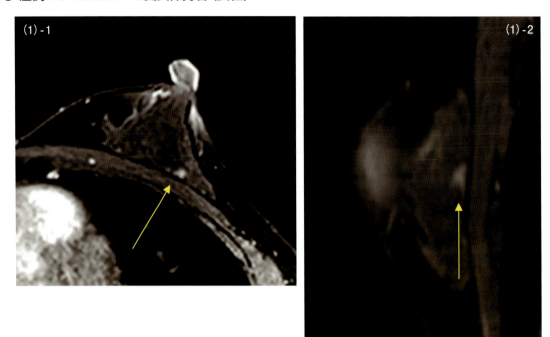

胸壁側に存在する focus（↑）であり，要注意と考える。
しかし，MRIの矢状断像（より高分解能画像）では扁平な形態で，腫瘤というよりは造影域と考えられる。
BI-RADSカテゴリー3と診断した。
乳房の薄さを考慮すると，もし病変が急速に増大した場合，超音波で描出可能と考えられる。半年以内（2〜3か月後）に超音波検査を施行して，所見がなければ1年ごとのMRIサーベイランスを施行することにした。
1年後のMRIでは，このfocusは消失した。
このように，超音波検査はMRIの所見を参考にして，MRIの後に行うことを推奨する（A）。
なお，年齢，乳房の薄さ，デンスブレストなどを考慮すると，マンモグラフィはしばらく省略できる可能性があると筆者は考えている（B）。

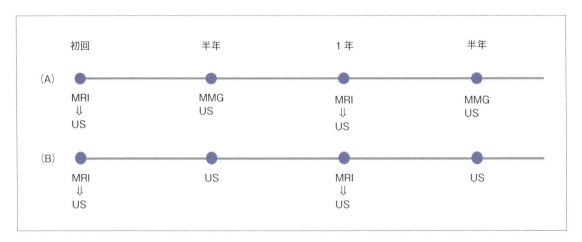

● 症例17：*BRCA 1*の変異保持者（DCIS）

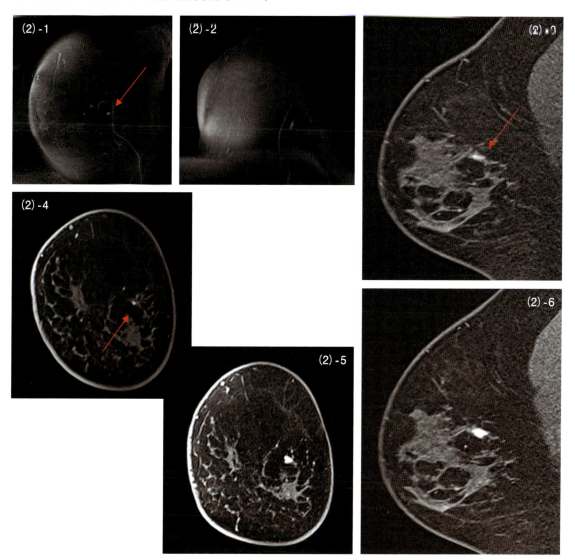

1年前のMRIは正常で，今回は左乳腺にfocus（3mm大）が新出（←）〔(2)-1～4〕。
胸壁側に存在するfocusであり，要注意と考える。
しかし，造影MRIの矢状断像（より高分解能画像）では扁平な形態で，腫瘤というよりは造影域と考えらる。
BI-RADSカテゴリー3と診断した。
乳房の厚み，脂肪内の局在を考慮すると，もし病変が増大した場合，超音波では描出が困難と考えられる。
半年以内（3～4か月後）の造影MRIで再評価することを推奨。5か月後の造影MRI〔(2)-5, 6〕では，
7mm大に増大し，MRIガイド下生検を施行した。

〈(2)-4と5は下記より転載〉
Murakami W, Tozaki M, et al. : The clinical impact of MRI screening for *BRCA* mutation carriers : the first report in Japan. *Breast Cancer*, 2019 Feb 28. doi ; 10. 1007/s12282-019-00955-6.

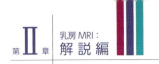

● 症例18：*BRCA 1*の変異保持者（浸潤癌：triple negative cancer）

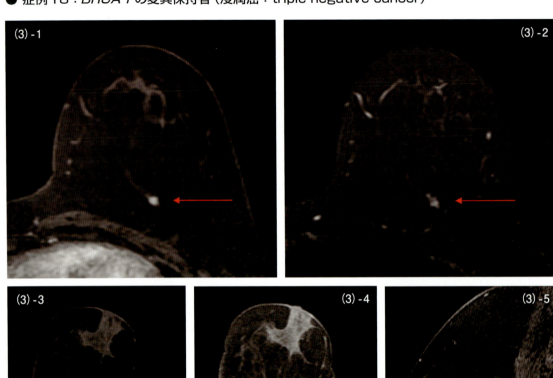

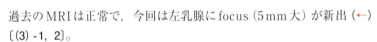

過去のMRIは正常で，今回は左乳腺にfocus（5 mm大）が新出（←）〔(3)-1, 2〕。
BI-RADS-MRIには，「T2強調画像〔(3)-2〕の高信号は良性を示唆する所見」と記述されているが，高信号の乳癌が存在することを念頭に置くべきである。
明らかな腫瘤であり，BI-RADSカテゴリー4の診断。MRIガイド下生検を施行した〔(3)-3〜6〕。生検後の手術では病変の残存は認めず，生検にて取り切れていた。

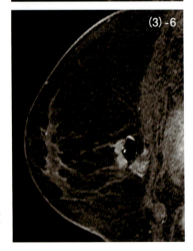

〈(3)-1は下記より転載〉
Murakami W, Tozaki M, et al. : The clinical impact of MRI screening for *BRCA* mutation carriers : the first report in Japan. *Breast Cancer*, 2019 Feb 28. doi ; 10. 1007/s12282-019-00955-6.

● 症例19：*BRCA 1* の変異保持者の姉妹（線維腺腫）

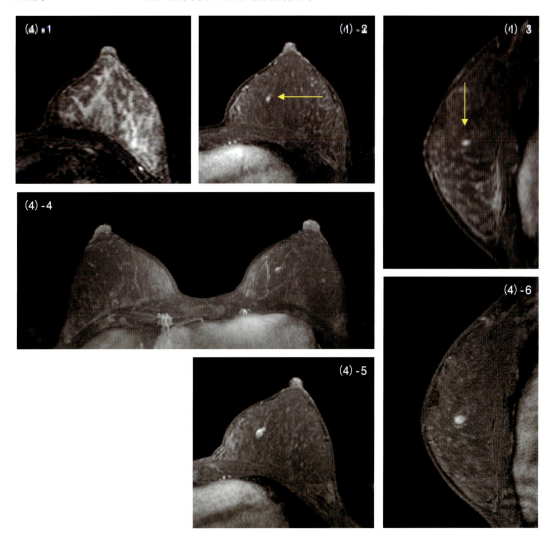

1年前の造影MRIは正常で，今回は左乳腺にfocus（3mm大）が新出（←）〔(4) -2, 3〕。
T2強調画像は等信号〔(4) -1〕，漸増型の造影パターンで，BI-RADSカテゴリー3と診断した。
病変が実質内に存在し，比較的乳房が薄く，超音波検査で観察しやすい乳腺であった。
もし，病変が急速に増大した場合，超音波検査で描出可能と考えられる。半年以内（2～3か月後）の超音波検査を施行して，所見がなければ1年ごとのMRIサーベイランスを推奨した。1年後の造影MRI〔(4) -4～6〕では，focusは7mm大に増大した。1年間で4mmの増大であり，良性病変やDCISを考えた。
MRI-targeted USでも描出不可能であり，MRIガイド下生検にて線維腺腫と診断された。
超音波検査をうまく使いこなして，無駄な生検をしないようにサーベイランスを行うが，診断が遅れることは絶対に避けなければならない。

第Ⅱ章 乳房MRI：解説編

● 症例20：乳癌既往歴あり，家族歴なし（浸潤癌：triple negative cancer）

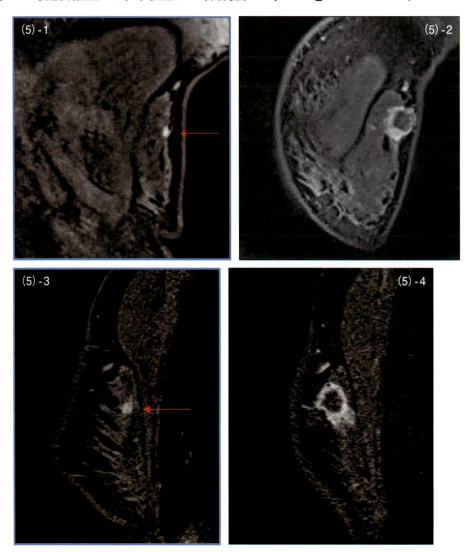

術前の造影MRIでは，左C領域はBPEで評価困難だが，明らかなfocusは指摘できない。
術後1年の造影MRIでは，左C領域にfocus（4mm大）が新出（←）〔(5)-1, 3〕。
漸増型の造影パターンでBI-RADSカテゴリー3と診断した。
さらに1年後の造影MRIでは，focusは23mm大に増大した〔(5)-2, 4〕。
超音波ガイド下生検にて浸潤癌と診断された。BRCA1関連乳癌に類似する経過と所見である。
「ハイリスク」の情報がないと，術後フォローは1年後にする施設が多い。「BI-RADSカテゴリー3＝半年後の再検査」が行われなかった症例である。
半年後の再MRIは過剰診療となりうるので，超音波検査でのチェックは必須である。
読影医は，BI-RADSカテゴリー3の臨床的意義をよく理解して，担当医に次のマネジメント（いつ何をすべきか）をしっかりと伝える必要がある。

●参考文献

1) Heywang SH, Hahn D, Schmidt H, et al. : MR imaging of the breast using gadolinium-DTPA. *J Comput Assist Tomogr* 10 (2) : 199-204, 1986

2) Heywang SH, Wolf A, Pruss E, et al. : MR imaging of the breast with Gd-DTPA : use and limitations. *Radiology* 171 : 95-103, 1989

3) Kaiser WA, Zeitler F : MR imaging of the breast : fast imaging sequences with and without Gd-DTPA. Preliminary observations. *Radiology* 170 : 681-686, 1989

4) Boetes C, Barentsz JO, Mus RD, et al. : MR characterization of suspicious breast lesions with a gadolinium-enhanced TurboFLASH subtraction technique. *Radiology* 193 (3) : 777-781, 1994

5) Gilles R, Guinebretiere JM, Lucidarme O, et al. : Nonpalpable breast tumors : diagnosis with contrast-enhanced subtraction dynamic MR imaging. *Radiology* 191 (3) : 625-631, 1994

6) Kuhl CK, Mielcareck P, Klaschik S, et al. : Dynamic breast MR imaging: are signal intensity time course data useful for differential diagnosis of enhancing lesions? *Radiology* 211 (1) : 101-110, 1999

7) Pierce WB, Harms SE, Flamig DP, et al. : Three-dimensional gadolinium-enhanced MR imaging of the breast : pulse sequence with fat suppression and magnetization transfer contrast. *Radiology* 181 (3) : 757-763, 1991

8) Harms SE, Flamig DP, Hesley KL, et al. : MR imaging of the breast with rotating delivery of excitation off resonance : clinical experience with pathologic correlation. *Radiology* 187 (2) : 493-501, 1993

9) Orel SG, Schnall MD, LiVolsi VA, et al. : Suspicious breast lesions : MR imaging with radiologic-pathologic correlation. *Radiology* 190 (2) : 485-493, 1994

10) Stomper PC, Herman S, Klippenstein DL, et al. : Suspect breast lesions : findings at dynamic gadolinium-enhanced MR imaging correlated with mammographic and pathologic features. *Radiology* 197 (2) : 387-395, 1995

11) Orel SG, Schnall MD : MR imaging of the breast for the detection, diagnosis, and staging of breast cancer. *Radiology* 220 (1) : 13-30, 2001

12) Kinkel K, Helbich TH, Esserman LJ, et al. : Dynamic high-spatial-resolution MR imaging of suspicious breast lesions : diagnostic criteria and interobserver variability. *AJR Am J Roentgenol* 175 (1) : 35-43, 2000

13) Liberman L, Morris EA, Lee MJ, et al. : Breast lesions detected on MR imaging : features and positive predictive value. *AJR Am J Roentgenol* 179 : 171-178, 2002

14) Liberman L, Morris EA, Dershaw DD, et al. : Ductal enhancement on MR imaging of the breast. *AJR Am J Roentgenol* 181 (2) : 519-525, 2003

15) Rofsky NM, Lee VS, Laub G, et al. : Abdominal MR imaging with a volumetric interpolated breath-hold examination. *Radiology* 212 (3) : 876-884, 1999

16) Lee VS, Lavelle MT, Rofsky NM, et al. : Hepatic MR imaging with a dynamic contrast-enhanced isotropic volumetric interpolated breath-hold examination : feasibility, reproducibility, and technical quality. *Radiology* 215 (2) : 365-372, 2000

17) 戸崎光宏, 福田 安, 福田国彦, 他：3D-VIBE を用いたダイナミック MRI による乳癌の広がり診断. 日本磁気共鳴医学会雑誌, 22 (3)：140-146, 2002

18) 西川数幸, 戸崎光宏, 瀧本輝生, 他：MR mammography における 3D-VIBE の至適撮像条件 ―ファントム実験と臨床評価―. 日本磁気共鳴医学会雑誌, 23 (3)：92-98, 2003

19) Tozaki M : Interpretation of Breast MRI : Correlation of kinetic and morphological parameters with pathological findings. *Magn Reson Med Sci* 3 (4) : 189-197, 2004

20) Tozaki M, Igarashi T, Matsushima S, et al. : High-Spatial-Resolution MR Imaging of focal breast masses: interpretation model based on kinetic and morphological parameters. *Radiat Med* 23 (1) : 43-50, 2005

21) Tozaki M, Igarashi T, Fukuda K : Positive and negative predictive values of BI-RADS-MRI descriptors for focal breast masses. *Magn Reson Med Sci* 5 (1) : 7-15, 2006

22) Tozaki M, Igarashi T, Fukuda K : Breast MRI using the VIBE sequence : Clustered ring enhancemenet in the differential diagnosis of lesions showing non-masslike enhancement. *AJR Am J Roentgenol* 187 (2) : 313-321, 2006

23) Tozaki M, Fukuda K : High Spatial-Resolution MRI of nonmasslike breast lesions : interpretation model based on BI-RADS MRI descriptors. *AJR Am J Roentgenol* 187 (2) : 330-337, 2006

24) Tozaki M, Fukuda K : Supine MR mammography using VIBE with parallel acquisition technique for the planning of breast-conserving surgery : clinical feasibility. *The Breast* 15 (1) : 137-140, 2006

25) Kuhl CK, Schrading S, Strobel K, et al. : Abbreviated breast magnetic resonance imaging (MRI) : first postcontrast subtracted images and maximum-intensity projection-a novel approach to breast cancer screening with MRI. *J Clin Oncol* 32 (22) : 2304-2310, 2014

26) Schnall MD, Ikeda DM : Lesion Diagnosis Working Group on Breast MR. *J Magn Reson Imaging* 10 (6) : 982-990, 1999

27) Ikeda DM, Hylton NM, Kinkel K, et al. : Development, standardization, and testing of a lexicon for reporting contrast-enhanced breast magnetic resonance imaging studies. *J Magn Reson Imaging* 13 (6) : 889-895, 2001

28) American College of Radiology : Breast imaging reporting and data system (BI-RADS), fourth ed. Reston, VA: American College of Radiology, 2003

29) American College of Radiology : Breast imaging reporting and data system (BI-RADS), fifth ed. Reston, VA: American College of Radiology, 2013

30) Fischer U, Kopka L, Grabbe E : Breast carcinoma : effect of preoperative contrast-enhanced MR imaging on the therapeutic approach. *Radiology* 213 (3) : 881-888, 1999

31) Fischer DR, Baltzer P, Malich A, et al. : Is the "blooming sign" a promising additional tool to determine malignancy in MR mammography? *Eur Radiol* 14 (3) : 394-401, 2004

32) 戸崎光宏, 鈴木正章, 河上牧夫：画像からみたマクロ病理, 血流画像と病理. 病理と臨床 (12)：1417-1422, 2003

33) 桑田知子, 戸崎光宏, 原田潤太, 他：乳癌209例における 3D-ダイナミック MRI による造影パターンの検討. 日本医学放射線学会雑誌64 (8)：544-551, 2004

34) Tozaki M, Fukuda K, Suzuki M : Dynamic high-spatial-resolution MR imaging of invasive ductal carcinoma : influence of histological scirrhous component on MR descriptors. *Magnet Resonance Med Sci* 5 (3) : 137-146, 2006

35) Sherif H, Mahfouz AE, Oellinger H, et al. : Peripheral washout sign on contrast-enhanced MR images of the breast. *Radiology* 205 (1) : 209-213, 1997

36) Hochman MG, Orel SG, Powell CM, et al. : Fibroadenomas : MR imaging appearances with radiologic-histopathologic correlation. *Radiology* 204 (1) : 123-129, 1997

37) 戸崎光宏, 山下晃徳, 河上牧夫, 他：Dynamic Multidetector-row CT による乳癌の拡がり診断―MPR 像と病理切片像との対比―. 日本医学放射線学会雑誌 60 (11)：560-567, 2000

38) 戸崎光宏, 鈴木正章, 河上牧夫：画像からみたマクロ病理, 乳腺 (2). 病理と臨床 20 (4)：407-415, 2002

39) Going JJ, Moffat DF : Escaping from Flatland: clinical

and biological aspects of human mammary duct anatomy in three dimensions. *J Pathol* 203 (1) : 538-544, 2004

40) Shimauchi A, Ota H, Machida Y, et al. : Morphology evaluation of nonmass enhancement on breast MRI : Effect of a three-step interpretation model for readers' performances and biopsy recommendations. *Eur J Radiol* 85 (2) : 480-488, 2016

41) Leach MO, Boggis CR, Dixon AK, et al. : Screening with magnetic resonance imaging and mammography of a UK population at high familial risk of breast cancer: a prospective multicentre cohort study (MARIBS). *Lancet* 365 (9473) : 1769-1778, 2005

42) Warren RM, Pointon L, Thompson D, et al. : Reading protocol for dynamic contrast-enhanced MR images of the breast: sensitivity and specificity analysis. *Radiology* 236 (3) : 779-788, 2005

43) Warren RM, Thompson D, Pointon LJ, et al. : Evaluation of a prospective scoring system designed for a multicenter breast MR imaging screening study. *Radiology* 239 (3) : 677-685, 2006

44) Gilbert FJ, Warren RM, Kwan-Lim G, et al. : Cancers in BRCA1 and BRCA2 carriers and in women at high risk for breast cancer : MR imaging and mammographic features. *Radiology* 252 (2) : 358-368, 2009

45) Nunes LW, Schnall MD, Orel SG, et al. : Breast MR imaging: interpretation model. *Radiology* 202 (3) : 833-841, 1997

46) Nunes LW, Schnall MD, Orel SG : Update of breast MR imaging architectural interpretation model. *Radiology* 219 : 484-494, 2001

47) Kinkel K, Helbich TH, Esserman LJ, et al. : Dynamic high-spatial-resolution MR imaging of suspicious breast lesions : diagnostic criteria and interobserver variability. *AJR Am J Roentgenol* 175 (1) : 35-43, 2000

48) Wedegartner U, Bick U, Wortler K, et al. : Differentiation between benign and malignant findings on MR-mammography : usefulness of morphological criteria. *Eur Radiol* 11 (9) : 1645-1650, 2001

49) Liberman L, Morris EA, Lee MJ, et al. : Breast lesions detected on MR imaging : features and positive predictive value. *AJR Am J Roentgenol* 179 (1) : 171-178, 2002

50) Szabó BK, Aspelin P, Wiberg MK, et al. : Dynamic MR imaging of the breast. Analysis of kinetic and morphologic diagnostic criteria. *Acta Radiol* 44 (4) : 379-386, 2003

51) Tozaki M, Fukuma E : [1]H MR Spectroscopy and Diffusion-Weighted Imaging of the Breast : Are They Useful Tools for Characterizing Breast Lesions Before Biopsy? *AJR* 193 : 840-849, 2009

52) Machida Y, Shimauchi A, Tozaki M, et al. : Descriptors of Malignant Non-mass Enhancement of Breast MRI : Their Correlation to the Presence of Invasion. *Acad Radiol* 23 (6) : 687-695, 2016

53) Machida Y, Tozaki M, Shimauchi A, et al. : Two Distinct Types of Linear Distribution in Nonmass Enhancement at Breast MR Imaging : Difference in Positive Predictive Value between Linear and Branching Patterns. *Radiology* 276 (3) : 686-694, 2015

54) Machida Y, Shimauchi A, Kuroki Y, et al. : Single focus on breast magnetic resonance imaging: diagnosis based on kinetic pattern and patient age. *Acta Radiol* 58 (6) : 652-659, 2017

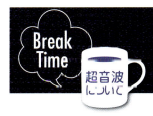

本書は，MRIおよびMRIガイド下生検が主なテーマである。しかし，せっかくの機会なので乳房超音波検査に関するBI-RADSの情報や筆者の考え方をご紹介したい。コーヒーブレイクとして気軽に読み流していただきたい。

1 乳房超音波検査のカテゴリー分類
～筆者の考え方～

1) Tozaki M, Fukuma E : Category assessment based on 3D volume data acquired by automated breast ultrasonography. *Jpn J Radiol* 30 (2): 185-191, 2012

　検診であれ診療であれ，乳腺画像診断で最も重要なことは「カテゴリーをつける」ことである。しかし，第Ⅱ章第3部「BI-RADS-MRIと読影方法」で解説したように，カテゴリーの付け方の詳細なルールは存在しない。しかし，それでは再現性も乏しく，教育的でない。筆者はMRIに関して，「読影方法」や「カテゴリー分類」などの論文を書いてきたが，超音波検査でも同様の取り組みをしてきた。図1がそれである[1]。若手医師だけでなく検査技師の指導にも役立つし，また，自分自身が迷った時に，図1に忠実に「カテゴリー分類」を行っている。この図の意味するところを，「Break Time」で少しずつ解説していきたい。

Ⅰ. Solid mass lesions
　　Category 3　：masses with a circumscribed margin and parallel orientation
　　Category 4a：masses with one of the three suspicious findings
　　Category 4b：masses with two or more suspicious findings
　　Category 5　：irregular-shaped masses with a spiculated margin or echogenic halo
　　Suspicious findings：no circumscribed margin, no parallel orientation and microcalcifications

Ⅱ. Non-mass lesions
　　Category 3　：localized hypoechoic areas without suspicious findings
　　Category 4a：localized hypoechoic areas with one of the three suspicious findings
　　Category 4b：localized hypoechoic areas with two suspicious findings
　　Category 5　：localized hypoechoic areas with all of the three suspicious findings
　　Suspicious findings：segmental distribution, ductal change, and microcalcifications

Ⅲ. Cystic lesions
　　Category 2　：simple cysts
　　Category 3　：complicated cysts
　　Category 3　：clustered microcysts
　　Category 4b：complex masses

図1　BI-RADS-USに基づくカテゴリー分類
（参考文献1）より転載）

2 乳房超音波検査のカテゴリー分類
〜ドプラ法を加味すべきか？？〜

1) 戸崎光宏，林　伸治，宮本幸夫，福田　安，福田国彦：乳腺腫瘍の超音波ドプラ診断―特にパワードプラ法と病理組織学的検討―. 日本医学放射線学会雑誌 59 (14)：860-866, 1999
2) Tozaki M, Toi M, Miyamoto Y, et al.：Power Doppler sonography of breast masses：Correlation of Doppler spectral parameters with tumor angiogenesis and histologic growth pattern. J Ultrasound Med 19 (9)：593-600, 2000
3) Tozaki M, Fukuma E：Does power Doppler ultrasonography improve the BI-RADS category assessment and diagnostic accuracy of solid breast lesions？ Acta Radiol 52 (7)：706-710, 2011

　筆者は仕事柄，乳がん検診の超音波画像を大量に読影することがある。腫瘤がある時，ドプラ画像の存在は診断上非常に有用である！　しかし，「カテゴリー分類する際に本当に必須の情報か？」という疑問に対して明確な答えを持っていなかった。実は，筆者が初めて書いた論文はドプラと病理との相関[1),2)]であり，病理を国内留学で勉強していた時のものである。当時はやっていた血管新生と画像との相関を研究していた。細胞成分の多い線維性変化の乏しい乳癌は，ドプラ法で内部の血流が豊富に検出される。MRIでのfast-washout patternに相当することが多い。一方，いわゆる硬癌と日本で呼ばれる線維性変化の強い乳癌は，ドプラ法で検出されるような太い血管は内部には乏しく，不整な腫瘍辺縁に血流が検出される（図1）。MRIでの漸増型の血流パターンに相当することが多い。また，線維化の程度や血管密度を病理学的に分類して，ドプラ法との相関性を証明した[1),2)]。

　話がそれてしまったが，ドプラ法の必要性を検証したいと強く思い，論文を作成した[3)]。図2がドプラ法を含めたカテゴリー分類[3)]であり，2003年のBI-RADS-USを参考に作成してから，長年，実臨床で使用してきた分類である。**1**の図1と異なる点は，ドプラ法を追加している点のみである。2426人のデータを解析して，以下の結論に至った。　カテゴリー4aにアップグレードした理由の4つの所見の悪性率を調べると，「ドプラ法での血流あり」だけでカテゴリー3からカテゴリー4aにアップグレードしたのは183病変あり，そのうちわずか1.6％（3/183）が乳癌であった（図3）。この論文の結論は，「ドプラ法での血流あり」だけでカテゴリー3からカテゴリー4aにアップグレードすると，たくさんの良性病変が要精査になり診断精度が落ちる，

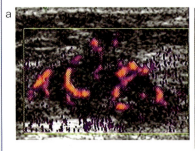
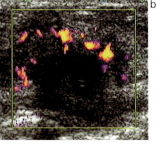

a：腫瘤に向かって貫入する血管，および腫瘤内部に豊富な血管が描出されている。比較的辺縁の平滑な髄様増殖を示す乳癌で多く見られる所見である。Bモードで良悪性の鑑別が困難な症例でドプラ法の血流の有無が診断に有用であることが多い。

b：ドプラで描出される血管は，腫瘤の辺縁に認められ，内部には認めない。組織学的には血管増生は高度であったが，ドプラ法で検出されるだけの太い血管が腫瘍内部に少ないことを示唆している。

図1　乳腺腫瘍のパワードプラ画像（参考文献2）より転載）

ということである。これは一つの真実である。特に，最近の超音波診断装置はドプラでの血流検出感度が良いのでなおさらである。では，普段，ドプラ法の血流があると役に立つ，と思っている現実との乖離はなぜか。

例えば，7mm程度の，いわゆる乳腺症と言える不整形の小腫瘤があったとしよう。もし，内部に豊富な血流があるとカテゴリーはアップグレードするであろう。一方，血流がないと一安心する。また，15mmくらいの比較的大きな平滑な線維線腫を疑った場合，辺縁にわずかな血流が検出されてもカテゴリーは変更しないであろう。もちろん，高齢であれば，粘液癌などの乏血性の乳癌を否定する目的で精査に回すこともあるであろう。しかし，内部に著しい血流があれば，Bモードが典型的な線維線腫で

Does power Doppler ultrasonography improve the BI-RADS category assessment and diagnostic accuracy of solid breast lesions?

Category	
3	Masses with a circumscribed margin, parallel orientation, and negative vascularity on power Doppler US
4a	Masses with one of the four suspicious findings*
4b	Masses with two or more suspicious findings*
5	Irregular-shaped masses with a spiculated margin or echogenic halo

*Suspicious findings: no circumscribed margin, no parallel orientation, microcalcifications, and positive vascularity

図2 ドプラ法の必要性を検証するための論文
ドプラ法を含めたカテゴリー分類を使用して検証した。
（参考文献3）より転載）

Does power Doppler ultrasonography improve the BI-RADS category assessment and diagnostic accuracy of solid breast lesions?

Descriptors	Total	Cancer	%
Positive vascularity	183	3	1.6
No circumscribed margin	51	3	5.9
No parallel orientation	12	0	0
Microcalcifications	10	1	10

In conclusion, the presence of Doppler blood flow increases the malignancy pick-up rate, but it results in a decrease in specificity and diagnostic accuracy in comparison with the BI-RADS-US categories, which do not use power Doppler, and it may lead to an increase in the number of unnecessary biopsies.

図3 ドプラ法の必要性を検証するための論文
カテゴリー3からカテゴリー4aにアップグレードしたのは
183病変あり，そのうちわずか1.6%（3/183）が乳癌であった。
（参考文献3）より転載）

第Ⅱ章 Break Time 超音波について

もアップグレードする（要精査とする）であろう。おわかりのように，Bモードでの形態，ドプラ法の血流の程度や血流のパターンが重要になってくる。さらに，大きさとの関係（大きいのに血流がないとか，小さい割に内部に血流があるとか，小さい割に豊富）も重要であり，年齢も考慮される。

　結論を言うと，ドプラ法の有用性は当然ある！　単純に情報が増えるから当然である。しかし，その情報を処理する能力があるかないかが重要なのである。そこで，BI-RADS-USを見てみよう[4]。ACRのホームページからダウンロード可能である。Vascularityは"Absent, Internal vascularity, Vessels in rim"の3つのみである**（図4　）**。この3つの分類だけでは当然，情報は処理できない。

　最後に一言。前述の研究[3]も，情報を細かく処理して細分化すれば，診断精度を下げることはなかったと考えている。しかし，現在，ドプラ法の情報を正しく再現性高く解析するルールが，世界の共通言語が，いまだ存在しないのである。

4）https://www.acr.org/-/media/ACR/Files/RADS/BI-RADS/BIRADS-Reference-Card.pdf

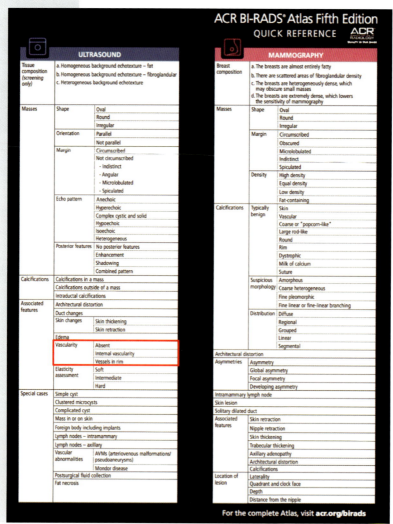

図4　BI-RADS 第5版
（参考文献4）より転載）

3 腫瘤に使う用語（1）
～消えた echogenic halo ～

1 乳房超音波検査のカテゴリー分類の**図1**（151P）の腫瘤の診断に使われている用語を見ていただきたい。どうしてこれらの用語が選抜されたのか？ について解説しよう。しかし，実はそんなに難しいことではない。その理由は，MRI診断も超音波診断も基本は形態診断であり，大きな違いはないからである。

一つ興味ある論文を紹介する[1]。この論文の特徴は，読影者間の一致率，すなわち用語の再現性を検討している。しかも，客観的に評価しやすい自動超音波検査の画像を用いている。カテゴリー分類を行うには，再現性の高い用語を使うことは理想的である。この論文で再現性の高い用語は，順番に，"shape, margin, orientation, calcification"である**(図1)**。151Pの**図1**とぴったり一致している。また，最も再現性の悪い用語は，"lesion boundary"であり，その中に含まれる"echogenic halo"はカッパ値が0.22と最低である。2013年のBI-RADS-USの改訂では，"lesion boundary"の用語は削除された。2012年に報告された参考文献1)の中国からの論文[1]がきっかけではないが，再現性が悪いことは世界共通と思われる。"echogenic halo"は，悪性腫瘍や膿瘍を強く示唆する所見であり，特筆すべきものであるとしながらも，悪性腫瘍であっても見られないことも多く，「境界不明瞭（indistinct margin）」の一種であるにすぎないとして削除したと，BI-RADS-USに記載されている。

筆者は，少し異なる意見を持っている。"echogenic halo"の再現性が乏しいことは現実として，その理由は教育にもあると思っている。MRIのrim enhancementや，消えてしまったcentral enhancementでも解説したが，"echogenic halo"も一つのサインなのである。悪性を強く疑うサインなのである。「echogenic haloあり＝周囲に浸潤を示す不整形の乳癌」は，誰もが容易にイメージできる病態である。エラストグラフィにて，Bモードよりも大きく描出される現象と類似している。筆者は，この用語を復活させるつもりはないが，典型的なサインとして使うことがある。筆者の分類（151Pの**図1**）のカテゴリー5の腫瘤にはこの用語が残っているが，しばらく残しておきたい用語である。

1) Zhang J, Lai XJ, Zhu QL, et al. : Interobserver agreement for sonograms of breast lesions obtained by an automated breast volume scanner. *Eur J Radiol* 81 (9) : 2179-2183, 2012

```
0.79 : Shape                        0.70 : Final assessment
0.76 : Margin                              （カテゴリー分類）
0.74 : Orientation（縦横比）         0.78 : Category 3
0.71 : Calcification                 0.52 : Category 4
0.69 : Echo pattern                  0.75 : Category 5
0.68 : Posterior acoustic features

0.54 : Retraction phenomenon
0.42 : Lesion boundary
   0.62 : abrupt interface
   0.22 : echogenic halo
```

図1　自動超音波検査による乳腺腫瘤の読影者間の一致率
（参考文献1）より引用）

4 腫瘤に使う用語（2）
～前方境界線の断裂の問題点～

3 の"echogenic halo"に続き，もう一つ解説しておくべき用語がある。それは，「前方境界線の断裂（interruption of the interface between adipose tissue and gland）」である。日本のガイドライン[1]では「随伴所見」に含まれ，境界の連続性が途切れている場合を境界線の断裂と言う，と記載されている。当然，乳癌が前方の脂肪織に浸潤すれば前方境界線は断裂する。しかし，嚢胞や良性腫瘍が脂肪織に突出して，境界の連続性が途切れる場合がよくある（図1）。その際に，断裂ではなく，「前方境界線が保たれている」と解説することがよくあるが，どうしても無理がある。病理学的には浸潤ではないので，乳腺組織の前縁に存在する細い紐状の線維性結合織は保たれているはずである。しかし，画像上は，連続性が途切れていることがあるのである。

上記の理由から，筆者は以下のように，若手医師や検査技師に教えている。

（1）「病変が脂肪織に突出して，境界の連続性が途切れている場合」，病変が前方境界線を越えて存在する。

（2）「その病変が不整形で乳癌が疑われ，前方の脂肪織に浸潤していると考える場合」，その状態を伝える手段として，前方境界線の断裂という用語を用いる。

すなわち，「前方境界線が断裂しているから乳癌を疑う」のではなく，「乳癌の脂肪織浸潤を疑っているから前方境界線が断裂していると表現する」のである！

さて，3 で紹介した論文[2]で見てみよう。前方境界線の断裂は"abrupt interface"と表現されており，カッパ値が0.62と，まずまずの一致率である。しかし，BI-RADSにはこの用語は含まれていない。悪性でもないのに「断裂」している状況がある，という事実は，世界的に普及し得ない大きな理由であろう。筆者の分類（151Pの図1）にも，もちろん使用していない。

1) 日本乳腺甲状腺超音波医学会 編集：乳房超音波診断ガイドライン改定第3版．南江堂，東京，2014
2) Zhang J, Lai XJ, Zhu QL, et al.: Interobserver agreement for sonograms of breast lesions obtained by an automated breast volume scanner. *Eur J Radiol* 81 (9): 2179-2183, 2012

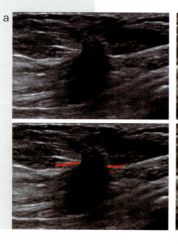
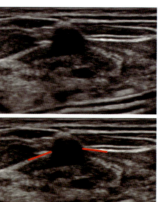

図1 いずれも，前方境界線を越えて存在する病変
a：乳癌。不整形で乳癌が疑われ，前方の脂肪織に浸潤していると考える。すなわち，「前方境界線が断裂している」と表現する。
b：良性腫瘤。病変が前方境界線を越えて存在する。定義上は，境界の連続性が途切れているので，前方境界線の断裂になってしまう。

5 アップグレード方式を採用した理由

　さて，MRIの読影方法では，診断樹を使用しながら進化していったが，超音波診断ではなぜアップグレード方式を採用したのだろうか？　MRIでは，腫瘤においては形態診断と血流診断の組み合わせが重要であった。また，非腫瘤性病変ではさまざまな特徴的な所見（branching, clumped, clustered rings）が存在した。サインとしてとらえられるような所見である。また，繰り返すが，MRIではカテゴリー4を細分化する必要はない。

　一方，超音波はカテゴリー4を4A，4B，4Cに亜分類する必要がある。そのため，カテゴリー3とカテゴリー5の所見の定義を決めて，悪性の頻度が階段状に上がるように，疑わしい所見の数でアップグレードする方式を採用した。カテゴリー3からカテゴリー4a，カテゴリー4bになるようにである。

　3と4で紹介した論文[1]の結果をもう一度見てほしい。カテゴリー分類の再現性は0.7と高く，カテゴリー3とカテゴリー5もそれぞれ0.78，0.75と，非常に高い。しかし，カテゴリー4だけは0.52と非常に低いのである。これは，悪性の頻度が2%で，ほぼ良性と考える所見がカテゴリー3であり，悪性の頻度が95%でほぼ悪性と考える所見がカテゴリー5だからである。悪性の頻度の幅が極端に広いカテゴリー4だけは，当然再現性は低くなるのである。

　つまり，カテゴリー3（典型的な線維腺腫）とカテゴリー5（典型的な乳癌）の所見の定義を決めて，悪性の頻度が階段状に上がるようにカテゴリー4をアップグレード方式で亜分類することは，理にかなっている。

　7の項では，カテゴリー3の所見について記載する。

1) Zhang J, Lai XJ, Zhu QL, et al.: Interobserver agreement for sonograms of breast lesions obtained by an automated breast volume scanner. *Eur J Radiol* 81 (9): 2179-2183, 2012

6 BI-RADS カテゴリー 4（A，B，C）の問題点

5では，BI-RADSでは超音波診断のカテゴリー 4を4A，4B，4Cに亜分類する必要がある，と解説した（**図1**）。そして，カテゴリー 3からカテゴリー 4a/カテゴリー 4bになるように，疑わしい所見の数でアップグレードする方式を採用した，と記述した。筆者の使用するカテゴリーでは，カテゴリー 4を4A，4B，4Cではなく，4a（BI-RADSの4A/4B），4b（BI-RADSの4C）の二段階に分けている。**図2**に，2011年に北米放射線学会（RSNA 2011）で筆者が使用したスライドを提示する。

前述したが，BI-RADSのカテゴリーの考え方のすばらしい点は，アセスメントカテゴリーとマネジメントが一対一に対応していることである。しかし，4A，4B，4C

BI-RADS® ASSESSMENT CATEGORIES		
Category 0: **Mammography:** Incomplete – Need Additional Imaging Evaluation and/or Prior Mammograms for Comparison **Ultrasound & MRI:** Incomplete – Need Additional Imaging Evaluation		
Category 1: Negative		
Category 2: Benign		
Category 3: Probably Benign		
Category 4: Suspicious	Mammography & Ultrasound:	Category 4A: Low suspicion for malignancy Category 4B: Moderate suspicion for malignancy Category 4C: High suspicion for malignancy
Category 5: Highly Suggestive of Malignancy		
Category 6: Known Biopsy-Proven Malignancy		

図1　BI-RADSの唯一の欠点：カテゴリー 4A，4B，4C

Diagnostic Performance of an Automated Breast Volume Scanner for Non-mass Lesions. RSNA, 2011

Subcategory 4a and 4b

Category 4a (low suspicious):
Repeat US three months later or cytological or histological assessment was recommended.

Category 4b (moderate suspicious):
Immediate tissue sampling was recommended.

Tozaki M. *Acta Radiol* 52:706-710, 2011

subdivisions 4a, 4b, and 4c were poorly reproducible among radiologists, reflecting the lack of clear and objective factors to guide classification of a lesion according to the degree of suspicion of malignancy.

Abdullah N. *Radiology* 252:665-672, 2009

図2　RSNA2011で使用したスライド

は，それぞれが異なるマネジメントに対応していない。悪性の頻度を段階的に示しているにすぎない。また，最も問題なのが，亜分類そのものの再現性が低いことである。何の所見が4Aなのか，どうなると4Bに判定すべきなのか，基準がなければ再現性が高くなるはずがない。前述したが，BI-RADSのMRIグループだけは，カテゴリー4の亜分類は採用しなかった。BI-RADS 2013年版では，マンモグラフィ，超音波，MRIをなるべく統一した用語・マネジメントにしたいという背景がありながら，この点だけは受け入れることはしなかった。Kuhl先生や筆者など，強く反対した委員が多かったからだと理解している。

　しかし，悪性率が2〜94％まであるカテゴリー4を亜分類しないのは，臨床的に問題がある。そこで，筆者は個人的に，カテゴリー4を4a（BI-RADSの4A／4B），4b（BI-RADSの4C）の二段階に分けている。すぐに生検を推奨する群と，慎重に経過観察することが可能な群，である。

第Ⅱ章　Break Time　超音波について

7 BI-RADS カテゴリー3の所見

5 で，アップグレード方式を採用した理由を解説した。その際，カテゴリー3とカテゴリー5の所見の定義を決めて，悪性の頻度が階段状に上がる，と説明した。すなわち，カテゴリー3の定義が明確であることが重要である。そこで，今回は，BI-RADSカテゴリー3の定義を解説する。

BI-RADSカテゴリー3には6つの所見が記述されている。そのうち覚えていただきたいのは，以下の5つである。

① いわゆる典型的な線維腺腫の所見を呈するもの。
境界明瞭な楕円形の充実性腫瘤で，胸壁に水平（parallel）で低エコーを呈する。
② 孤立性のcomplicated cystで，内部均一な低エコーを呈するもの
③ Clustered microcystsで構成される微細分葉状または楕円形の腫瘤
④ 脂肪壊死とは断定できないが，中心部が低エコーまたは無エコーで周囲に浮腫を伴う高エコー腫瘤
⑤ 術後瘢痕による「構築の乱れ（architectural distortion）」

このように，カテゴリー3と判定すべき所見がBI-RADSで明確化されたことで，アップグレード方式を採用した意義があると考えている。

筆者の分類と比較してほしい（151Pの**図1**）。①は，腫瘤のカテゴリー3に一致している。②と③は，囊胞性病変のカテゴリー3に一致している。④は，脂肪壊死と思われる所見をカテゴリー3に判定しよう，ということである。そして，⑤は，術後の瘢痕が原因で起きる構築の乱れ（architectural distortion）である。個人的にはカテゴリー2でもよいと考えるが，BI-RADSではカテゴリー3としている。術後瘢痕部に再発腫瘤がないことを証明することが難しいからであろう。

囊胞性病変と complex cystic and solid mass

7 では，BI-RADSカテゴリー3の所見について記述した。その中の2つが囊胞性病変であった (complicated cystとclustered microcysts)。今回は，囊胞性病変について復習してみたい。

まず，1 の筆者の分類を見てほしい (151Pの**図1**)。筆者の分類では，simple cystはカテゴリー2，complicated cystとclustered microcystsはカテゴリー3である。これはBI-RADS分類と同じである。そして，液状部分と充実性部分が混在する腫瘤をカテゴリー4としている。この腫瘤は，日本では混合性 (mixed) 腫瘤と呼ばれている。腫瘤の3つのエコーパターン (cystic, mixed, solid) の一つである。筆者の分類では，簡易的にcystic lesionsに含んで分類している。

この腫瘤は，海外でも以前はcomplex mass/tumorなどと呼ばれていた。2013年版のBI-RADSでは，"complex cystic and solid mass"として，腫瘤 (masses) の中のエコーパターン (echo pattern) の一つとして表現されており，anechoic/hyperechoic/hypoechoic/isoechoic/heterogeneousと並んで併記されている。この点は，日本の分類の方がしっくりくる。「腫瘤のエコーパターン (cystic, mixed, solid)」と「内部エコー (hyperechoic/isoechoic/hypoechoic/anechoic)」を分けて記述している。BI-RADSのエコーパターン (echo pattern) には，日本の分類の「内部エコー」と "complex cystic and solid mass" が合わせて記述されており，混乱しないように注意を要する。

また，日本の分類では「囊胞内腫瘤」の充実性部分の立ち上がりを有茎性か，広基性かで分類し，囊胞内乳頭腫と囊胞内癌の鑑別の一助としている。BI-RADSではそのような議論はなく，"complex cystic and solid mass" はカテゴリー4 (＝要生検) の所見と定義している。

第Ⅱ章 Break Time 超音波について

第II章 乳房MRI：解説編

9 日本のカテゴリー分類（カテゴリー3）とどう付き合うか

　第II章第2部で触れたが，筆者は約10年間にわたり日本乳癌学会のガイドライン，検診・診断小委員会の委員を務めてきた。その間，BI-RADSのカテゴリー分類と日本のカテゴリー分類が乖離していること**（図1）**の問題が，多方面から指摘され議論されるようになってきた。そこで，日本乳癌学会としての考え方をガイドラインに示す必要性が出てきた。以下が，これまでの経緯である。

　BI-RADSでは，カテゴリーを最初のマンモグラフィのみではなく，追加撮影や超音波検査などを含めた画像の総合判定と位置付けている。乳がん検診の一般的な流れは，検診マンモグラフィで悪性を否定できない所見があれば，カテゴリー0をつけて要精密検査とする。検診でカテゴリー3～5はつけないのである。そして，後日，自施設で追加のマンモグラフィ撮影や超音波検査を行い，そこで悪性所見がなければカテゴリー1か2，悪性の可能性は低い（2%以下）が6か月後の経過観察が必要と判断すればカテゴリー3，それ以上の悪性度を考えればカテゴリー4か5として病理学的検査を行っている。病理学的検査ですでに悪性が証明されている検査であれば，カテゴリー6とされる。

　一方，日本では，BI-RADSのカテゴリー0に相当する所見を，カテゴリー3～5に分類している。それは，日本では検診施設と精密検査施設が異なることが多く，検診で撮影されたマンモグラムを精密検査施設が参照しにくいという背景があるからである。例えば，精密検査施設において，検診マンモグラフィで局所的非対称性陰影（カテゴリー3）と判定され精密検査で異常がなかった場合は，検診では乳腺の重

マンモグラフィ ガイドライン 第3版（2014年） （日本医学放射線学会/ 日本放射線技術学会 編）	乳房超音波診断 ガイドライン 改訂第3版（2014年） （日本乳腺甲状腺 超音波医学会 編）	BI-RADS 第5版（2013年） （ACR 編）
N-1 要MMG再検 N-2 MMG無効，触診で判定	0 判定不能	0 Need additional imaging evaluation
1 異常なし	1 異常なし	1 Negative
2 良性	2 良性	2 Benign
3 良性，しかし悪性を否定できず	3 良性の可能性が高い（3a, 3b）	3 Probably benign
4 悪性の疑い	4 悪性の可能性が高い（4a, 4b）	4 Suspicious（4A, 4B, 4C）
5 悪性	5 悪性	5 Highly suggestive of malignancy
		6 Known malignancy

図1　BI-RADSと日本のカテゴリー分類の相違点

なりを見ていたものと解釈できる。しかし，検診マンモグラフィでカテゴリー4，5の腫瘤と判定され精密検査で異常がなかった場合は，精密検査が不十分である可能性があり，検診機関からマンモグラムを取り寄せるなどのより慎重な対応が求められることになる。また，検診施設においてはカテゴリーごとの陽性反応的中度を常に把握し，読影の精度を保つ必要がある。日本乳がん検診精度管理中央機構のマンモグラフィ講習会では，カテゴリー3の陽性反応的中度は5～10%，カテゴリー4は30～40%程度，カテゴリー5は90%以上が望ましいとしている。

しかし，世界的に普及しているBI-RADSのカテゴリー分類と，日本独自のカテゴリー分類が混在していることで，多くの混乱を招いているのは事実である。特に，カテゴリー3の陽性反応的中度が大きく異なるため，日本のデータを海外に発信する際に改めて，BI-RADSカテゴリー分類に変換する必要がある。また，診療においてもカテゴリー3の症例では，経過観察するべきか精密検査をするべきかでまったく方針が異なる。今後は，日本のカテゴリー分類の用語の変更や合意形成などの対策が必要と考える。

第II章 乳房MRI:解説編

10 超音波検診のカテゴリーとは

日本の乳房超音波診断ガイドライン[1]には，検診用のカテゴリー分類が診断用とは分けて存在する**(図1)**。特徴的なことを以下に列記する。

① 良性病変を拾い上げすぎないこと
② 病変が乳癌の可能性があったとしても，次回の検診で指摘しても生命予後が変わらないと思われる所見であれば要精査とせず，特異度を上げることを意図している。
③ つまり，すべての乳癌を100％拾い上げることを目的としたものではない。
④ 検診カテゴリー2は，明らかな良性所見を指すのではなく，検診上，「要精査とする所見がない」ものであり，「癌ではない」ことと一致しない。

また，よく遭遇する問題点は，典型的な線維腺腫はBI-RADSではカテゴリー3，超音波検診ではカテゴリー2となることである。

筆者は物事を単純に考えたいので，検診も診断もBI-RADSカテゴリーで一貫している。例えば，「典型的な線維腺腫（良性と考えるすべての腫瘤）＝BI-RADSカテゴリー3」として，診断カテゴリーと同様に判定する。その後，ドプラ画像や年齢，そして，過去所見などを考慮して，精査の必要がなければ「1年後の経過観察（C12）」と判定する。また，本来のBI-RADSカテゴリー3として半年後のチェックが必要と考えれば，「BI-RADSカテゴリー3＝半年後の経過観察（C6）＝要精査」と最終判定している。検診施設では，C6は精密検査として扱われる。

簡単にその違いを説明する。日本のガイドラインでは，良性病変を拾い上げすぎないよう特異度を上げるために，カテゴリー3の腫瘤でも精査不要と判断すればカテゴリー2に下げる。筆者は，同じ病変の同じ所見であれば同じカテゴリーを使用したいので，カテゴリー3の腫瘤はカテゴリー3とする。ただし，半年後にチェックしたいか（カテゴリー3：C6），1年後でもいいか（カテゴリー3：C12）をドプラ画像や年齢，そして，過去所見などを考慮して振り分けている。精査不要な腫瘤を，カテゴリー2（精査不要）に下げるか，カテゴリー3：C12（精査不要）に振り分けるか，の違いであるが，後者の方がシンプルである。

1) 日本乳腺甲状腺超音波医学会 編集：乳房超音波診断ガイドライン 改訂第3版. 南江堂, 東京, 2014

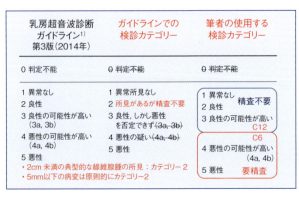

図1 検診用と診断用のカテゴリー分類の違い

BI-RADSに非腫瘤性病変はない？

　日本では「非腫瘤性病変」は定着した概念である。しかし，BI-RADSには，これに相当する用語は存在しない。日本の方が非浸潤性乳管癌（DCIS）の超音波像をより古くからとらえて議論してきたからだと考えている。非常に誇るべきことである。しかし，昔はDCISのような「非腫瘤性病変」を「腫瘤像非形成性病変（non-mass image-forming lesions）」と不思議な表現をしていた時期がある。試行錯誤の末に徐々に確立してきた概念なのである。

　現在は，BI-RADS-MRIのnon-mass lesionsの概念が定着しているので，それから推測すれば「非腫瘤性病変」は容易に理解できる。MRIの定義のように，「腫瘤でもfocusでもない病変で，正常乳腺組織が内部に介在することがある」という病変である。第1章の❸「乳がんの広がり診断」を思い出してほしい。BI-RADS-MRIのnon-mass lesionsを表現する用語は限られている（図1）。"branching, clumped, clustered rings" の3つである。それに「区域性分布」を加えた4つが典型的なDCISを疑う所見である。では，これに対応する超音波画像を考えてみよう。

　（1）"branching"は乳管内病変に対応し，分岐状，arborizationなどと表現される。BI-RADSでは，associated featuresの中の"ductal changes"が対応している。

　（2）"clustered rings"は，低エコー域として描出されることが多い。時には，不整形腫瘤として描出される。

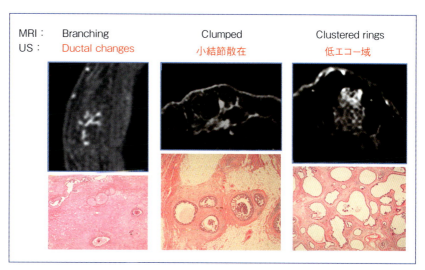

図1　BI-RADS-MRIのnon-mass lesionsの所見

(3) "clumped"は，意見が別れるであろう。超音波では，実際には「小結節（腫瘤）が散在」しているように描出される。このままの表現で問題はない。これを，単なる複数の小結節ではなく，全体としてDCISと考えられる場合には，「区域性に非腫瘤性病変が存在する。内部には小結節が散在し，いわゆるclumped patternを呈している」と筆者は表現することが多い。

以上からおわかりのように，clumped patternを使用するかしないかはさておき，「ductal changes，低エコー域，区域性病変」が典型的な超音波診断での「非腫瘤性病変」である。筆者の使用する 1 のカテゴリー分類の図を見ていただきたい（151Pの図1）。この3つに，「石灰化」を追加した4つですべてを表現している。「低エコー域」をカテゴリー3のスタートとして，「区域性病変，ductal changes，石灰化」をアップグレードする所見としている。ちなみに，この「石灰化」は，BI-RADSでも独立して表現されており，超音波診断では非常に重要な用語なのである。

図2～13に，2011年に北米放射線学会（RSNA2011）で発表した筆者のスライドを提示する。

日本のガイドラインでは，①乳管の拡張を主体とする病変，②低エコー域，③構築の乱れ，④小嚢胞集簇，で構成される。④小嚢胞集簇はclustered microcystsであり，前述したカテゴリー3である。個人的には，「小嚢胞集簇」は嚢胞性病変に分類され，「構築の乱れ」は一つの独立した所見・概念だと考えている。

〈図2～13：RSNA2011で筆者が発表したスライド〉

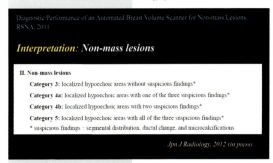

図2

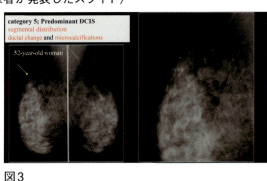

図3

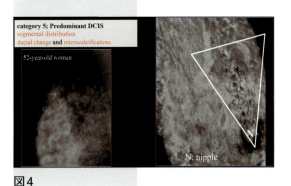

図4

図5

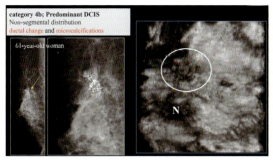

図6

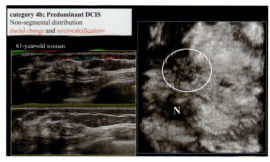

図7

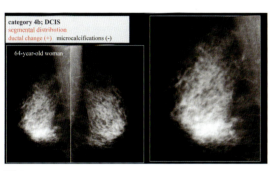

図8

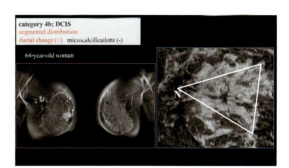

図9

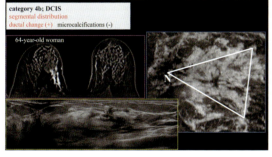

図10

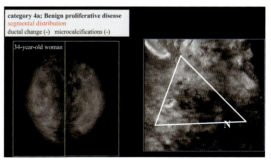

図11

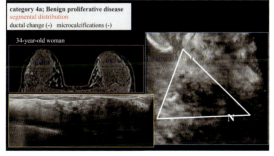

図12

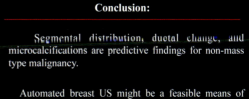

図13

12 自動超音波検査でわかったこと
〜圧迫の意義〜

　このBreak Timeも，12で最後である。最初の1では，筆者の考えるカテゴリー分類を提示した。そして，その考えに至った経緯・理由を，いくつかに分割して解説してきた。乳房超音波診断に対する筆者個人の思いが凝集された分類であることも，ご理解いただけたと思う。また，11では自動超音波検査の画像を提示した。自動超音波検査は再現性のある画像を提示することが可能であり，施行者の先入観が入らないからである。そして，この最後の12では，自動超音波検査でわかったことを解説しながら，「非腫瘤性病変」の補足をしたい。

　自動超音波検査の利点は，いろいろある。なかでも筆者が最も強調したいことは，「教育ツール」として有用であるということである。特に，「非腫瘤性病変の教育ツール」である。若かりし頃，検査技師のダブルチェックをしていた時代がある。時には，若手技師の後にベテラン技師のチェックが入り，最後に筆者のトリプルチェックという場面もあり，何度か患者さんにクレームを言われたことがある。また，そのようなトリプルチェックをしたとしても，DCISのような「非腫瘤性病変」の所見のとらえ方を，若手医師や検査技師に伝授することは非常に困難である。

　「非腫瘤性病変」のスタートは，限局性の低エコー域をカテゴリー3とすることから始まる。しかし，最も重要かつ難しいことは，「正常乳腺，またはいわゆる乳腺症」の「低エコー域」を病変としてとらえないことである。MRIで例えると，BPEをnon-mass enhancementとしてとらえて，non-mass lesionとしないことに匹敵する。図1のように，正常乳腺の「低エコー域」を病変として記録されてしまっては，100％良性ですとは，なかなか判定しづらいものである。

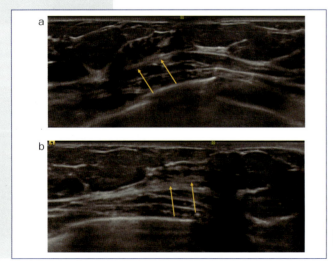

図1　病変としてとらえられた正常乳腺の低エコー域（↑）

自動超音波検査の2番目に強調したい利点は、「圧迫した画像」であることである。腹部と異なり、乳房超音波では強く圧迫することはない。ドプラ法でも、探触子の圧迫は可能なかぎり控え、いわゆるフェザータッチを心がける。shear waveを用いたエラストグラフィでも、ゼリーの上に探触子を載せるようなイメージで、圧迫は行わない。つまり、われわれは強く圧迫した画像を乳房のhand-held超音波では見慣れていないのである。この圧迫した画像から何がわかるか。それは、「正常乳腺、またはいわゆる乳腺症」の「低エコー域」が圧迫により扁平化することで、DCISなどの真の病変と鑑別できることがある。DCISなどの病変は、浸潤癌よりは柔らかいと考えるが、自動超音波検査の圧迫程度では、扁平化することはまずないと考えている。

　図1と2に、自動超音波の画像とレポートを提示する。筆者がクラウドPACSにデータを送ってもらい、専用のワークステーションにダウンロードして遠隔読影支援（http://big-reads.com/wg07.html）を行っている症例である。自動超音波検査では、片側の乳房を複数スキャンするが、圧迫の程度の弱いスキャンで「低エコー域」が疑われ（図1a）、より圧迫の強いスキャンで「低エコー域」が扁平化する（図1b）現象である。所見をどう拾うかとは逆の、無意味な所見をいかに落とすか、という地味な作業である。しかし、超音波の最大の欠点である低い特異度を改善することは非常に重要なことである。繰り返すが、正常乳腺の「低エコー域」を「非腫瘤性病変」と判断しないことは非常に重要である。

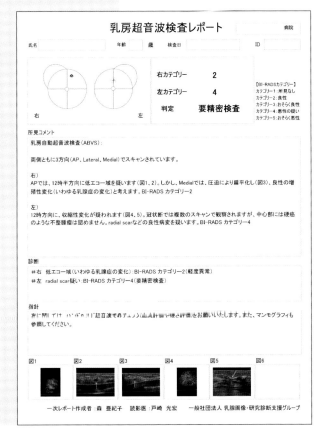

図2　筆者の乳房超音波検査レポート

第4部

乳腺病理

1. はじめに

　病理学的な分類は形態からその発生母地を類推し，良悪を区分してきた。しかし，新たな時代では，分子病理学的な知見が加わり，病変の分化の方向性や生物学的態度を含めた分類へと変化している。例えば，乳癌では，乳管癌は乳管から，小葉癌は小葉から発生すると推測されていたが，いずれも終末乳管小葉単位（teminal duct lobular unit：TDLU）から発生し，それぞれの特性を示す乳癌へ分化したものであると考えられるようになった。さらに，遺伝子発現プロファイルによりluminal A, luminal B, HER2, basalにサブタイプ分類され，治療戦略が選択されている。こういった新たな分類は，治療の個別化はもちろんのこと，リスク評価やサーベイランスの必要性といった個別化予防をも，もたらしつつある。ここでは，MRI診療に携わる先生方に知っておいていただきたい病変について，新しい分類も取り入れながら，紹介していく。

2. 乳腺症とは

　乳腺症は，きわめてあいまいな概念でくくられた疾患群と言える。しこりや硬結，痛みなどの臨床症状を有し，何らかの画像所見を示すものの，明らかな腫瘤性病変ではない，さまざまな病態を総称して用いられてきた。現在は，病変と言うよりも，女性ホルモンに対する反応が過剰に起こった，正常から逸脱した状態と解釈される傾向にある。しかし，臨床的にも病理学的にも癌との鑑別が問題となることが多く，「いわゆる乳腺症」を理解することは乳腺診療を行う上では欠かせない。

　病理学的には，線維化や囊胞，アポクリン化生，腺症，線維腺腫性過形成，乳管過形成，小葉過形成などが含まれ，通常，これら複数の病変がさまざまな程度に混在している。個々の病変は小さいが，複数の病変が集合することにより不明瞭な腫瘤が形成される。欧米ではfibrocystic changeという名称が用いられていたように，肉眼的には線維化を伴った乳腺組織に小囊胞が散在性に見られることが多い（図1）。以下に，正常乳腺の成り立ちと各病変の病理学的特徴を述べる。

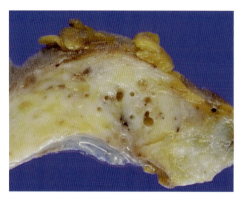

図1　代表的な乳腺症肉眼所見
線維化を伴った白色調の乳腺組織内に小囊胞が散在性に見られる。

●正常乳腺

15〜20本あるとされる主乳管から分岐した乳管は，最終的に終末乳管を経て小葉へと連続する。線維性結合織により区分された小葉では，細乳管が腺房へと分岐を重ねる（図2）。小葉や腺房の大きさや数は，個人や年齢によりさまざまである。この終末乳管から小葉にかけては終末乳管小葉単位（TDLU）と呼ばれる部分であり，大半の乳癌の発生母地と考えられている。乳管および小葉は，内腔側の乳管上皮細胞と，その外側の筋上皮細胞の2種類の上皮細胞によりliningされており（二相性があると表現される），さらに，その外側に基底膜が存在する（図3）。

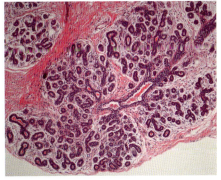

図2　正常乳腺組織
線維性結合組織に隔てられ，小葉構造が房状に見られる。

●嚢胞
（cyst）

分泌物を入れ，異型のない平坦化した乳管上皮細胞により覆われている（図4）。35〜50歳の女性にしばしば見られ，大きさはさまざまである。

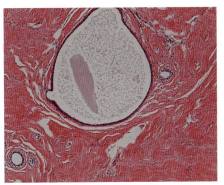

図4　嚢胞
異型のない上皮によりliningされ，内腔に分泌物を入れている。腺上皮の増生は見られない。

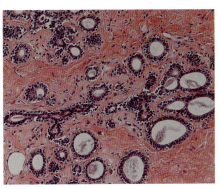

図3　正常乳腺組織
1つのTDLU。終末乳管から腺房にかけて，内腔側の腺上皮細胞とその外側の淡明な細胞質を有する筋上皮細胞との二相性が明瞭である。

●アポクリン化生
（apocrine metaplasia）

乳管上皮の細胞質に好酸性のアポクリン顆粒が見られる状態であり，嚢胞にアポクリン化生を伴った状態はアポクリン嚢胞と呼ばれる（図5）。乳頭状に増生する場合もある。乳腺症の代表的な所見とされてきた。

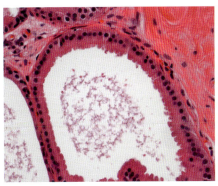

図5　アポクリン化生
Liningしている腺上皮の細胞質は好酸性顆粒状で，円形核が基底膜側に整然と配列する。

● 腺症
（adenosis）

　異型のない小型腺管の密な増生からなり，分泌物を入れて内腔が拡張している場合は閉塞性腺症（blunt duct adenosis）と呼ばれる（図6）。線維化を伴う場合は硬化性腺症（sclerosing adenosis）と呼ばれ，一見，浸潤様であるが，全体として整っており（図7），小型腺管は二相性が保たれている（図8）。

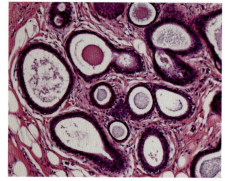

図6　閉塞性腺症
拡張した二相性のある小型腺管が集簇している。

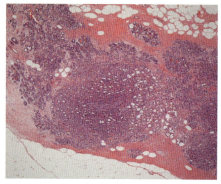

図7　硬化性腺症（弱拡大）
小型の腺管が密に増生しており，周囲正常乳腺組織と明らかに異なるが，全体としてまとまりがある。

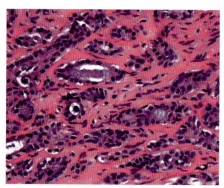

図8　硬化性腺症（強拡大）
一見，浸潤様であるが，腺管は二相性が保たれている。

● 線維腺腫性過形成
（fibroadenomatous hyperplasia）

　腺成分と線維性間質成分が共に増生し，線維腺腫に類似するが，腫瘤形成が不完全で小さい（図9）。

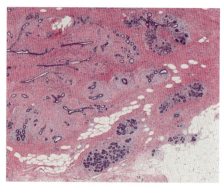

図9　線維腺腫症
腺成分とmyxoidな線維性間質成分とが増生し，不明瞭な結節を形成している。線維腺腫とするには腫瘤形成が不十分である。

● 通常型乳管過形成
　（usual ductal hyperplasia：UDH）

　以前は乳頭腫症（papillomatosis）と呼ばれていた。末梢型乳頭腫（peripheral papilloma）と混同されがちであったが，別病変である。病理学的には乳管上皮細胞が乳管内に重積して増生する状態を指す。増生する上皮細胞は多彩であり，核は不均一で重なり合う（図10）。しばしば篩状構造を取り，悪性との鑑別が難しい場合も多いが，腺腔の形は不規則で，辺縁部に間隙が見られる傾向がある。短紡錘形細胞が流れるような配列を取ることもある。免疫組織化学的に高分子サイトケラチン（cytokeratin 5/6やcytokeratin 14など）がモザイク状に陽性所見を示す（図11）。

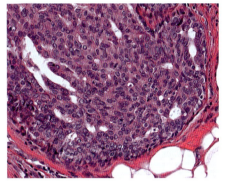

図10　乳管過形成
細胞が乳管内に増生している。腺腔が形成されているが，形は不規則で大きさもさまざまである。増生する細胞の核に緊満感はなく，流れるような配列も見られる。

　　　　＊　　＊　　＊

　乳腺症と癌のリスクに関して，多くの研究がなされてきた。とりわけ，上皮の増殖性変化である乳管過形成に関しては，乳癌のリスクと関連するとの報告が多い。代表的なものでは，乳管過形成が生検組織に見られた場合，浸潤癌になるリスクが通常の1.5～2倍と考えられている。

　近年では，こういったリスクを指標とし，マネージメントを重視した病型分類が用いられる傾向になり，良性乳腺病変をnonproliferative, proliferative without atypia, proliferative with atypiaに分けるようになってきた[1]。すると，これまで乳腺症として総称されていた病変のうち，囊胞やアポクリン化生，通常型の腺症はnonproliferative breast lesionに，硬化性腺症や乳管過形成はproliferative breast lesions without atypiaに相当する。

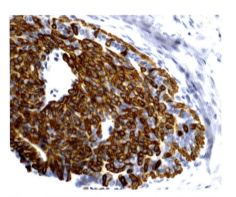

図11　乳管過形成（cytokeratin 14の発現）
陽性と陰性がモザイク状に混在している。辺縁の筋上皮細胞も陽性を示している。

　このproliferative breast lesions without atypiaに含まれる病変の乳癌になるリスクはそうでない女性の1.5～2.0倍と小さく，特にマネージメントは考慮しなくてもよいとされている。一方，proliferative breast lesions with atypiaには異型乳管過形成や異型小葉過形成，小葉内癌が含まれ，乳癌のリスクは3.7～5.3倍と考えられている。なお，ここで言う乳癌のリスクとは，前癌病変という意味ではなく，その病変があった場合，将来，対側乳房も含めてどこかに乳癌が発生する可能性を示している。つまり，引き続いて発生する乳癌は局所に限らないため，当該部位に対する局所療法は必ずしも必要としない。

● 異型乳管過形成
　（atypical ductal hyperplasia：ADH）

　癌の発生母地と考えられているTDLU内に，低異型度の非浸潤性乳管癌（low grade DCIS）と同様の単調な低異型度異型上皮が増生しているが，質的あるいは量的に癌の基準を満たさないものを指す（図12）。乳癌になるリスクは3.0～5.0倍と報告されている[2]。

　病理学的にはlow grade DCIS類似の単調な小型円形核を有する異型細胞が篩状構造や低乳頭状構造を取りながら増生する。low grade DCIS（図13）との区別は，細胞学的特徴が質的に不十分であるか，完全な非浸潤性乳管癌（DCIS）の特徴を示す病変の広がりがあっても，その大きさが2mmを超えない，あるいは2個以上の乳管ではないこととされている。

　よって，外科的切除生検で厳密に検討されたADHはリスク病変としてとらえられるが，針生検組織でADHと診断された場合には，low grade DCISのごく一部を見ている可能性があるため，画像所見と併せて対応を考慮する必要がある。針生検にADHが見られた場合，外科的生検でDCISあるいは浸潤癌にアップグレードする割合は10～20%であり[3]，その割合は画像所見によることが多い。

● 異型小葉過形成
　（atypical lobular hyperplasia：ALH）

　単独で画像所見や肉眼所見に影響を及ぼすほどの大きさではなく，生検検体などでたまたま発見される。接着性の乏しい，小型の均一な腫瘍細胞が小葉内を充満するように増生するが，小葉の拡張が不十分で，既存の管腔や乳管上皮が遺残している（図14）。増殖する細胞の特徴は後述する非浸潤性小葉癌（lobular carcinoma in situ：LCIS）と同様である。乳癌のリスクは低く，特別なマネージメントの必要はない。

　ALHと後述のLCISの両者を合わせてlobular neoplasia（LN）と呼ぶこともある。いずれもTDLUから発生する増殖性病変であり，小型で接着性の乏しい均一な異型細胞が充実性に増殖する一連の腫瘍性病変である[4]。ALHとLCISは形態学的にも分子生物学的にも増殖している細胞は同じであり，純粋に形態学的な小葉内進展の程度のみで区別される。いずれも，いずれかの乳房の乳癌発生のリスクファクターであるが，浸潤癌（乳管癌あるいは小葉癌）がこれらの病変とは別の部分に発生するリスクはLCISがALHのほぼ2倍であり[5]，実臨床上は区別されることが多い。

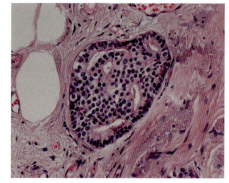

図12　異型乳管過形成
ほぼ類円形の核を有する細胞が増生しているが，単調さや腺腔に対する極性が今一歩であり，low grade DCISとするには量的にも質的にも基準を満たさない。

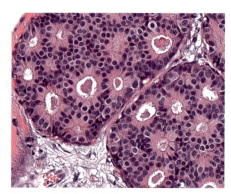

図13　非浸潤性乳管癌
類円形で核緊満感のある均一で単調な細胞が，正円形の腺腔を形成しながら乳管内に増生している。腺腔に対して核が規則正しく並ぶように配列している（極性があると表現する）。

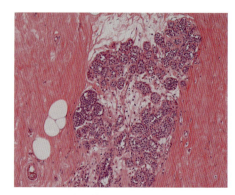

図14　異型小葉過形成
小型の接着性の乏しい単調な細胞が小葉内に増生しているが，小葉の拡張は不十分である。

●非浸潤性小葉癌
（lobular carcinoma in situ：LCIS）

閉経前女性に見られることが多く，女性ホルモンとの関連があると考えられている。また，白人女性で発生頻度が高い。

病理学的には増殖する細胞は小型・単調であり，接着性に乏しく，均一な円形核と少量の細胞質からなる（図15）。クロマチンは均質で核小体は目立たず，核分裂像は乏しい。細胞質内腺腔（intracytoplasmic lumina：ICL）をしばしば認めるが，特異的な所見ではない。ICLの拡張が顕著になり，核を圧排すると，印環細胞様の形態を示すようになる。

細胞相互の接着性の低下は，最も重要な所見である。通常，細胞境界の不明瞭さや細胞間の均質な間隙が見られる。また，増殖する異型細胞は極性を示さない。核は均等に配列し，腺腔の形成は基本的には見られない。腫瘍細胞が小葉外の乳管へ進展する場合には，充実性もしくは乳管基底膜と既存の乳管上皮との間に分け入るように増殖し，後者はpagetoid spreadもしくはinvolvementと呼ばれる。終末乳管へpagetoid spreadした際に，連続する細乳管まで腫瘍細胞が充満すると，クローバー状を呈する。

免疫組織化学では，細胞接着因子であるE-cadherinの発現は消失する（図16）。また，E-cadherin発現消失に伴って，cadherin-catenin細胞接着複合体を構成する分子のうち，α-cateninおよびβ-cateninも発現が消失するが，p120 cateninは細胞内局在が細胞膜から細胞質，もしくは核内へ変化し[6]，細胞質がびまん性に陽性となる。しかし，必ずしも浸潤性小葉癌やLCISの全例が免疫組織学的にE-cadherin発現が消失しているわけではなく，組織像が典型的であるにもかかわらずE-cadherin陽性となる場合があり，診断に際しては注意が必要である。E-cadherin陽性小葉癌ではcadherin-catenin細胞接着複合体の機能異常が指摘されており，特にp120 cateninは，E-cadherin陽性小葉癌においてもE-cadherin陰性小葉癌と同様に，細胞質に陽性所見を示すとされる[7]。

増生する腫瘍細胞の核異型の程度により，古典型と多形型に分けられる。古典型は核異型が軽度から中等度であるが，多形型は核異型が目立ち，核の大小不同（2～3倍）や核小体の明瞭化が見られるものを指す（図17）。多形型LCISでは細胞質が豊富で，時に好酸性顆粒状となり，アポクリンへの分化を伴うことがある。中心部にcomedo necrosisが見られることがあり，石灰化を伴うこともある。核分裂像が見られ，時に多数認める。

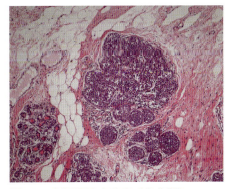

図15　非浸潤性小葉癌（古典型）
図14と同様の接着性の乏しい小型異型細胞が増生しているが，小葉は拡張している。

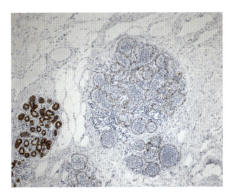

図16　非浸潤性小葉癌（E-cadherin発現）
腫瘍細胞はE-cadherin陰性である。周囲の小葉や乳管は陽性（茶褐色）である。

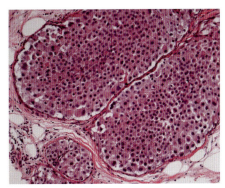

図17　非浸潤性小葉癌（多形型）
接着性の乏しい腫瘍細胞が乳管あるいは小葉内に増生している。古典型と比べて核の大小不同が見られ，細胞質も豊富である。

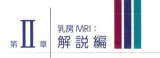

　古典型の多くはエストロゲン受容体，プロゲステロン受容体陽性であり，HER2タンパク過剰発現やHER2遺伝子増幅，p53変異などは通常見られない。一方，多形型ではしばしばHER2やp53が陽性になり，Ki-67陽性率も高い傾向にある。また，アポクリン分化を伴う症例では，エストロゲン受容体やプロゲステロン受容体が陰性になりやすい。

　針生検組織にLCISが見られた場合，偶然発見された古典型であれば，外科的切除は不要である。しかし，古典型であっても画像所見が見られている場合や多形型では外科的生検でアップグレードする可能性があり，外科的切除が望まれる。次に，外科的切除にLCISが見られた場合，古典型であれば追加切除は不要であるが，多形型で断端陽性の場合には追加切除を行い，断端を陰性化することが望ましい。また，浸潤癌の外科的切除検体の断端部にLCISが見られた場合も，古典型であれば追加切除の必要はないが，多形型では追加切除が望まれる。

＊　＊　＊

　このような上皮の増殖性変化は，女性ホルモンの相対的な過剰によると考えられている。乳腺腫瘍のWHO分類（第4版，2012年）には乳管内増殖性病変としてまとめられており，通常型乳管過形成のほかに，円柱状細胞病変（CCL），異型乳管過形成（ADH），非浸潤性乳管癌（DCIS）が含まれている[4]。

　次に，円柱状細胞病変について紹介する。

●円柱状細胞病変
　（columnar cell lesions：CCL）

　上皮増殖性変化と考えられるが，平坦に上皮が増殖し，TDLUが拡張する病変を指す。内腔に分泌型の石灰化を伴うことが多く，ステレオガイド下吸引針生検の普及により遭遇する機会が増え，知見が蓄積されつつある病変である。異型を伴わない病変は円柱上皮化（columnar cell change）と円柱上皮過形成（columnar cell hyperplasia）に，異型を伴う病変は平坦型異型病変（flat epithelial atypia）に分類されている。

● 円柱上皮化
　（columnar cell change：CCC）

　腺房細胞の円柱状の形態変化を来すものを指し，これまで閉塞性腺症と呼ばれていた病変はこの一群に含まれる（図18）。TDLUはさまざまな程度に不規則に拡張し，一層の高円柱上皮細胞にliningされる。

● 円柱上皮過形成
　（columnar cell hyperplasia：CCH）

　TDLUはさまざまな程度に不規則に拡張し，多層化する高円柱上皮細胞にliningされる（図19）。核は卵円形あるいは長円形，核クロマチンは繊細で核小体は目立たず，核分裂像は通常見られない。核は基底膜に対して垂直に整然と配列し，明瞭な極性を示す。しばしば内腔面にsnoutsを形成する。これらの病変が乳癌へ進展するリスクはきわめて小さいと考えられている。

● 平坦型上皮異型
　（flat epithelial atypia：FEA）

　低悪性度の非浸潤性乳管癌類似の異型細胞が，TDLU内に単層あるいは数層に平坦に増生している状態を呼ぶ（図20）。
　病理学的にはTDLUは拡張し，拡張した細乳管の輪郭はなめらかである。内腔には淡好酸性の分泌物を内容とし，しばしば石灰化を伴う（図21）。liningする上皮は立方状あるいは円柱状で，N/C比は高い。よって，弱拡大では通常のTDLUよりも青みが強く見える。核は小型で類円形から楕円形で，軽度の核不整が見られるものの単調である。クロマチンは微細顆粒状，核小体は時に明瞭化し，まれに核分裂像が見られる。つまり，low grade DCIS類似の細胞所見を示す。核は基底膜に対し極性を示すことなく不規則に配列し，腺腔面にはしばしば断頭分泌像が見られる。筋上皮細胞は通常，減少する。
　FEAはADHやlow grade DCIS，管状癌，小葉性腫瘍（LCISやALH）を合併することがあり，低異型度浸潤癌の前駆病変としてとらえられている（図22～24）。浸潤癌のリスクはそれぞれ，合併する異型病変による。
　針生検でFEAのみが見られた場合，外科的生検でアップグレードする割合は0～20％と報告されている[8), 9)]。当初，針生検でFEAと診断された際には外科的生検が推奨されたが，針生検でFEAが単独で見られた場合，画像所見がより悪性

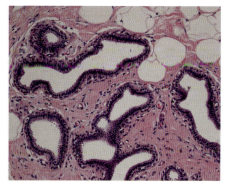

図18　円柱上皮化
TDLUが拡張し，円柱状細胞により平坦にliningされている。核は整然と配列し，筋上皮細胞は保たれている。

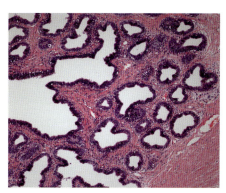

図19　円柱上皮過形成
拡張したTDLUが多層化する円柱状細胞によりliningされている。

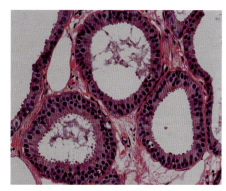

図20　平坦型上皮異型
low grade DCIS類似の小型円形核を有する単調な円柱状細胞が平坦にliningし，細乳管は丸く拡張している。

を示唆する場合や，石灰化が遺残している場合にアップグレードの可能性が高いことが指摘され[10]，画像所見と併せた対応が推奨されている。

　病理学的にはこれら病変の疾患概念や診断基準，臨床的取り扱いはコンセンサスが得られた状況ではないが，現時点では，悪性病変が合併したとしても低悪性度であることから，過剰な検査・治療は避ける傾向にある。

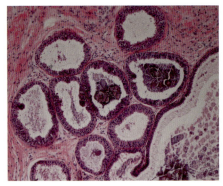

図21　平坦型上皮異型
　　　内腔の分泌物に石灰化を伴う場合もある。

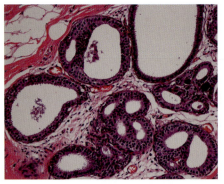

図22　平坦型上皮異型＋異型乳管過形成
　　　low grade DCIS類似の異型細胞の増生からなり，一部に篩状の増生が見られるが，癌というほどの構造異型ではない。

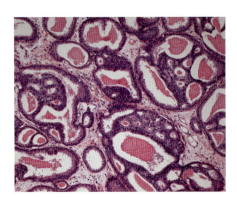

図23　平坦型上皮異型＋非浸潤性乳管癌
　　　図22に類似するが，一部は非浸潤性乳管癌の範ちゅうと思われる。

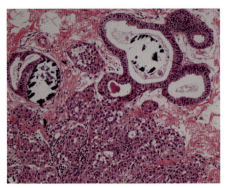

図24　平坦型上皮異型＋非浸潤性小葉癌
　　　下半分に接着性の乏しい小型異型細胞が増生している。

● Low grade breast neoplasia family

円柱状細胞病変，ADH，low grade DCIS，小葉性腫瘍や管状癌には16q loss や 1q gain などの共通の遺伝子異常があることから，low grade pathway を取る一連の病変と考えられている。これらはしばしば合併する。なかでも，平坦型上皮異型と小葉性腫瘍，管状癌との合併はRosen triad として知られている（図25）。

つまり，分子病理学的知見の集積により，乳腺腫瘍は低悪性度のものから高悪性度のものへと進展するものはごくわずかであり，低悪性度の前駆病変から低悪性度の非浸潤癌，浸潤癌へと進展するlow grade pathwayと，高悪性度の非浸潤癌から浸潤癌へと進展するhigh grade pathway，そして，その中間のpathwayを取るものがあると考えられるようになった[11]。

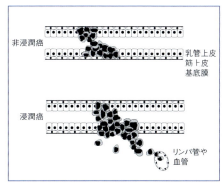

図25 Rosen triad
平坦型異型，小葉新生物（非浸潤性小葉癌），管状癌が同時に見られる。

3. 非浸潤性乳管癌（DCIS）の病理

DCISは癌細胞の増殖が乳管内にとどまり，間質浸潤を示さない乳管癌である（図26）。よって，理論的には転移は起こさない。浸潤癌の前駆病変であるが，生命予後はきわめて良好で，10年生存率は98～99％である。近年では発見される機会が増え，乳癌全体の20％程度を占める。

DCISはさまざまなタイプの腫瘍の集まりであり，適切に診断・治療を行うためには適切な分類が必要である。従来，DCISは主に組織構築により分類されてきた。代表的なものとして，『臨床・病理乳癌取扱い規約 第18版』では乳頭型，篩状－乳頭型，篩状型，充実型，面疱型，充実－乳頭型が取り上げられている。ほかに，低乳頭型や平坦型などがあり，以下に代表的な組織構築分類の亜型の特徴を述べる。

● 面疱型
（comedo type）

中心壊死を特徴とする（図27）。肉眼的な割面所見で黄白色調の物質が点状に分布し，ニキビ（面疱）に類似している。しばしば壊死型の石灰化を伴い，特徴的なマンモグラフィ所見を示す。核不整の目立つ腫大した核を有する大型の腫瘍細胞からなり，核分裂像が目立つことも多い。乳管周囲に線維化や血管新生，リンパ球浸潤などの反応を伴うことも多い。面疱型は非面疱型と比較し，浸潤癌を合併する頻度が高いことが知られている[12]。

図26 非浸潤癌，浸潤癌のシェーマ
非浸潤癌は基底膜内にとどまる。

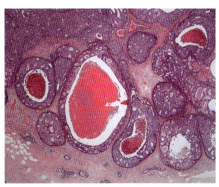

図27 非浸潤性乳管癌（面疱型）
腫瘍細胞が拡張した乳管内に増生しているが，中心部に壊死が見られる。

● 篩状型（cribriform type）

　乳管内における，間質を伴わない腺腔形成を特徴とする。腺腔は円形で輪郭は平滑，均等に分布する（図28）。通常，腫瘍細胞は小型から中型で比較的単調な核を有し，細胞や核の形態もそろっている。核腫大やクロマチン増量は見られるが，核分裂像や核小体は目立たない。壊死はあったとしても，細胞単位や少量のものに限る。分泌型の石灰化を伴うことがある。

● 乳頭型（papillary type）

　乳頭という名称が含まれている場合，拡張した乳管内に枝分かれする線維血管性の茎周囲に上皮細胞が増生する構築を示す。嚢胞状に拡張した乳管内に見られる場合は，嚢胞内乳頭癌（intracystic papillary carcinoma）と呼ばれる（図29）。典型例では，線維血管性間質と増生する上皮細胞の境界に筋上皮細胞は消失し，N/C比の高い長円形核を有する円柱状腫瘍細胞が釘打ち状に配列する。核にはクロマチン増量があり，細胞密度は高いため，HE染色で青みが強く見える。

● 低乳頭型（low papillary type）

　日本では低乳頭型（low papillary type）と表現するが，欧米では微小乳頭型（micropapillary type）と呼ばれている。管腔内に向かって，腫瘍細胞が線維血管性の間質を伴わずに突出する構造を指す（図30）。時に，架橋形成が見られる。腫瘍細胞は小型のことが多く，核異型も軽度で，核分裂像も少数の場合が多い。

● 充実型（solid type）

　特定の構築を示さず，充実性に増殖する（図31）。円形から多角形の腫瘍細胞からなり，細胞境界は明瞭なことが多い。

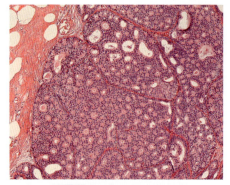

図28　非浸潤性乳管癌（篩状型）
拡張した乳管内に腫瘍細胞が篩状パターンを取りながら増生している。

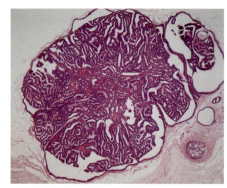

図29　非浸潤性乳管癌（乳頭型）
単調な腫瘍細胞が細い線維血管性の芯を伴って，乳頭状パターンを取りながら嚢胞内に増生する。

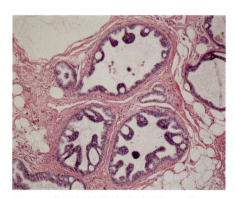

図30　非浸潤性乳管癌（低乳頭型）
拡張した乳管壁を低核異型度の異型細胞が内腔へ向かって突出するように増生している。低乳頭状構造は丸みを帯びている。

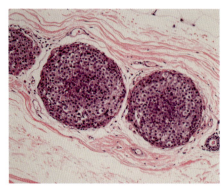

図31　非浸潤性乳管癌（充実型）
異型細胞が特定の構造を取らずに，拡張した乳管内に増生している。

＊　＊　＊

　組織構築から見た非浸潤性乳管癌の分類は，画像所見と関連する事項が多いように思う．しかし，DCISの画像診断を行う場合，DCISが必ずしも正常の乳腺組織のみから発生するわけではないことを注意したい．乳頭腫や腺症などの良性病変内から発生することや，周囲から良性病変内へ進展することがある．病理像を知っていれば，腺症内に発生した非浸潤癌は，浸潤癌類似の画像所見を示すことが容易に理解しうるであろう．乳頭腫とDCISとの関連については，近年，筋上皮マーカーや高分子サイトケラチンを用いた免疫組織化学的知見が集積されたことから，乳腺腫瘍のWHO分類（第4版，2012年）では乳頭状病変の新たな分類として整理された．厳密に分類することが難しい場合もあり，いずれの病型も予後良好であることから分類を疑問視する立場もあるが，乳頭状構造を示す非浸潤性乳管癌の基本的な枠組みを紹介する．

● ADH/DCISを伴う乳管内乳頭腫

　従来，乳頭腫内に癌は発生しないと考えられていたが，乳頭腫の一部にlow grade DCISと同様の単調な腫瘍細胞の増殖が見られることがある（図32，33）．こういった病変のうち，異型細胞の増殖する病変の大きさが3mm未満の場合をADHを伴う乳管内乳頭腫，3mm以上の場合にDCISを伴う乳頭腫と診断することが提唱されている．

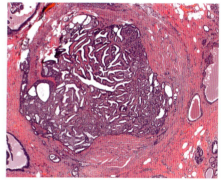

図32　非浸潤性乳管癌を伴う乳管内乳頭腫
太い線維血管性の芯を伴う乳頭腫の一部（左半分）に単調な異型細胞が篩状に増生する．

● 乳頭状DCIS

　乳頭状構造を取るDCISであり，原則として，良性乳頭腫の混在はないものを指す．前述の乳頭型のDCISに相当する（図29参照）．基本的には，繊細な血管結合織を軸とした腫瘍細胞の乳頭状増殖からなっており，低乳頭状，篩状，充実性増殖を伴うこともある．腫瘍細胞は軽度核異型で単調な円柱状腺上皮からなる．筋上皮細胞は乳頭状部では減少もしくは消失するが，腫瘍辺縁部には菲薄化したものが残存する．

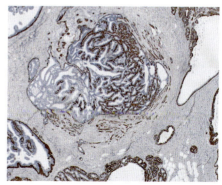

図33　非浸潤性乳管癌を伴う乳管内乳頭腫のcytokeratin 14の発現
DCIS部（左半分）はびまん性に陰性である．

●被包型乳頭癌
　（encapsulated papillary carcinoma）

　線維性被膜に囲まれた乳頭状構造を取る乳頭癌であり，WHO分類の第4版で新たな組織型として取り入れられた（図34）。圧排性の浸潤性増殖を示す病変との解釈がなされているが[13]，現時点では線維性被膜内にとどまっている場合，非浸潤癌として扱うこととされている。線維性被膜内に腫瘍が充満することが多く，組織学的には軽度から中等度の核異型を示す腫瘍細胞が繊細な血管結合織を軸として密に増生する。充実性や篩状の配列も見られる。基本的に，乳頭状部および辺縁部いずれにも筋上皮細胞は見られない点が特徴である。

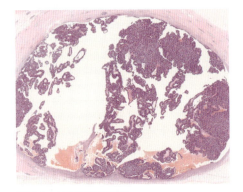

図34　被包型乳頭癌
線維性被膜により囲まれた乳頭癌である。通常の浸潤癌を思わせる部分は見られない。

＊　＊　＊

　細胞形態に基づくDCISの分類として，アポクリン型や神経内分泌型，淡明細胞型，印環細胞型，二細胞型などが挙げられる。ここでは，代表的なアポクリン型と神経内分泌型について紹介する。

●アポクリン型
　（apocrine DCIS）

　大部分の腫瘍細胞がアポクリン細胞と類似した形態を示す（図35）。つまり，豊富な好酸性顆粒状細胞質を有し，しばしば断頭分泌像が見られる。通常，核異型が強いが，核異型の弱いものでは良悪の判断が難しい症例も見られる。エストロゲンレセプターおよびプロゲステロンレセプターは陰性，アンドロゲンレセプターは陽性となる。

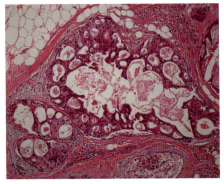

図35　アポクリン非浸潤性乳管癌
異型アポクリン化生細胞が篩状構造を取りながら増生しており，核不整が見られる。

●神経内分泌型
　（neuroendocrine DCIS）

　好酸性顆粒状の細胞質とクロマチンの増量した小型円形核を有する単調な腫瘍細胞からなり，免疫組織化学的に神経内分泌マーカーであるシナプトフィジンやクロモグラニンが陽性となる（図36）。通常，繊細な血管結合織からなる茎を有する充実−乳頭型の組織構築を取り，充実乳頭癌（solid papillary carcinoma）とオーバーラップする疾患概念である。腫瘍細胞は多稜形であることが多いが，まれに紡錘形の場合もある。流れるような配列や，粘液産生，血管周囲性偽ロゼットが見られることがある。浸潤の有無の判断が難しい組織型であるが，明らかな浸潤性胞巣が確認できないかぎり，非浸潤癌として扱う。臨床的にはやや高齢者に多く，血性乳頭分泌を伴うことがある。

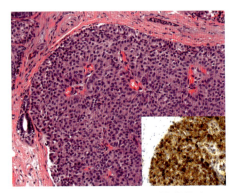

図36　神経内分泌型非浸潤性乳管癌
拡張した乳管内に核が偏在し，好酸性顆粒状細胞質を有する腫瘍細胞が，繊細な血管を伴って充実乳頭状構造を取りながら増生している。腫瘍細胞はクロモグラニン（inset）陽性である。

＊　　　＊　　　＊

　ここまでの記述は形態学的特徴をもとにした分類であるが，近年では，生物学的態度を反映させた，核の大きさや壊死の有無などを組み合わせたさまざまな異型度分類が提唱されている。例えば，Van Nuys分類は核異型をhigh gradeとnon high gradeに分け，high gradeはgroup 3に，non-high groupは壊死のないものをgroup 1，壊死のあるものをgroup 2に分ける分類である。腫瘍径や断端との距離と合わせて温存術後の予後と相関があること[14]や，適切なマネージメントが異なることが示された[15]。日本では，DCISの亜分類に関するコンセンサス会議で提唱されたコンセンサス分類[16]（**図37**）や，日本乳癌学会の「非浸潤癌の組織学的ならびに生物学的特性に関する班研究」が提唱した分類[17]も用いられてきた。一方，乳腺腫瘍のWHO分類（第4版，2012年）では，low nuclear grade, intermediate nuclear grade, high nuclear gradeの3分類が用いられている。ここでは，乳腺腫瘍のWHO分類（第4版，2012年）におけるDCISのgrade分類を紹介する。

DCIS 核グレード（NG）分類

Consensus Conference on the Classification of Ductal Carcinoma In Situ, 1997

【Low grade nuclei（NG 1）】

　核形態：均一
　大きさ：正常赤血球や乳管上皮細胞の核の大きさの1.5～2.0倍
　特　徴：均一で繊細な核クロマチンの分布を示し，核小体や核分裂像はまれ。
　　　　　構成細胞の核の極性あり。
　注　意：核の大きさが同じでも多形性がある場合はNG1には分類しない。

【Intermediate grade nuclei（NG 2）】

　NG 1にも，NG 3にも分類できないもの

【High grade nuclei（NG 3）】

　核形態：高度の多形性
　大きさ：正常赤血球や乳管上皮細胞の核の大きさの2.5倍を超える。
　特　徴：不均一な核クロマチンの分布を示し，明瞭あるいは複数個の核小体を持つ。
　　　　　核分裂像が顕著。

図37　DCISのコンセンサス分類
コンセンサス会議で提唱されたDCISの分類（参考文献16）より引用抜粋）

●低異型度非浸潤性乳管癌
　（low nuclear grade DCIS）

　小型の単調な腫瘍細胞からなり，均一な小型円形核を特徴とする（図38）。核小体や核分裂像は目立たない。低乳頭状や篩状，あるいは充実性の組織構築を取ることが多い。腺腔に対する極性が明瞭で，ロゼット様微小腺腔が見られることもある。壊死を伴う頻度は低く，あっても少量である。小さな砂粒型の石灰化が見られることがある。通常，エストロゲンレセプターやプロゲステロンレセプターは強発現しており，HER2タンパクの過剰発現は見られない。

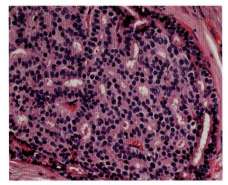

図38　低異型度非浸潤性乳管癌
腫瘍細胞は単調で小型円形核を有する。

●中異型度非浸潤性乳管癌
　（intermediate nuclear grade DCIS）

　腫瘍細胞は軽度から中等度の大きさや形，配列のばらつきを示し，クロマチンの増量の程度や核小体の明瞭さはさまざまである（図39）。細胞極性が見られるが，low nuclear grade DCISほどではない。核分裂像は若干見られる。点状あるいは面疱状壊死があり，石灰化のパターンは低異型度非浸潤性乳管癌と同様，あるいはhigh nuclear grade DCISのパターンと混在している。

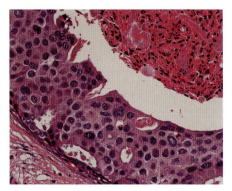

図39　中異型度非浸潤性乳管癌
腫瘍細胞の核はややクロマチンが増量し，大きさもばらつきが見られる。壊死を伴っている。

●高異型度非浸潤性乳管癌
　（high nuclear grade DCIS）

　大型の高度異型腫瘍細胞が充実性，篩状，まれに低乳頭状に増生する。核は多形性を示し，クロマチンは粗く増量し，明瞭な核小体を有する（図40）。細胞極性は見られず，核分裂像が散見されることが多い。面疱壊死がしばしば見られ，鋳型状の石灰化を伴う。まれに一層の異型細胞が平坦に増生することがあり，注意が必要である。エストロゲンレセプターやプロゲステロンレセプターは通常陰性であり，HER2タンパクは過剰発現していることが多い。増殖活性は高く，間質に血管新生が見られる。

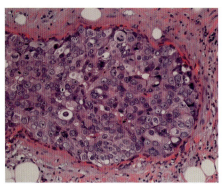

図40　高異型度非浸潤性乳管癌
核の大小不同，不整が目立ち，核分裂像も多い。

* * *

　低異型度非浸潤性乳管癌（low grade DCIS）は切除のみでの再発率が低いことが報告されていたが，2016年にSagaraらが低異型度非浸潤性乳管癌は外科的切除の有無が生命予後に関連しないことを報告し[18]，大きなインパクトを与えた。現在，非切除の臨床試験が各国で実施されている。そもそも，非浸潤性乳管癌（DCIS）自体，浸潤癌の前駆病変であり，きわめて生命予後の良い疾患である。浸潤癌への進展リスクを正確に評価する方法，および予防法が模索されている。

4. おわりに

　早期癌を見つけるために詳細な画像検査を行い，正確な採取法を開発し，多くの境界病変・前駆病変をとらえてきた。その結果として，境界病変・前駆病変に対する多くの知見を得ることができた。癌へ進展する可能性のある病変をすべて切除していた時代は終わり，正確なリスク評価や予防の手立てが求められている。

　癌ゲノムが徐々に解明され，癌の生物学的態度をより正確に予測しうる時代に突入した。今後，ゲノムの変異プロファイルにより，癌の分類も再構築されていくであろう。しかし，さまざまな手法を用いて病変を形態学的にとらえ，病態を解釈することが診療の基本であることは変わらない。むしろ，癌ゲノムの解明により，形態学的特徴と生物学的態度との関連性はより理解が深まるであろう。乳房MRIのさらなる発展に期待したい。

●参考文献

1) Hartmann LC, Sellers TA, Frost MH, et al. : Benign breast disease and the risk of breast cancer. *N Engl J Med* 353 (3) : 229-237, 2005

2) Fitzgibbons PL, Henson DE, Hutter RV : Benign breast changes and the risk for subsequent breast cancer : an update of the 1985 consensus statement. Cancer Committee of the College of American Pathologists. *Arch Pathol Lab Med* 122 (12) : 1053-1055, 1998

3) Mooney KL, Bassett LW, Apple SK : Upgrade rates of high-risk breast lesions diagnosed on core needle biopsy : a single-institution experience and literature review. *Mod Pathol* 29 (12) : 1471-1484, 2016

4) Lakhani SR EO, Schnitt SJ, et al. : WHO classification of Tumours of the breast, (4th ed.) . Lyon, IARC, p87, 2012

5) Page DL, Kidd TE Jr., Dupont WD, et al. : Lobular neoplasia of the breast : higher risk for subsequent invasive cancer predicted by more extensive disease. *Hum Pathol* 22 (12) : 1232-1239, 1991

6) Dabbs DJ, Bhargava R, Chivukula M : Lobular versus ductal breast neoplasms : the diagnostic utility of p120 catenin. *Am J Surg Pathol* 31 (3) : 427-437, 2007

7) Rakha EA, Patel A, Powe DG, et al. : Clinical and biological significance of E-cadherin protein expression in invasive lobular carcinoma of the breast. *Am J Surg Pathol* 34 : 1472-1479, 2010

8) Piubello Q, Parisi A, Eccher A, et al. : Flat epithelial atypia on core needle biopsy : which is the right management ? *Am J Surg Pathol* 33 (7) : 1078-1084, 2009

9) Ingegnoli A, d'Aloia C, Frattaruolo A, et al. : Flat epithelial atypia and atypical ductal hyperplasia : carcinoma underestimation rate. *Breast J* 16 (1) : 55-59, 2010

10) Calhoun BC, Sobel A, White RL, et al. : Management of flat epithelial atypia on breast core biopsy may be individualized based on correlation with imaging studies. *Mod Pathol* 28 (5) : 670-676, 2015

11) Bombonati A, Sgroi DC : The molecular pathology of breast cancer progression. *J Pathol* 223 (2) : 307-317, 2011

12) Silverstein MJ, Waisman JR, Gamagami P, et al. : Intraductal carcinoma of the breast (208 cases) . Clinical factors influencing treatment choice. *Cancer* 66 (1) : 102-108, 1990

13) Wynveen CA, Nehhozina T, Akram M, et al. : Intracystic papillary carcinoma of the breast : An in situ or invasive tumor ? Results of immunohistochemical analysis and clinical follow-up. *Am J Surg Pathol* 35 (1) : 1-14, 2011

14) Silverstein MJ, Poller DN, Waisman JR, et al. : Prognostic classification of breast ductal carcinoma-in-situ. *Lancet* 345 (8958) : 1154-1157, 1995

15) Silverstein MJ : The University of Southern California/Van Nuys prognostic index for ductal carcinoma in situ of the breast. *Am J Surg* 186 (4) : 337-343, 2003

16) The Consensus Conference Committee : Consensus Conference on the classification of ductal carcinoma in situ. *Cancer* 80 (9) : 1798-1802, 1997

17) Moriya T, Kasami M, Akiyama F, et al. : A proposal for the histopathological diagnosis of ductal carcinoma in situ of the breast. *Breast Cancer* 7 (4) : 321-325, 2000

18) Sagara Y, Mallory MA, Wong S, et al. : Survival Benefit of Breast Surgery for Low-Grade Ductal Carcinoma In Situ : A Population-Based Cohort Study. *JAMA Surg* 150 (8) : 739-745, 2015

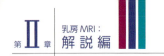

第5部

バイオマーカーとしてのMRI

1. はじめに

　第2部の「4. 乳房MRIの適応」の表3（72P）を見ていただきたい。乳房MRIは、大きく2つの方向性に進化している。1つは、「乳房MRIサーベイランス」である。Kuhl先生が提唱したabbreviated MRIで何度も説明してきたが、MRIガイド下生検の対象病変を探す作業である。そのため、撮像時間は短くてよい。もう1つが、「MRIデータを乳癌のバイオマーカーとして利用する手法」である。上記表3の4. 化学療法の効果判定がそれである。

　近年では、"radiomics"や"radiogenomics"という学問が急速に発展している。radiomicsとは、radiology + omicsの造語である。「omics = ome（すべての）＋ics（学問や研究）」であり、放射線画像のあらゆる特性を網羅した研究、という意味である。radiogenomicsとは、radiomicsからさらに一歩踏み込んで、従来の放射線画像診断にゲノミクス（genomics）の手法を取り入れた概念である。乳房MRIを例にすると、2000枚近い造影ダイナミック撮像および拡散強調画像（DWI）からなる大量のデータを解析し、臨床データ、病理診断、ゲノム情報などと統合して、より正確な診断や治療効果予測、予後予測などを行う試みである。読影レポートを書く＝単なるカテゴリー分類、とはまったく異なる領域であり、アカデミックな領域である。

　この領域は現在、急速に発展している。私見としては、将来は人の目で行う領域ではないと考えている。このようなデータ解析には、AI（人工知能）が威力を発揮するからである。また、遺伝学的検査も複数の企業が日本に参入してきている状況であり、癌ゲノム医療の開始、次世代シーケンスの導入などにより、まさに激変の最中である。本節も、あっという間に古い情報になってしまうであろう。

　このような背景をご理解いただいた上で、本節では筆者の取り組んできた、または、筆者が考えている乳癌のバイオマーカーとしての画像の役割を解説していきたい。

2. 術前薬物療法におけるMRIの役割

　術前薬物療法におけるMRIの役割には、大きく2つの意義がある[1]。
① 薬物療法終了後の癌の残存評価
② 薬物療法の治療効果判定や治療効果予測

　MRIは、術前薬物療法に対する腫瘍の反応（chemosensitivity）を評価する点で、触診、マンモグラフィ、超音波検査よりも優れている。乳房MRIを行う枠が足りないくらい乳癌手術数の多い施設で、薬物療法前にはCTを施行して、薬物療法後にMRIを撮像している発表を見たことがある。しかし、術前薬物療法が行われる症例においては、ベースラインとなる初回にも必ずMRIを行うことが重要である。薬物療法の治療効果を評価するための2回目のMRIは、薬物療法のコースの約半分を終えた時に撮像するべきである。また、3回目のMRI検査は、薬物療法終了後に癌の残存を評価するために施行する。治療後の癌の残存評価には、MRIが病理学的所見と最も良く相関し、最適な手法であることは、過去の論文で証明されてきた。

2-1. 薬物療法終了後の癌の残存評価

　術前薬物療法後の腫瘍の広がりの評価に最も重要な要素は、「薬物療法前の広がりのパターン（tumor distribution）」と「薬物療法後の縮小パ

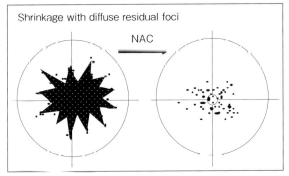

図1 Replaced lesion（置換型）の縮小パターン
NAC：術前化学療法
（参考文献5）より転載）

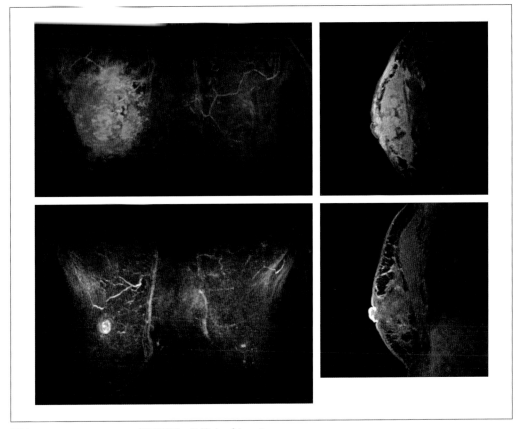

図2 Replaced lesion（置換型）の縮小パターン
上段は治療前，下段は治療後。化学療法前では右乳腺を置換するような広範な造影域を認める。化学療法後の画像では，右乳腺の広範囲な腫瘍が消失している。clinical CR（complete response）と判定することになるが，病理学的には化学療法前の画像とほぼ同様の範囲で微小な腫瘍が残存していた。

ターン（shrinkage pattern）」の2点であると考えている[2)～5)]。その理由を以下に示す。

2-1-1．術前薬物療法前の広がりのパターン（tumor distribution）

ここで，第2部で記述した乳癌の広がりパターン（68Pの図8）が重要となる。

特に，replaced lesion（置換型）は，薬物療法後に独特の縮小パターンを呈する（図1, 2）[2)～5)]。このreplaced lesionが薬物療法で著効した場合，以下の特徴がある。

(1) 化学療法後の画像では腫瘍が消失している。

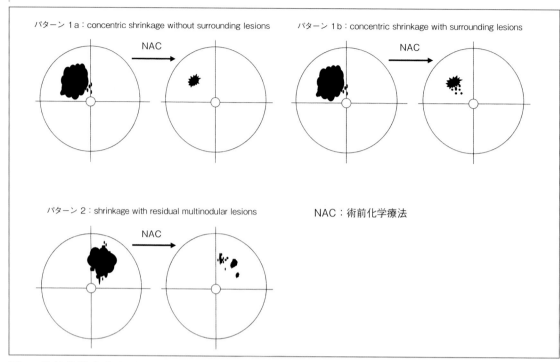

図3 術前化学療法後の縮小パターン（参考文献3）より引用作成）

clinical CR（complete response）と判定してしまう。
(2) 臨床的にも腫瘤を触知しなくなっていることが多い。
(3) そのため，乳房温存術の適応と判断されてしまう。
(4) しかし，ほとんどの症例で，薬物療法前とほぼ同じ範囲に微小な癌が残存している。
(5) すなわち，replaced lesion は乳房温存術の適応外と考えている。

上記の(1)〜(5)を世に発信したい一心で筆者は，若き頃に論文を作成した[3]。患者の紙カルテを倉庫から取り寄せ，腫瘍内科の先輩と共に休日に整理したことを懐かしく思い出す。また，薬物療法前後で最大径はほぼ同じことが多いので，残存腫瘍の広がりだけを計測すると，腫瘍量の著明な減少が反映されない。これは，現在の治療効果判定の問題点である。

薬物療法後の腫瘍の広がりの評価には，必ず薬物療法前後の画像の比較が必要である。これは，病理学的評価においても同様である。画像診断はマクロ画像の一種と考えられ，画像診断での縮小率を考慮しなくては治療効果判定も正確にはできない，と病理医も指摘している[6]。病理医には，ぜひ，治療前の画像の状態を知っていただいた上で，病理学的な治療効果判定を行っていただきたい。

2-1-2. 薬物療法後の縮小パターン（shrinkage pattern）

腫瘍の縮小パターンはさまざまな表現で報告されている。日本の報告[7],[8]では「限局縮小型」と「樹枝状遺残型」，あるいは「concentric type」と「honeycomb type」などと表現されている。これらの報告は表現が異なるものの，中心性に縮小し，周囲に残存病巣がない（または，ほとんどない）パターンと，縮小しているものの，複数の残存病巣が広範に存在するパターン，という意味において同様の分類である。しかし，"樹枝状"や"honeycomb"とは異なる画像が多く見られるので，われわれは図3のように表現している[3]。薬物療法前の画像で限局（solitary もしくは grouped lesion）しており，薬物療法により中心

- 形態（RECIST）：超音波, MRI
- 体積測定：超音波, MRI
- 血流解析：腫瘍内血流解析（造影超音波, MRI）
- 硬度解析：超音波エラストグラフィ
- 拡散現象：DWI
- 機能画像：MRスペクトロスコピー（MRS）, FDG-PET

図4　早期効果判定（予測）に利用可能な画像情報

性に縮小するパターン（**パターン1**）は，乳房温存術の良い適応と考えられる。一方，**パターン2**の縮小は，薬物療法前の画像と同様の範囲に残存腫瘍を認めることが多い。このパターンは，fragmentationなどと表現されることもある。用語にはとらわれずに，縮小パターンの意義を理解していただきたい。

2-2. 薬物療法の治療効果判定や治療効果予測

　術前薬物療法におけるMRIのもう一つの役割は，「薬剤に対する腫瘍の反応（chemosensitivity）の評価」である。その時点での効果を判定するのは治療効果判定であり，臨床情報，病理所見などを合わせて将来の効果を予測するのは，治療効果予測である。両者が一緒に扱われることがあるが，レポートに記載されるのが治療効果判定で，治療効果予測は画像に限らずさまざまなバイオマーカーを用いて研究されている分野である。薬物療法のレジメンの途中に評価を行うので，「早期効果判定」とか「早期効果予測」などと呼ぶ。

　平成21〜23年度（2009〜2011年度）にかけて，第3次対がん総合戦略研究事業に参加させていただいた。「画像診断に基づく消化器がん，肺がん，乳がん，前立腺がんのclinical stagingの確立と治療法選択・効果判定・予後に関する研究」における筆者の担当は乳癌であり，「画像診断に基づく乳癌化学療法効果判定基準の作成」というタイトルであった。**図4**は，早期効果判定（予測）に利用可能な画像情報である。一見してわかることは，すべてが数値であることである。まさに，人の目で行う領域ではなく，AIなどでデータ解析することが将来の理想だと，筆者は考えている。そして，radiomics/radiogenomicsが発展し，また，画像以外の検査や解析装置が登場し，それらを総合的に評価する時代が来るであろう。ベッドサイドで簡便に毎日でも行えるような非侵襲的検査が登場すれば，高額な大型装置での検査は必要最低限ですむ。そのような将来像を想定して，筆者は現時点で検証可能な研究を行ってきた。特に，機能画像に焦点を絞っている。

　図4の中で最も古くから報告されてきた現象は，血流情報の指標である。化学療法前後で病変の大きさが変わっていないのに，血流パターンはwashoutから漸増型に変化することが多い。形態の変化とは異なる指標である。また，米国ではMRIを用いた腫瘍の体積測定の変化が予後予測に有用と報告されている。単なる大きさの計測よりも体積の変化率が予後予測には有用であることは，誰にでも理解できる。しかし，閾値の設定により，画像上の体積は変化してしまう。特に，複雑な進展をする乳癌の体積を正確に測定することは容易ではなく，これが実臨床で普及していない理由である。また，このような形態，体積測定，血流以外に，さまざまな機能画像や分子画像の情報が入手できる時代になった。その代表が，MRスペクトロスコピー（MRS）やPETである。

　本節では，MRS，DWIおよびPETについて解

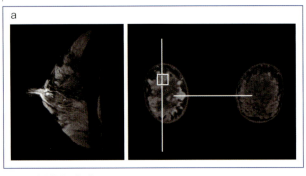
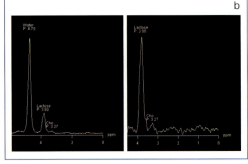

図5　授乳期乳腺のMRS
T2強調画像（a）では，乳腺全体が高信号を示し拡張乳管を認める．授乳期の乳腺に特徴的である．ボクセルサイズは15×15×15mm³としてMRSを試行．weak water suppressionにより水ピークの残存を認める．このピーク（4.70ppm）を基準とすると，乳糖（Lac）とCholine（Cho）が3.80ppmおよび3.27ppmで観察される（b）．水を除外して拡大すると，Choのピークが明瞭化する（b）．

説していく．特に，MRSとPETの機能画像を比較し，その魅力を理解してもらいたい．将来のAI時代には，コンピュータの弾き出すデータを外から傍観するのではなく，内部に入り込んでAIと共存することが大切である．そのためには，このような機能画像の理解は必須だと考えている．そして最後の項では，PET/MRI装置を使用した研究を，相良病院の佐々木先生と共に解説する．

3．MRスペクトロスコピー（MRS）

MRSは，原子核と電磁波の相互作用である磁気共鳴現象を利用する分析手法である．均一な静磁場のもとにある原子核は，分子構造などの違いを反映して，異なった共鳴周波数で観察される（化学シフト：chemical shift）．臨床では，比較的容易に実施できる水素原子核（proton）を対象に計測するproton MR spectroscopy（¹H-MRS）が利用されている．

2000年頃から約15年にわたり，乳房に対する¹H-MRSが盛んに研究されるようになってきた．乳腺領域の¹H-MRSでは，choline（コリン）が重要な代謝物質と考えられている．choline類はすべての臓器，病変について注目されている物質であり，細胞膜を構成するリン脂質の前駆物質であるため，choline信号上昇は膜合成の亢進を反映すると考え

られている．乳腺領域において，cholineが良悪性の鑑別や腫瘍の活動性，viabilityの指標になると期待されており，臨床的には良悪性の鑑別と化学療法の効果予測に焦点が絞られている．

3-1．乳腺MRSで観察される代謝物質

乳腺疾患で重要な指標は3.2ppmを中心とする信号であり，一般的にcholineピークと呼ばれている．しかし，このピークの中には，choline（Cho），phosphocholine（PC），glycerophosphocholine（GPC）などの膜リン脂質の代謝経路に含まれる化合物のほか，myo-inositol（mIns）やtaurine（Tau）なども含まれている．これらの化学シフトが互いに近い範囲にあるため，in vivoの測定では単一ピークとして観察される．

細胞レベルにおいては，正常乳腺組織ではGPCがPCよりも高いが，癌化によりPCの著明な上昇，GPCの減少が示されている[9]．すなわち，乳癌の主たる成分はPCとなる[9]．また，1.5T MR装置においても詳細な化学シフトを観察すれば，3.22～3.23ppm（PC）と3.27～3.28ppm（GPC/Tau/mIns）を分離して観察することが可能であり，良悪性の鑑別診断に有用であると報告されている[10]．

choline以外で観察されるピークとしては，乳糖（Lac）のピーク（3.8ppm）がある．授乳期において特徴的なピークであり，この際にもcholineが

MR Spectroscopy (parameters):

Equipment; 1.5-Tesla system, Avanto; Siemens Medical Solutions
Coil; double Breast coil (Breast matrix coil, Siemens Medical Solutions)

Single-voxel ¹H MR spectroscopy
(After scanning with all of the MRI sequences, MRS was performed.)

Sequence; point-resolved spectroscopy sequence (PRESS)
The parameters;
TR/TE=1620/270; voxel size=15x15x15 mm³; acquisitions=256;
spectral width=1,000 Hz; data points=1,024; time of acquisition=7 minutes

Water suppression; CHESS
Fat suppression; BASING

Proton MR Spectroscopy of Invasive Ductal Carcinoma: Correlations with FDG-PET
and Histological Prognostic Factors. RSNA, 2009

MR Spectroscopy (Normalization):

Quantification; External standard method
The phantom bottle: 1.25 g of NiSO₄6H₂O per 1,000 g of H₂O

The voxel size; 7x7x15 mm³
The time of acquisition; 4 seconds

Scaling factor =
$(10^6/MW_{H2O})$ x (n_{H2O}/n_{Cho}) x $(f_{T1 H2O}/f_{T1 Cho})$ x $(f_{T2 H2O}/f_{T2 Cho})$ x $(voxel_{H2O}/voxel_{Cho})$ x $(coilsens_{H2O}/coilsens_{Cho})$

MRS phantom bottle was fixed
inside of the Breast Matrix coil

MR Spectroscopy (Data Processing):

The data processing; syngo software (Siemens Medical Solutions)

Phase correction was done manually using the residual water signal as a
reference (4.7 ppm).
If a peak at 3.22-3.23 ppm assigned to phosphocholine (PC) was clearly
identifiable, water subtraction and baseline correction with a sixth-order
polynominal fit were applied.

Then the normalized Cho signal, which was calculated automatically, was
recorded (a scaling factor=12096).

In cases negative for Cho, the numerical value of Cho was defined as zero.

図6 RSNA 2009 で発表した乳腺 MRS の研究
　　a：撮像条件
　　b：4 チャンネルコイル（Breast Matrix Coil）の外観。
　　　　コイルの背側にファントムボトル（NiSO₄6H₂O
　　　　（1.25g）/H₂O（1000g））を設置して，ルーチン
　　　　検査として用いる。
　　c：Data processing

3.2ppm で検出されることが知られている[11]。われ
われの経験でも，授乳期乳腺で観察される choline が，
Stanwell 先生[10] の報告する良性疾患で観察される
choline（3.27ppm）に一致していた[12]（図5）。

3-2．撮像技術

　乳腺 MRS において，撮像技術に関する知識は必
須である。まず，撮像に関する基礎事項を個々に解
説する。使用装置は1.5T MR 装置（シーメンス社
製MAGNETOM Avanto）と4チャンネルコイル
（Breast Matrix Coil）を使用し，¹H-MRS を施行し
ている。乳腺専用のシングルボクセル MRS シーケン
ス（double BASING-spin echo）にて，脂肪抑制を
併用してデータ収集を行っている[12]。TR/TE＝
1620/270ms，加算回数256回，スペクトル幅
1kHz，1024データポイント，撮像時間7分である。
ボクセルサイズは15mm×15mm×15mm を基本
としている。また，コイル内中央付近にファントム
ボトルを固定設置し，外部標準法を用いて choline

の定量化を行ってきた。図6に，2009年に北米放
射線学会（RSNA 2009）で発表したスライドを提示
する。

3-2-1．ボクセルサイズ

　十分な SNR とボクセルサイズを検討した結果，造
影 MRI 検査後の10分程度の限られた時間内で MRS
を行うには，基本のボクセルサイズは15mm×
15mm×15mm が適切と考えた。ボクセルサイズを
固定した場合，受信ゲインなどのスキャンパラメー
タを固定できること，単位ボクセル内での choline
上昇を簡易的に観察できることなど，臨床上のメリッ
トが大きいと考えられる。

3-2-2．シミング

　オートシミングに加えて，マニュアルシミングを
行っている。マニュアルシミングは半値幅やT2*を
参考にして行っており，半値幅20～30Hz を目安
に本スキャンを開始している。

3-2-3. エコー時間

シングルボクセルMRSデータを得るのに，スピンエコー（SE）タイプであるpoint resolved spectroscopy sequence（PRESS）を用いている。造影画像を参照とし，ボクセルは慎重に配置している。MRSのエコー時間（TE）の選択に関して，short TEを使用するか，long TEを使用するかは，信号強度（short TEの方が高SNR）と脂肪信号からcholine信号を分離する能力（long TEが有利）の間のトレードオフを必要とする。long TE（135〜270ms）では信号強度が低下するが，脂肪信号も減少するため，choline信号の検出能の改善につながる[13]。われわれは，long TE（270ms）を使用している。

3-2-4. 脂肪抑制

比較的新しい脂肪抑制技術の一つとして，band-selective inversion with gradient dephasing（BASING）法[14]がある。BASING法はPRESSシーケンスに付加パルスを組み込むことで，任意の化学シフトのスペクトル信号を抑制することを可能とする技術である。CHESS法などはプレパルスとして励起パルスの直前に抑制用のパルスが配置されているが，BASING法ではシーケンス本体内に抑制用のパルスが配置されているという点で対照的である。

3-2-5. 水抑制

MRSで観察される代謝物の信号強度は，自由水の0.1%以下である。そのため，自由水の大きなピークはベースラインの傾きを招き，代謝物の信号に影響を及ぼすので，水抑制技術は必須である。しかし，代謝物の化学シフトは水ピークを基準にして算出するため，ある程度の水ピークが残っていることが好ましい。BASING法により，水と脂肪の同時抑制を行うことは可能であるが，抑制効果が強いため，われわれはCHESS法による水抑制を行っている。CHESSパルス印加後の待ち時間を設定することによって，残余の水ピークの強度を設定することができる。

3-2-6. 定量化

濃度既知の物質との比較により定量を行う場合，内部標準法[15]と外部標準法[16]の2つの方法が考えられる。内部標準法は，測定ボクセル内の水信号などを用いて目的代謝物質を定量する方法である。外部標準法は，ファントムなどを測定部位の近くに配置し，ファントム内の溶液の濃度を基準にする方法である。両方法とも一長一短があるが，われわれは外部標準法を用いて定量化を行ってきた。

3-3. 良悪性の鑑別

1998〜2009年までの主要な論文における[1]H-MRSの良悪性の診断能を表1に示す[11],[17]〜[25]。われわれのデータ[25]を除いた9編の報告では，感度70〜100%，特異度67〜100%である。9編全体の感度は88%（165/187），特異度は88%（126/144）である。

われわれの研究[25]の特徴は，生検後の出血や炎症によるMRSへの影響を除くために，生検前にMRSを試行した症例を対象にしたことである。すなわち，BI-RADS-MRI[26]のカテゴリー4，5が対象となっている。症例数は171病変と最も多いが，これまでの報告と比較してきわめて低い感度（44%：40/91）を示した。その理由としては，対象病変が小さいこと，非腫瘍性病変が含まれているためと考えた。実際に，15mm以上の腫瘍に限定すると，感度は82%（28/34）に改善した。

非腫瘍性病変を対象とした[1]H-MRSの検討は，Bartella先生[27]の報告が最初である。感度100%，特異度85%と良好な成績を示している。一方，われわれの研究[25]では感度32%（9/28），特異度75%（12/16）と，感度がきわめて低い結果であった（表2）。その理由の一つは，対象とした癌のタイプの違いと考えられる。Bartella先生[27]の報告では非浸潤癌の割合は17%（2/12）であるが，われわれの研究では89%（25/28）であった。1.5TのMR装置を用いた現時点の技術では，非腫瘍性病変に対する[1]H-MRSの診断能は満足のいくものではないと考えられ，今後，より高磁場での検証が必要と考える。また，コイルの改善，測定シーケンスの最適化，データの後処理の精度向上などが必要と考えられる。

しかし，比較的大きな浸潤性病変においても偽陰性症例が報告されている。浸潤性乳管癌以外に髄

表1　過去に報告されている主要論文における¹H-MRSの診断能

文　献	年	悪性症例数	良性症例数	感度（%）	特異度（%）	偽陽性症例数	陽性的中率（%）
Roebuck, et al. (17)	1998	10	7	70	86	1	88
Kvistad, et al. (11)	1999	11	11	82	82	2	82
Cecil, et al. (18)	2001	23	15	83	87	2	90
Yeung, et al. (19)	2001	24	6	92	83	1	97
Jagannathan, et al. (20)	2001	32	14	81	86	2	93
Tes, et al. (21)	2003	19	27	89	100	0	100
Huang, et al. (22)	2004	18	12	100	67	4	82
Bartella, et al. (23)	2006	31	26	100	88	3	91
Sardanelli, et al. (24)	2009	19	26	84	88	3	84
Tozaki, et al. (25)	2009	91	80	44	85	12	77
Tozaki, et al. (25) *	2009	34	16	82	69	5	85

（　）内は文献番号　＊15mm以上の腫瘤に限定した結果

表2　非腫瘤性病変における¹H-MRSの診断能

文　献	年	悪性症例数	良性症例数	感度（%）	特異度（%）	偽陽性症例数	陽性的中率（%）
Bartella, et al. (27)	2007	12 （浸潤癌；10 非浸潤癌；2）	20	100	85	3 （線維腺腫；1 異型を伴う炎症性病変；1 異型乳管過形成；1）	80
Tozaki, et al. (25) *	2009	28 （浸潤癌；2 微小浸潤癌；1 非浸潤癌；25）	16	32	75	4 （良性増殖性病変；4）	69

（　）内は文献番号　＊非腫瘤性病変に限定した結果

様癌[19), 21)]，粘液癌[25)]，アポクリン癌[25)]，血管肉腫[28)]などが報告されている。このような偽陰性症例の存在は，¹H-MRSの陰性所見のみから生検を回避してはならないことを裏付けている。また，偽陽性症例としては，線維腺腫[11), 19), 22-25)]，管状腺腫[17), 18)]，乳管内乳頭腫[25)]，乳腺症（良性増殖性病変を含む）[11), 18), 24), 25)]，異型を伴う炎症性病変[23)]，異型乳管過形成[23), 24)]が報告されている。

3-4. バイオマーカーとしてのMRS vs. PET

　乳腺の¹H-MRSは，2010年頃までは乳腺腫瘤に対する良悪性の鑑別診断が主に報告されてきた。しかも，実臨床に根付いた使用ではなく，研究目的の傾向が強かった。筆者は，数千例の臨床データの結果から，図7の結論に至った。このスライドは，

第37回日本磁気共鳴医学会（2009年，横浜）でのシンポジウム「MRSの臨床応用と最新技術〜MRS追加のタイミング〜（乳腺領域）」における講演での最後のスライドである[29)]。「MRSへの期待は，良悪性の鑑別ではなく，バイオマーカーとしての役割（特に薬物療法の効果予測）である」と考えた。

　そこで，実臨床で一番バイオマーカーとしての可能性があるPETとの相関を報告した[30)]。この論文の特徴は，PETのstandardized uptake value（SUV）値は腫瘍の大きさに依存することから，腫瘍（浸潤性乳管癌）の大きさを1.5〜3cmに制限したこと，組織生検前にMRSおよびPET/CTが行われていることである。外部標準法（図6）にて検討した結果，明らかな相関が得られた（図8〜11）。この論文の結果から，「MRSは，PETと同様にバイ

第II章 乳房MRI：解説編

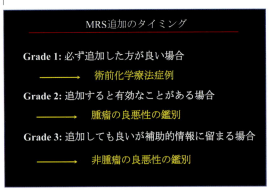

図7 MRS追加のタイミング
〔第37回日本磁気共鳴医学会（2009年，横浜）でのシンポジウム「MRSの臨床応用と最新技術～MRS追加のタイミング～（乳腺領域）」における講演のスライド〕

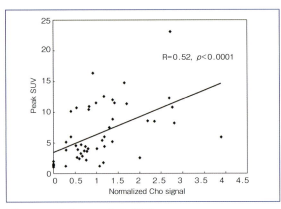

図8 MRSとPETとの相関
（参考文献30）より引用作成）

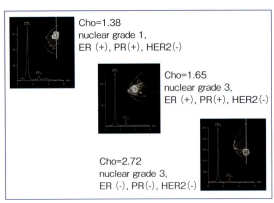

図9 病変の悪性度に比例してcholineの値は上昇
（参考文献30）より引用作成）

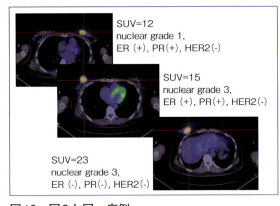

図10 図9と同一症例
病変の悪性度に比例してSUVの値は上昇する。
（参考文献30）より引用作成）

Variables	Average of lesion size (cm)	p-value	Normalized Cho* on MR spectroscopy	p-value	Peak SUV* on PET/CT	p-value
Nuclear Grade		n.s.		0.0002†		0.0002†
1 (n=15)	1.9		0.48 ± 0.49		3.1 ± 2.8	
2 (n=12)	2.3		0.88 ± 0.56		6.4 ± 3.8	
3 (n=23)	2.2		1.5 ± 0.92		8.8 ± 4.9	
Nuclear Grade: ER positive		0.04†		0.01†		0.01†
1 (n=14)	1.9		0.47 ± 0.51		3.1 ± 2.9	
2 (n=10)	2.4		0.87 ± 0.61		6.0 ± 3.6	
3 (n=12)	2.1		1.4 ± 1.0		7.0 ± 4.6	
Estrogen receptor (ER)		n.s.		0.007‡		0.002‡
ER positive (n=36)	2.1		0.90 ± 0.83		5.2 ± 4.0	
ER negative (n=14)	2.3		1.5 ± 0.80		9.7 ± 5.1	
Progesterone receptor (PR)		n.s.		n.s.		n.s.
PR positive (n=25)	2.2		1.0 ± 0.90		5.4 ± 4.3	
PR negative (n=25)	2.2		1.1 ± 0.84		7.6 ± 5.0	
HER2		n.s.		n.s.		n.s.
positive (n=6)	2.1		0.82 ± 0.47		8.1 ± 4.3	
negative (n=44)	2.2		1.1 ± 0.90		6.3 ± 4.8	
Triple negative		n.s.		0.0009‡		0.009‡
Triple negative group (n=9)	2.4		1.9 ± 0.76		10 ± 5.5	
Non Triple negative group (n=41)	2.1		0.89 ± 0.78		5.6 ± 4.2	

*Data are mean ± SD
† Kruskal-Wallis test.
‡ Mann-Whitney U-test test.
n.s. = not significant

図11 MRSとPETとの相関
MRSは，PETと同様にバイオマーカーとして利用可能であると考えられる。
（参考文献30）より引用作成）

オマーカーとしての役割がある。薬物療法の効果予測に取り組む意味がある」と考えた。

3-5. 治療効果予測：
MRS vs. PET, DWI

近年の術前化学療法の普及に伴い，薬剤に対する腫瘍の反応（chemosensitivity）を生体内で評価することも画像診断の大きな役割となってきた。そして，MRIの詳細な形態評価や血流情報，さらには，PETを用いた分子画像（機能情報）により腫瘍のchemosensitivityをより正確に予測できるようになり，治療効果を早期に予測することが可能であるかの検討がなされてきた。

乳腺疾患における[1]H-MRSは，前述したように分子情報としての役割を有する。そのため，乳癌の活動性をモニタリングする，または，化学療法の効果を早期に予測するには有効な手法と考えられる[31]〜[39]。早期効果予測の最大の利点は，そのまま投薬しても効果が期待されない薬剤を早期に見極めることで，不要な副作用を減らす，治療の遅れを防ぐ，そして，高価な薬剤の不要投与を避けることにある。図12，13に，筆者の考えるサブタイプを加味した治療効果予測を解説する[40]〜[43]。そして，その考えに至るまでのMRSを用いた検証のストーリーを紹介する。

3-5-1. MRSとPETの相関性
（ボクセルサイズは固定）

化学療法の早期効果予測において，われわれが最初に検討したのは，^{1}H-MRSとPET/CTとの比較である。乳癌の化学療法の経過において，MRSのボクセルを腫瘍の大きさに合わせて変化させる方法が一般的である[32], [36]。そのため，choline量の変化を比較するための定量化が必須になる。しかし，ボクセルを変化させた場合にシミングの精度やSNRが変化し，定量値の信頼性に疑問を生じた。そこで，比較可能な安定したスペクトルを得ることを優先し，ボクセルサイズを固定（15mm×15mm×15mm）して病変の同じ部位に設置する手法を試みた。この手法は標準的ではないため，PET/CTと比較することで精度を検証した。その結果，7例のMRSのcholine量（積分値）とPET/CTのSUV値が完全

にパラレルに変化することが明らかとなった[35]（図14，15）。これで，ボクセルサイズを固定して病変の同じ部位に設置する手法でも，早期効果予測を検証できると確信した。

乳癌の化学療法の早期効果予測においては，^{1}H-MRSよりもPET/CTを用いた報告が多い。なかでも，64例と最も症例数の多い検討[44]では，2クール後の評価が1クール後や3クール後の評価よりも正確であることが報告されている。そこでわれわれは，PET/CTが最も正確に予測できる2クール後で，^{1}H-MRSとPET/CTのどちらが早期効果予測に適しているかの検討を行った[37]。16例でボクセルサイズを固定（15mm×15mm×15mm）して外部標準法にて検討した結果，^{1}H-MRSとPET/CTは同等の成績を示した。

3-5-2. 早期効果予測の適切なタイミング

上記の結果から，乳癌の早期効果予測に関して[1]H-MRSはPET/CTと比較して遜色のない診断方法であると考えた。次に，^{1}H-MRSで2クール後よりも早く効果予測が可能か否か，の検証が必要になる。Meisamy先生[32]は，4T MRIを用いた1クール直後の24時間以内でのcholin量の変化が，化学療法終了後の臨床的効果と相関することを14例で報告している。われわれは，1.5Tで1クール後（2クール目の数日前）の[1]H-MRSの評価が，化学療法終了後の病理の大きさとある程度相関することを示した[38]。また，DWIよりも正確に予測できると報告した[38]。しかし，PET/CTでの検討[44]のように，1クール後では2クール後よりも治療の効果を過小評価してしまう可能性もある。乳腺領域における[1]H-MRSは発展段階の技術である。過小評価のデータは今後の臨床応用の妨げになりかねないため，化学療法の早期効果予測の適切なタイミングを今後慎重に検討する必要がある。

しかし，最近になって心配していたことが起こった。2017年のACRIN 6657 MRS trial[45]でネガティブなデータが出てしまった。化学療法前のMRSと，1クール後から4日以内（20〜96時間後）のMRSの比較である。登録された119例の被験者のうち，わずか29例（24%）しか解析のために有用な

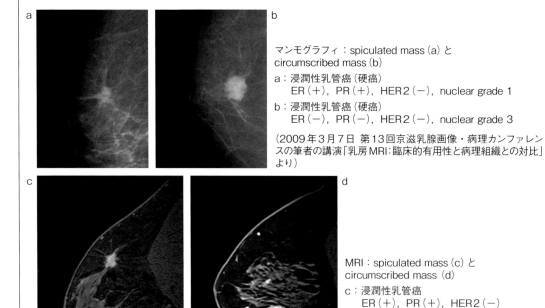

マンモグラフィ：spiculated mass (a) と circumscribed mass (b)
a：浸潤性乳管癌（硬癌）
　　ER (+), PR (+), HER2 (-), nuclear grade 1
b：浸潤性乳管癌（硬癌）
　　ER (-), PR (-), HER2 (-), nuclear grade 3

(2009年3月7日 第13回京滋乳腺画像・病理カンファレンスの筆者の講演「乳房MRI：臨床的有用性と病理組織との対比」より)

MRI：spiculated mass (c) と circumscribed mass (d)
c：浸潤性乳管癌
　　ER (+), PR (+), HER2 (-)
　　nuclear grade 1
d：浸潤性乳管癌
　　ER (-), PR (-), HER2 (-)
　　nuclear grade 3

(aとb，cとd) どちらが悪性度の高い（予後不良の）乳癌ですか？

10年以上前，依頼される講演では，よく上記の質問をしていた．spiculated mass (a) と circumscribed mass (b) は，共に15mm大の乳癌症例である．多くの放射線科医や診療放射線技師は spiculated mass と答えることが多い．もちろん，これらの画像から正しい答えを予測することは不可能であるが，spiculated mass と答えた理由は日本の浸潤性乳管癌の組織型分類にある．浸潤性乳管癌を，乳頭腺管癌，充実腺管癌，硬癌に分類する考え方は日本独自のものであった．腫瘍辺縁部における進展様式を指標の一つとしていたため，画像所見との対比が可能であり，画像所見からある程度の組織型を予測することが可能であった．そして，硬癌は予後不良，乳頭腺管癌は予後良好，充実腺管癌は両者の中間，として広く認識されてきた．すなわち，「spiculated mass→硬癌→予後不良」と考えられていた．

しかし，この考え方には落とし穴がある．Tabarら[40]は，1〜14mm大の浸潤癌のマンモグラフィ所見を5つ (stellate without calcifications, circular/oval without calcifications, powdery calcifications, crushed stone-like calcifications, casting-type calcifications) に分類し，予後との相関を比較した．このデータには，stellate (spiculated) lesion は，circular/oval lesion を含めた他の群と比較して最も予後が良いことが示されている．さらに，米国からも同様のデータ[41]が報告されている．

また，MRIにおいても spiculated lesion は予後良好の所見として報告されている[42]．われわれは，超音波のドプラ法を用い，solidタイプと scirrhousタイプの血管新生の多寡との相関を報告した[43]．ドプラのV_{max}が血管新生の多寡の指標になること以外に，solidタイプは scirrhousタイプよりも血管新生が著明であることを報告した[43]．

硬癌が spiculated mass の形態をとるとは限らないが（上記のaとbは共に硬癌），spiculated mass の多くが硬癌である．すなわち，14mm以下の spiculated mass を呈する乳癌（その多くが硬癌）は予後良好と考えられる．以上から，硬癌には予後良好のグループと予後不良のグループが混在し，小さな spiculated mass を呈する場合は予後良好と考えるのが妥当である．

図12　Spiculated mass は予後不良か？

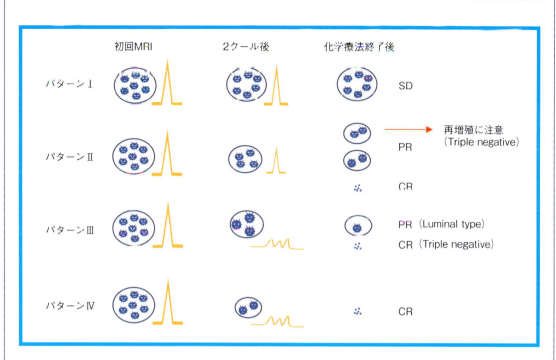

乳癌の治療効果にはさまざまなパターンが存在するが,典型的なパターンは上記に分類される。早期での治療効果予測は2クール後の評価が一般的であるが,将来はもっと早期での評価が可能になるはずである。

パターンⅠ：2クール後,大きさはほぼ不変(軽度縮小)。Choピーク(代謝マーカー)もほぼ変化がない。この場合,化学療法終了後はSD(stable disease)であることが多い。

パターンⅡ：2クール後,大きさは縮小している。Choピークは減少しているが,消失はしていない。この場合,化学療法終了後はPR(partial response)やCR(complete response)となる。その基準は代謝マーカーの減少率や残存率で予測される。しかし,注意しなければならないことは,PRから再増殖する可能性があることである。特に,luminal typeではなくtriple negative乳癌で観察されることが多い。

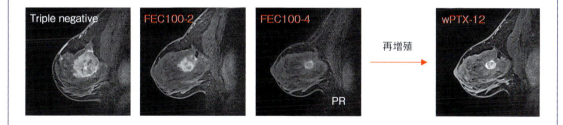

パターンⅢ：2クール後,大きさは縮小している。Choピークは消失している。この場合,化学療法終了後はPRやCRとなる。luminal typeではPRに,triple negative乳癌ではCRになることが多い。

パターンⅣ：2クール後,大きさは著明に縮小している。Choピークは消失している。この場合,化学療法終了後はCRになることが多い。最初の病変の位置が確認できなくなるので,超音波ガイド下にマーカーを留置することが有用である。

図13　代謝マーカーを含めた治療効果のパターン

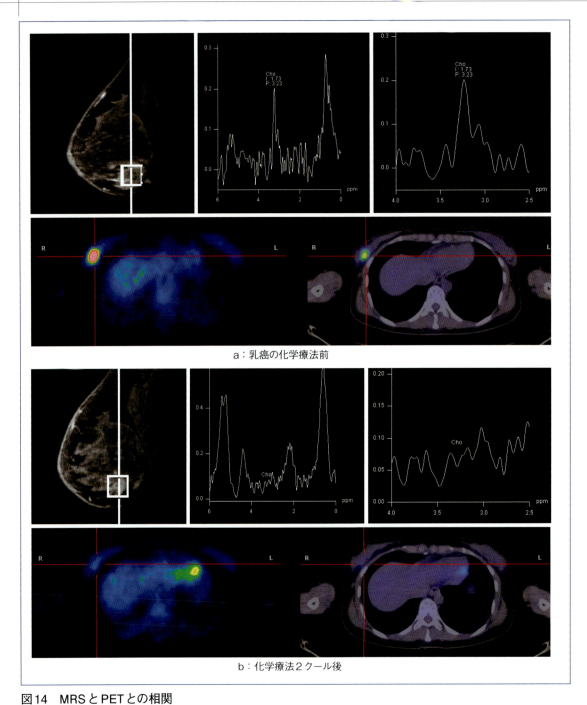

図14　MRSとPETとの相関
　　　乳癌の化学療法前(a)では，ChoピークとPETの異常集積を認める。
　　　化学療法2クール後(b)には，いずれも正常化している。
　　　(参考文献35)より転載)

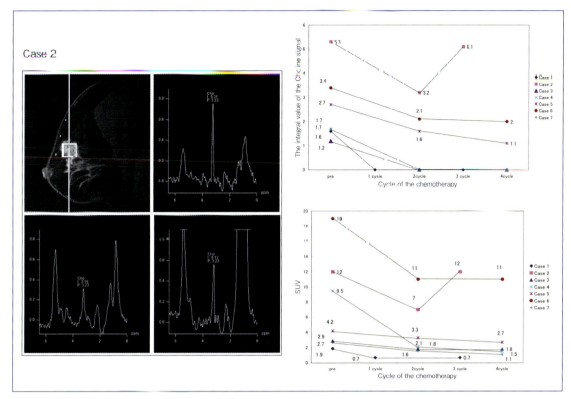

図15 化学療法によるMRSとPETの変化
MRSのcholine量（積分値）とPET/CTのSUV値は，治療によりパラレルに変化することがわかった。
Case2は，化学療法2クール後にcholine量およびSUV値は下がっているが，化学療法3クール後には上昇している。形態学的にはとらえられない変化であり，治療の効果が不十分であることが示されている。
（参考文献35）より転載）

データを提供できなかったという結論が出た。多施設研究において，定量的MRSデータを取得する際の技術的課題が浮き彫りとなった。^{1}H-MRSの最適な測定シーケンス，MR装置による違い，スペクトルの解釈，後処理の適正化，choline定量の手法（内部標準法か外部標準法か）など，解決すべき問題が多いのは事実である。そして，筆者はこう思う。「MRSは，バイオマーカーとしての役割に魅力があるものの，その手技の煩雑さや専門性を要する点から，どこの施設でも行える簡便な手法ではない」ということである。

MRSの魅力と，一般診療で行うことの限界が理解していただけたかと思う。今後登場するであろう，画像以外のさまざまなバイオマーカーの役割を理解する上で，このMRSのストーリーも必ず参考になると考えている。MRSの解説後は，PETとDWIが同時に観察できるPET/MRIの魅力をご紹介しよう。

4. PET/MRIによる乳癌診療

4-1. はじめに

FDG-PETは，陽電子を放出する放射性同位元素である^{18}Fで標識したブドウ糖類似体を使用した断層撮影でブドウ糖代謝を反映している。FDGの集積と腫瘍の性質については，増殖速度，細胞密度，分化度などが関与しているとされている[46]。

一方，拡散強調画像（diffusion-weighted imaging：DWI）は，水分子のランダムな熱運動に起因するブラウン運動と呼ばれる拡散現象を画像化したものである。悪性腫瘍は正常組織と比較して細胞密度が高いため相対的に細胞外腔が狭くなり，水分子の運動は抑制され，拡散は低下している。拡散

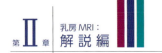

表3 PET/CT と PET/MRI の比較 (参考文献50)より転載)

	検出器サイズ	断面方向分解能@1cm	体軸方向有効視野	ピークNECR	感度		開口径	被ばく	減弱補正整合性	減弱補正金属アーチファクト	同時撮影	成熟度	発展性
MR・PET mMR	4mm×4mm×20mm ◎	◎ 4.7mm	◎ 25.8cm	◎ 155kcps@22kBq/cc	◎ 12cps/kBq	磁場強度 3T	○ 60cm	◎ なし	△ DIXONなど	△	可能	△	◎
PET・CT mCT	4mm×4mm×20mm ◎	◎ 4.4mm	○ 16.4cm	◎ 170kcps@42kBq/cc	○ 8.5cps/kBq	スライス数40・64・128	◎ 78cm	△ 低被ばく	◎ 吸収値画像	×	不可	◎	○

が低下した領域は高信号として描出される[47]。

Biograph mMR（シーメンス社製）は，MRIとPETの一体型装置である。同一ガントリにMRI検出器とPET検出器を有し，1回の撮像でMRIとPETデータ収集を同時に行うことができる。また，MRIとPETは収集時間が近いことから正確な位置・時間情報を取得可能で，体動補正技術による高精度な位置合わせによる体動の影響の最小化というメリットがある。乳癌領域では，乳房MRIでの形態評価，PETでの乳癌のバイオロジー評価，そして，全身の遠隔転移が同時に行えるという点で，非常に有用な検査方法である。

術前化学療法に対する効果判定において，マンモグラフィや超音波検査は大きさや形態学的特徴の変化に依存しており，評価の有用性は限定的である。一方，PETを含めた機能イメージング技術は，癌細胞の血管，代謝，生化学，分子変化の評価，特定の生物学的腫瘍マーカーを検出し治療標的を評価することで，術前化学療法に対する早期の反応を予測可能と言われている[48]。WangらはPET/MRIを用いて，治療前と化学療法1～2サイクル後の2回の画像的評価で，治療効果予測が可能かを検討しており，PET/MRIのハイブリッドパラメータ（$\Delta\%SUV_{max}/\Delta\%ADC_{min}$ならびに$\Delta\%TLG/\Delta\%ADC_{min}$）が早期の治療効果を予測可能と報告している[49]。

4-2. PET/MRIの特徴

PET/MRIがPET/CTと比較して有利な点は，上記のほかに放射線被ばくがない，体軸方向の有効視野が25.8cmとPET/CTの16.4cmと比較して広い，これからの発展性への期待，などである。逆に，多くの情報が得られる反面，撮像時間が長い，PET/CTと比較して吸収補正の整合性の問題などの欠点もある[50]（表3）。PET/MRIではセグメンテーション法を用いて吸収補正をしているが，皮質骨が軟部組織に分類されるため，PET/CTとPET/MRIのSUV値はPET/MRIの方が低い値となるとの報告[51]～[54]や，体脂肪が少ない場合は軟部組織と脂肪組織を反対に認識してしまう場合もある。現在は空気・肺・軟部組織・脂肪の4つのセグメントにモデルの骨を加えた5セグメントによるμ-mapの作成が可能となっており，減弱補正の問題は改善しつつある[55]。

4-3. PET/MRIの適応

PET/MRIの保険適応疾患は，脳，頭頸部，縦隔，胸膜，乳腺，直腸，泌尿器，卵巣，子宮，骨盤部領域，造血器，悪性黒色腫などの悪性腫瘍である。ただし，肺，肝・胆・膵，胃からS状結腸までの悪性腫瘍には適応はない。

相良病院（鹿児島）ではPET/MRIにより，がん検診や乳癌の術前検査および術後転移再発検索を中心に，甲状腺の術前検査および術後転移再発検索，婦人科疾患の術後転移再発検索，前立腺の術前検査および術後転移再発検索などの診療を行っている。2016年10月31日～2019年3月31日までの全検査数は2528件（MRIのみを含む）で，そのうち検診の

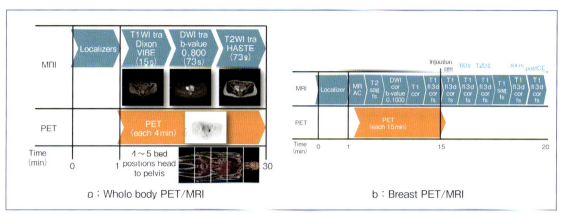

図16 撮影プロトコール（参考文献50）より転載）

件数は537件，乳癌の術前検査は1419件，乳癌術後再発転移目的検査が369件である。PET/MRIを乳癌診療をメインに活用している施設としては世界で唯一であり，症例数も最も多い施設の一つである。

4-4. 撮像方法および読影方法

乳癌の術前検査や術後フォローアップでは，まず全身像（whole body imaging）を仰臥位で撮像している。MRIの撮像はT1強調画像（Dixon VIBE），T2強調画像（HASTE），拡散強調画像（b=0，b=800）の横断像をベースとし，T1強調画像，T2強調画像では腹部，胸部は呼吸をモニタリングしながら息止めにて撮像している。頭頂部から大腿部を4～5ベッドに分けて撮像しており，撮像時間は25～30分を要する。PET収集は，1ベッド3～4分で行っている。

乳癌の術前検査では，仰臥位から続けて腹臥位に変えて，乳房専用コイルにて約30分で乳房撮像（breast imaging）を行う。dynamic contrast-enhanced MRI（DCE-MRI）は冠状断をベースとし，PET収集は15分で行っている。乳房撮像では，拡散強調画像はb=0，b=1000を使用している[50]（図16）。

PET/MRIの画像は一度の検査で約4GBと，かなりデータ量が多い。撮像された画像は，シーメンスヘルスケアの読影支援システム（syngo.via）を用いて診断している。syngo.viaは読影ワークフローの改善を目的とするAdvanced Visualization Systemで，自動的に読影準備を行うため，患者名を選択するだけで最適な環境で読影開始可能である。全身の画像はsyngo.via：MR Oncology（molecular imaging参照用アプリケーション），乳房の画像はMR BreVis（乳房MRI読影診断用アプリケーション）でそれぞれ読影を行っている[50), 56)]。

4-5. PET vs. DWI

PETで得られるSUV値とDWIで得られるADC値については，悪性腫瘍においてSUV値が高くかつADC値が低いというような逆相関の関係には必ずしもない。いままで発表された2つの相関を検討した6つの論文では，3つの論文で軽度の相関があり，3つの論文で相関がなかった[57)～62)]。術前検査としてPET/MRIを用いた同時撮像により得られたSUV値やADC値の関係についてのわれわれの検討では，ADC-breastとSUV-breastとの関係については2つの値に逆相関はなかった。また，予後に関連する病理学的因子では，SUV_{max}は単変量解析にて腫瘍径，HER2受容体，核グレード，Ki-67との関連性があることを示した。一方，ADC_{mean}は核グレードのみの相関であった。この結果を踏まえると，両者は異なるバイオロジーを反映している可能性があり[63)]，そのため一度に2つのデータを同時に得られるPET/MRIは非常に有用な検査と言える。

症例数を増やした多変量解析で，SUV_{max}は腫瘍

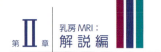

表4 病理学的予後因子とSUV$_{max}$およびADC$_{mean}$との関係（多変量解析）（参考文献64）より引用作成）

	Favorable	Unfavorable	Estimate std.	p value	t value
SUV$_{max}$			Adjusted R-squared		0.191
Tumor size	≤20mm	>20mm	1.1465	0.0465*	2.008
ER	Positive	Negative	0.7664	0.4331	0.786
PgR	Positive	Negative	-1.5950	0.0395*	-2.078
HER2 receptor	Negative	Positive	2.5319	0.0005*	3.548
Nuclear grade	1	2+3	0.7506	0.2329	1.198
Ki-67 index status	<14%	≥14%	0.3516	0.5723	0.566
Axillary lymph node metastasis	Negative	Positive	0.5662	0.3616	0.915
ADC$_{mean}$			Adjusted R-squared		0.0603
Tumor size	≤20mm	>20mm	0.0301	0.5236	0.639
ER	Positive	Negative	0.0425	0.5976	0.529
PgR	Positive	Negative	-0.0142	0.8229	-0.224
HER2 receptor	Negative	Positive	0.0150	0.7992	0.255
Nuclear grade	1	2+3	-0.1961	0.0002*	-3.796
Ki-67 index status	<14%	≥14%	0.0630	0.2203	1.231
Axillary lymph node metastasis	Negative	Positive	-0.0133	0.7953	-0.260

表5 SUV$_{max}$≧4と<4におけるオッズ比（参考文献64）より引用作成）

Variable	Favorable	Unfavorable	Odd ratio (OR)	95%CI of OR	p-value	Odd ratio (OR)	95%CI of OR	p-value
			Univariate analysis			Multivariate analysis		
Tumor size	≤20mm	>20mm	2.25	(1.11 - 4.61)	0.025*	1.50	(0.66 - 3.41)	0.328
ER	Positive	Negative	1.03	(0.40 - 2.55)	0.957	0.66	(0.14 - 3.08)	0.587
PgR	Positive	Negative	0.67	(0.31 - 1.41)	0.302	0.32	(0.08 - 10.5)	0.077
HER2 receptor	Negative	Positive	4.00	(1.80 - 9.32)	<0.001*	4.58	(1.53 - 15.64)	0.009*
Nuclear grade	1	2+3	3.23	(1.67 - 6.39)	<0.001*	2.14	(0.89 - 5.19)	0.090
Ki-67 index	<14%	≥14%	2.95	(1.54 - 5.80)	0.001*	1.55	(0.64 - 3.70)	0.321
Axillary LN mets	Negative	Positive	2.42	(1.13 - 5.28)	0.024*	1.46	(0.58 - 3.64)	0.411

径，PgR，HER2受容体，ADC$_{mean}$は核グレードと独立した相関を示した．さらにSUV$_{max}$≧4と<4で検討したオッズ比は，HER2受容体が単変量解析で4.00，多変量解析で4.58と高値であった．病変の検出感度ならびに病理学的因子との関係において，SUV$_{max}$はHER2受容体と最も関係が深く，ADC$_{mean}$は核グレードと関係が深いと思われ，両方のデータを組み合わせることで乳癌のバイオロジー評価の新しい指標となりうると考えられる[64]（表4,5）．

病変の描出能についてKumar Rらの報告では，10mm以下および低グレードの腫瘍では偽陰性になる強い予測因子となると結論づけている[65]．われわれの検討では，breast PETで描出されなかった症例の大きさの平均は16.3mm（5.0〜30.0mm）であり，10mm以下は36%であった．描出されなかった浸潤性乳管癌はすべてが核グレード1で，非浸潤癌は中間グレードであった．また，HER2受容体は78%が陰性であった．以上より，浸潤性乳管癌やDCISのPET描出の感度は，大きさの影響よりも核グレードやHER2受容体が関与していると思われる．

表6　乳房撮像におけるPETとDWIの病変検出感度（参考文献64）より）

	Breast MR imaging	Breast MR imaging
	Negative	Positive
DWI	16	194
PET	14	196

一方，breast DWIの検出精度は92％（194/210）であり，これはCatalanoらの乳癌の病期診断のwhole body DWIの検出精度の報告よりも若干高い感度である（PET/CT：75％，whole body DWI：84％，PET/MRI：98％）[66]。本研究で検出できなかった症例の大きさの平均は45.7mmであり，最大は85.0mmであった。浸潤癌のすべてが核グレード1であった。非浸潤癌は50％がVan Nuys grade 1や低グレードが33％であった。ADC値と核グレードは相関していることが証明されているが，DWIの検出感度については，非浸潤癌および浸潤癌のいずれの組織も核グレードが低いことが影響していると思われる[64]（**表6**）。

また，われわれの研究で使用したwhole body DWIの精度には限界があることを報告した[63]。従来のconventional 3D shimでは通常，各ステップで撮像ボリュームごとにシミングをするため，ステップの上部と下部のシミングデータの均一性に欠けており，頸部〜胸部のつなぎ目では特にbroken spine現象（脊椎や脊髄がつながらない）が起こる。integrated slice-by-slice shimming（iShim）では，スライスごとのシミングデータを取得することでシミングデータが均一となる。その後，画像を1枚撮像するたびに中心周波数のずれを見て，あらかじめ取得したシミングデータをスライスごとに当てはめる。これにより，whole bodyにおける脊髄のbroken spine現象の消失，脊髄以外の信号の均一性も改善する。一方，頸部におけるSNRの低下は，ADC値に影響する。胸腹部，骨盤部など他の部位では3D shimとiShim間で重要な差は生じないが，頸部においては3D shimで信号が消失していた部分が，iShimによりADC値を測定することが可能となることで精度が上がり，病変の検出において3D Shim

に比較してiShimが改善が見られたと報告されている[67]。

われわれは，上記のiShim techniqueを使用することにより，乳癌検出感度が改善するか否かを検討した。whole body DWIをconventional 3D shimで撮像した105病変において，病変部位のADC値測定不能であった症例は15病変（14％），iShimを使用したシミングで撮像した116病変において，ADC値測定不能であった症例は10病変（9％）と減少しており，統計学的な有意差は得られなったものの病変検出の感度の改善があった（$P = 0.1843$）。また，ADC陰性病変のうち，SUV陽性症例はconventional 3D shimで105例中9例（8.6％），ならびにiShimで116例中2例（1.7％）と有意に減少した（$P = 0.019$）。今回の検討により，iShim使用による拡散強調画像ではシミングデータや信号の均一性により，whole body DWIで指摘できなかった病変の数は減少し，また，PETで描出される本来拡散強調画像でも見えてほしい乳癌病変は増加することがわかった。以上より，iShim使用による乳癌の検出感度は，conventional 3D shimによる従来のDWIと同等以上と考えられた[68]。

4-6. 症例提示

図17に，PET/MRIを用いた典型的な乳癌症例を提示する。

図18は，化学療法前に施行された70歳代，女性の症例である。化学療法後のマンモグラフィや超音波検査にて，治療前よりも増大して描出されている。しかし，PET/MRIではFDGの集積は低下し，拡散制限も低下しており，治療効果が認められる。画像上の腫瘍の増大は治療による出血や壊死によるものであり，腫瘍の進行ではなかった。このように，

第 II 章 乳房 MRI：解説編

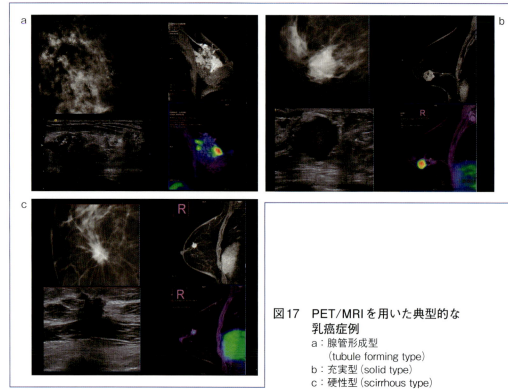

図17 PET/MRIを用いた典型的な乳癌症例
　　a：腺管形成型（tubule forming type）
　　b：充実型（solid type）
　　c：硬性型（scirrhous type）

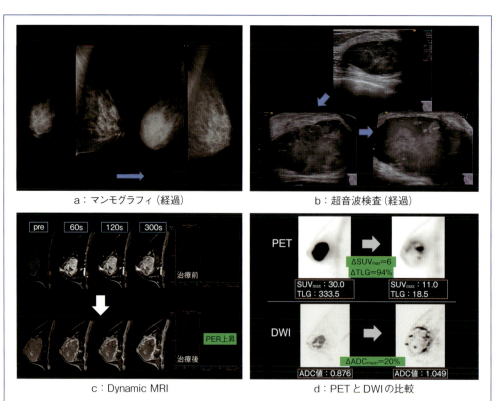

a：マンモグラフィ（経過）　　b：超音波検査（経過）
c：Dynamic MRI　　d：PETとDWIの比較

図18　化学療法症例（70歳代，女性）

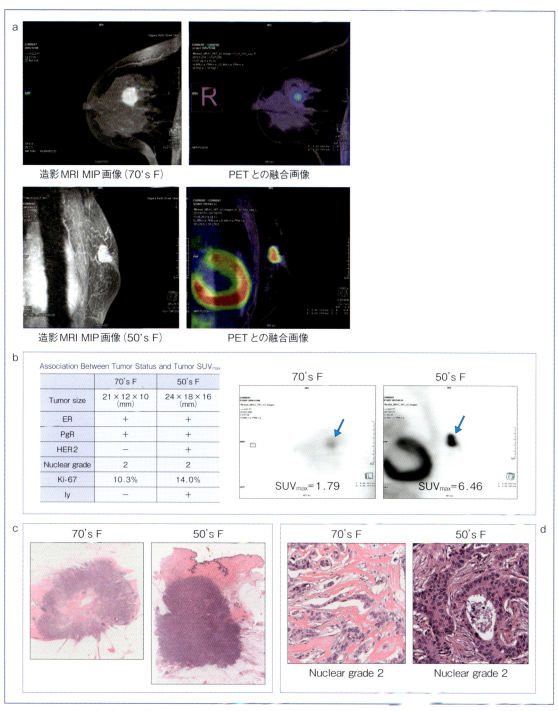

図19 70歳代，女性および50歳代，女性の乳癌症例のPETと病理との対比
（参考文献50）より転載）

機能イメージングはサイズや形態学的特徴の変化に左右されず，効果判定を正確に判断可能である。

図19は，70歳代，女性（硬癌，組織学的腫瘍の広がり21mm，浸潤径21mm，ER：陽性，PgR：陽性），および50歳代，女性（硬癌，組織学的腫瘍の広がり24mm，浸潤径24mm，ER：陽性，

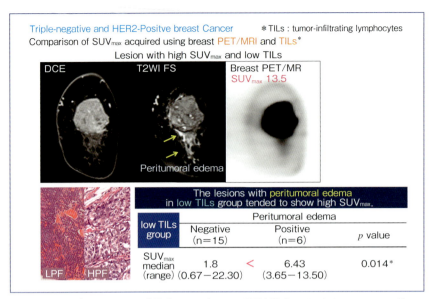

図20 トリプルネガティブ乳癌およびHER2陽性乳癌におけるTIL，SUV値，peritumoral edemaとの関係
（参考文献50）より転載）

PgR：陽性）の乳癌の症例である．上記のように，組織型，腫瘍径，ホルモン受容体発現状態が同様ではあるが，PET/MRIにてSUV$_{max}$はそれぞれ1.79と6.46と，明らかに異なる値を示していた．50歳代の症例では細胞密度がより高く，HER2受容体が陽性であることがFDGの集積の違いに関与していると思われた．DCE-MRIによる質的診断や広がり診断に加え，PETの同時撮像により腫瘍の増殖能を反映するFDGの集積度合いも知ることが可能で，予後との関連からそれらの情報を得ることは非常に重要である．

また，トリプルネガティブ乳癌とHER2陽性乳癌において，SUV値と治療効果と関連のある腫瘍のリンパ球浸潤（tumor-infiltrating lymphocytes：TILs）との関係，さらには再発の独立した因子とされるperitumoral edema[69]との関係について検討した．peritumoral edemaを伴うTILの低い症例では，有意にSUV$_{max}$が高い傾向にあった（図20）．このように，治療戦略や治療効果予測に関連するPETやDWIなどの多くの情報を1回の検査で得られるPET/MRIの有用性が期待される[70]．

4-7．将来展望

これからの乳癌画像診断として重要になってくるのは，リスクを考慮したモダリティ選択，サブタイプを意識した診断，治療方針決定につながる読影である．将来的には人工知能技術の活用，radiomics/radiogenomicsによる鑑別診断，遺伝子発現，予後予測などが可能になり，個別化医療への貢献が期待される．その意味において，PET/MRIの持つ情報は魅力的である．また，遺伝性乳癌など，さまざまな遺伝性疾患のサーベイランスにも応用可能であり，今後の発展が期待される．

●参考文献

1) Mann RM, Balleyguier C, Baltzer PA, et al. : Breast MRI : EUSOBI recommendations for women's information. *Eur Radiol* 25 (12) : 3669-3678, 2015

2) Tozaki M, Uno S, Kobayashi T, et al. : Histologic breast cancer extent after neoadjuvant chemotherapy : comparison with multidetector row CT and dynamic MRI. *Radiat Med* 22 : 246-253, 2004

3) Tozaki M, Kobayashi T, Uno S, et al. : Breast-conserving surgery after chemotherapy : value of MDCT for determining tumor distribution and shrinkage pattern. *AJR Am J Roentgenol* 186 (2) : 431-439, 2006

4) Tozaki M : Combination of dynamic MDCT and breast MR imaging in patients receiving neoadjuvant chemotherapy. *Eur Radiol* 16 . E94-95, 2006

5) Tozaki M : Diagnosis of breast cancer : MDCT versus MRI. *Breast Cancer* 15 (3) : 205-211, 2008

6) 江澤英史 : 病理学的放射線治療効果判定法に内在する諸課題 (4) 病理と臨床 21 (2) : 1397-1416, 2003

7) Nakamura S, Kenjo H, Nishio I, et al. : Efficacy of 3D-MR mammography for breast conserving surgery after neoadjuvant chemotherapy. *Breast Cancer* 9 (1) : 15-19, 2002

8) Ikeda T, Jinno H, Matsu A, et al. : The role of neoadjuvant chemotherapy for breast cancer treatment. *Breast Cancer* 9 (1) : 8-14, 2002

9) Glunde K, Jie C, Bhujwalla ZM : Molecular causes of the aberrant choline phospholipid metabolism in breast cancer. *Cancer Res* 64 (12) : 4270-4276, 2004

10) Stanwell P, Gluch L, Clark D, et al. : Specificity of choline metabolites for in vivo diagnosis of breast cancer using 1H MRS at 1.5 T. *Eur Radiol* 15 (5) : 1037-1043, 2005

11) Kvistad KA, Bakken IJ, Gribbestad IS, et al. : Characterization of neoplastic and normal human breast tissues with in vivo ^{1}H MR spectroscopy. *J Magn Reson Imaging* 10 (2) : 159-164, 1999

12) Tozaki M : Proton MR spectroscopy of the breast. *Breast Cancer* 15 (3) : 218-223, 2008

13) Stanwell P, Mountford C : In vivo proton MR spectroscopy of the breast. *Radiographics* 27 (1) : S253-S266, 2007

14) Star-Lack J, Nelson SJ, Kurhanewicz J, et al. : Improved water and lipid suppression for 3D PRESS CSI using RF band selective inversion with gradient dephasing (BASING). *Magn Reson Med* 38 (2) : 311-321, 1997

15) Bolan PJ, Meisamy S, Baker EH, et al. : In vivo quantification of choline compounds in the breast with 1H MR spectroscopy. *Magn Reson Med* 50 (6) : 1134-1143, 2003

16) Bakken IJ, Gribbestad IS, Singstad TE, et al. : External standard method for the in vivo quantification of choline-containing compounds in breast tumors by proton MR spectroscopy at 1.5 Tesla. *Magn Reson Med* 46 (1) : 189-192, 2001

17) Roebuck JR, Cecil KM, Schnall MD, et al. : Human breast lesions : characterization with proton MR spectroscopy. *Radiology* 209 (1) : 269-275, 1998

18) Cecil KM, Schnall MD, Siegelman ES, et al. : The evaluation of human breast lesions with magnetic resonance imaging and proton magnetic resonance spectroscopy. *Breast Cancer Res Treat* 68 : 45-54, 2001

19) Yeung DK, Cheung HS, Tse GM : Human breast lesions : characterization with contrast-enhanced in vivo proton MR spectroscopy-initial results. *Radiology* 220 (1) : 40-46, 2001

20) Jagannathan NR, Kumar M, Seenu V, et al. : Evaluation of total choline from in-vivo volume localized proton MR spectroscopy and its response to neoadjuvant chemotherapy in locally advanced breast cancer. *Br J Cancer* 84 (8) : 1016-1022, 2001

21) Tse GM, Cheung HS, Pang LM, et al. : Characterization of lesions of the breast with proton MR spectroscopy : comparison of carcinomas, benign lesions, and phyllodes tumors. *AJR Am J Roentgenol* 181 (5) : 1267-1272, 2003

22) Huang W, Fisher PR, Dulaimy K, et al. . Detection of breast malignancy : diagnostic MR protocol for improved specificity. *Radiology* 232 (2) : 585-591, 2004

23) Bartella L, Morris EA, Dershaw DD, et al. : Proton MR spectroscopy with choline peak as malignancy marker improves positive predictive value for breast cancer diagnosis : preliminary study. *Radiology* 239 (3) : 686-692, 2006

24) Sardanelli F, Fausto A, Di Leo G, et al. : In vivo proton MR spectroscopy of the breast using the total choline peak integral as a marker of malignancy. *AJR Am J Roentgenol* 192 (6) : 1608-1617, 2009

25) Tozaki M, Fukuma E : ^{1}H MR spectroscopy and diffusion-weighted imaging of the breast : are they useful tools for characterizing breast lesions before biopsy? *AJR Am J Roentgenol* 193 (3) : 840-849, 2009

26) American College of Radiology : Breast imaging reporting and data system (BI-RADS), fourth ed. Reston, VA : American College of Radiology, 2003

27) Bartella L, Thakur SB, Morris EA, et al. : Enhancing non-mass lesions in the breast : evaluation with proton (1H) MR spectroscopy. *Radiology* 245 (1) : 80-87, 2007

28) 坂本正明, 戸崎光宏, 佐川倫子, 他 : 乳腺血管肉腫の1例. 日本臨床外科学会雑誌 70 (9) : 2633-2636, 2009

29) Tozaki M : Appropriate timing of proton MR spectroscopy in breast cancer. *Magn Reson Med Sci* 10 (2) : 71-77, 2011

30) Tozaki M, Hoshi K : 1H MR spectroscopy of invasive ductal carcinoma : correlations with FDG PET and histologic prognostic factors. *AJR Am J Roentgenol* 194 (5) : 1384-1390, 2010

31) Jagannathan NR, Kumar M, Seenu V, et al. : Evaluation of total choline from in-vivo volume localized proton MR spectroscopy and its response to neoadjuvant chemotherapy in locally advanced breast cancer. *Br J Cancer* 84 (8) : 1016-1022, 2001

32) Meisamy S, Bolan PJ, Baker EH, et al. : Neoadjuvant chemotherapy of locally advanced breast cancer : predicting response with in vivo (1) H MR spectroscopy-a pilot study at 4 T. *Radiology* 233 (2) : 424-431, 2004

33) Kumar M, Jagannathan NR, Seenu V, et al. : Monitoring the therapeutic response of locally advanced breast cancer patients : sequential in vivo proton MR spectroscopy study. *J Magn Reson Imaging* 24 (2) : 325-332, 2006

34) Manton DJ, Chaturvedi A, Hubbard A, et al. : Neoadjuvant chemotherapy in breast cancer : early response prediction with quantitative MR imaging and spectroscopy. *Br J Cancer* 94 (3) : 427-435, 2006

35) Tozaki M, Sakamoto M, Oyama Y, et al. : Monitoring of early response to neoadjuvant chemotherapy in breast cancer with ^{1}H MR spectroscopy : comparison to sequential 2-[^{18}F] -fluorodeoxyglucose positron emission tomography. *J Magn Reson Imaging* 28 (2) : 420-427, 2008

36) Baek HM, Chen JH, Nie K, et al. : Predicting pathologic response to neoadjuvant chemotherapy in breast cancer by using MR imaging and quantitative ^{1}H MR spectroscopy. *Radiology* 251 (3) : 653-662, 2009

37) Tozaki M : What is best for early response to chemotherapy : size, curve, diffusion, spectroscopy, PET? *Eur Radiol* 19 : S944-946, 2009

38) Tozaki M, Oyama Y, Fukuma E : Preliminary study of

early response to neoadjuvant chemotherapy after the first cycle in breast cancer : comparison of ^{1}H MR spectroscopy with diffusion MR imaging. *Jpn J Radiol* 28 (2) : 101-109, 2010

39) Tozaki M, Sakamoto M, Oyama Y, et al. : Predicting pathological response to neoadjuvant chemotherapy in breast cancer with quantitative ^{1}H MR spectroscopy using the external standard method. *J Magn Reson Imaging* 31 (4) : 895-902, 2010

40) Tabar L, Tony Chen HH, Amy Yen MF, et al. : Mammographic tumor features can predict long-term outcomes reliably in women with 1-14-mm invasive breast carcinoma. *Cancer* 101 (8) : 1745-1759, 2004 .

41) Alexander MC, Yankaskas BC, Biesemier KW. : Association of stellate mammographic pattern with survival in small invasive breast tumors. *AJR* 187 (1) : 29-37, 2006

42) Lee SH, Cho N, Kim SJ, et al. : Correlation between high resolution dynamic MR features and prognostic factors in breast cancer. *Korean J Radiol* 9 (1) :10-8, 2008

43) Tozaki M, Toi M, Miyamoto Y, et al. : Power Doppler sonography of breast masses: correlation of Doppler spectral parameters with tumor angiogenesis and histologic growth pattern. *J Ultrasound Med* 19 (9) : 593-600, 2000

44) Rousseau C, Devillers A, Sagan C, et al. : Monitoring of early response to neoadjuvant chemotherapy in stage II and III breast cancer by [^{18}F] fluorodeoxyglucose positron emission tomography. *J Clin Oncol* 24 (34) : 5366-5372, 2006

45) Bolan PJ, Kim E, Herman BA, et al. : MR spectroscopy of breast cancer for assessing early treatment response : Results from the ACRIN 6657 MRS trial. *J Magn Reson Imaging* 46 (1) : 290-302, 2017

46) 久保敦司 編 : FDG-PET検査の正常像とピットフォール. 臨床放射線50巻11月別冊, 金原出版, 東京, 2005

47) 戸崎光宏, 福間英祐編 : 乳腺MRI実践ガイド―撮影法, 読影基準, 治療―. 文光堂, 東京, 2007

48) Rauch GM, Adrada BE, Kuerer HM, et al. : Multimodality Imaging for Evaluating Response to Neoadjuvant Chemotherapy in Breast Cancer. *AJR Am J Roentgenol* 208 (2) : 290-299, 2017

49) Wang J, Ting-Fang Shih T, Yen R : Multiparametric Evaluation of Treatment Response to Neoadjuvant Chemotherapy in Breast Cancer Using Integrated PET/MR. *Clin Nucl Med* 42 (7) : 506-513, 2017

50) 佐々木道郎, 戸崎光宏, 他 : PET/MRIの臨床的応用と将来展望. 個別化医療 (Precision Medicine) に向けた乳がん画像診断・治療の展望. インナービジョン 33 (8) : 28-32, 2018

51) Drzezga A, Souvatzoglou M, Eiber M, et al. : First clinical experience with integrated whole-body PET/MR and PET/CT imaging : comparison to PET/CT to patients with oncologic diagnosis. *J Nucl Med* 53 (6) : 845-855, 2012

52) Bezrukov I, Mantlik F, Schmidt H, et al. : MR-Based PET attenuation correction for PET/MR imaging. *Semin Nucl Med* 43 (1) : 45-49, 2013

53) Marshall HR, Patrick J, Laidley D, et al : Description and assessment of a registration-based approach to include bones for attenuation correction of whole-body PET/MRI. *Med Phys* 40 (8) : 082509, 2013

54) 渡辺直史 : PET/MR を臨床で有効に使うには？文献レビューによる有用性の検討と将来展望. 映像情報Medical 45 : 81-90, 2013

55) Paulus DH, Quick HH, Geppert C, et al. : Whole-Body PET/MR Imaging : Quantitative Evaluation of a Novel Model-Based MR Attenuation Correction Method Including Bone. *J Nucl Med* 56 (7) : 1061-1066, 2015

56) 佐々木道郎, 戸崎光宏, 相良吉昭, 他 : 乳腺画像診断におけるシーメンス社製モダリティーの使用経験―全身統合型PET/

MRI (Biograph mMR) について―. 映像情報Medical 49 (12) : 5-11, 2017

57) Kitajima K, Yamano T, Fukushima K, et al. : Correlation of the SUVmax of FDG-PET and ADC values of diffusion-weighted MR imaging with pathologic prognostic factors in breast carcinoma. *Eur J Radiol* 85 (5) : 943-949, 2016

58) Nakajo M, Kajiya Y, Kaneko T, et al. : FDG PET/CT and diffusion-weighted imaging for breast cancer : prognostic value of maximum standardized uptake values and apparent diffusion coefficient values of the primary lesion. *Eur J Nucl Med Mol Imaging* 37 (11) : 2011-2020, 2010

59) Choi BB, Kim SH, Kang BJ, et al. : Diffusion-weighted imaging and FDG PET/CT : predicting the prognoses with apparent diffusion coefficient values and maximum standardized uptake values in patients with invasive ductal carcinoma. *World J Surg Oncol* 10 : 126, 2012

60) Karan B, Pourbagher A, Torun N : Diffusion-Weighted Imaging and ^{18}F-Fluorodeoxyglucose Positron Emission Tomography/Computed Tomography in Breast Cancer : Correlation of the Apparent Diffusion Coefficient and Maximum Standardized Uptake Values With Prognostic Factors. *J Magn Reson Imaging* 43 (6) : 1436-1444, 2016

61) Baba S, Isoda T, Maruoka Y, et al. : Diagnostic and Prognostic Value of Pretreatment SUV in ^{18}F-FDG/PET in Breast Cancer : Comparison with Apparent Diffusion Coefficient from Diffusion-Weighted MR Imaging. *J Nucl Med* 55 (5) : 736-742, 2014

62) Byun BH, Noh WC, Lim I, et al. : A new method for apparent diffusion coefficient measurement using sequential ^{18}F-FDG PET and MRI : correlation with histological grade of invasive ductal carcinoma of the breast. *Ann Nucl Med* 27 (8) : 720-728, 2013

63) Sasaki M, Tozaki M, Kubota K, et al. : Simultaneous whole-body and breast ^{18}F-FDG PET/MRI examinations in patients with breast cancer : a comparison of apparent diffusion coefficients and maximum standardized uptake values. *Jpn J Radiol* 36 (2) : 122-133, 2018

64) Sasaki M, Tozaki M, Kubota K, et al. : Simultaneous breast ^{18}F-FDG PET/MRI examinations in patients with breast cancer : a comparison of apparent diffusion coefficients and maximum standardized uptake values. ECR2019, EPOS™

65) Kumar R, Chauhan A, Zhuang H, et al. : Clinicopathologic factors associated with false negative FDG-PET in primary breast cancer. *Breast Cancer Res Treat* 98 (3) : 267-274, 2006

66) Catalano OA, Daye D, Signore A, et al. : Staging performance of Whole-body DWI, PET/CT and PET/MRI in invasive ductal carcinoma of the breast. *International J Oncology* 51 (1) : 281-288, 2017

67) Zhang H, Xue H, Alto S, et al. : Integrated shimming improves lesion detection in whole-body diffusion-weighted examinations of patients with plasma disorder at 3T. *Invest Radiol* 51 (5) : 297-305, 2016

68) Sasaki M, Tozaki M, Maruyama K, et al. : Does integrated shimming improve lesion detection in whole-body diffusion-weighted examinations of patients with breast cancer ? . *Jpn J Radiol* 36 (12) : 736-743, 2018

69) Cheon H, Kim, HU, Kim, TH, et al. : Invasive Breast Cancer : Prognostic Value of Peritumoral Edema Identified at Preoperative MR Imaging. *Radiology* 287 (1) : 68-75, 2018

70) Murakami W, Tozaki M, Sasaki M, et al. : Correlation between ^{18}F-FDG uptake on PET/MRI and the level of tumor-infiltrating lymphocytes (TILs) in triple-negative and HER2-positive breast cancer. ECR2019, EPOS™

Chapter III

MRIガイド下生検

第1部：MRIガイド下生検の歴史 ･･････････････ 210
第2部：日本での保険収載までの11年間 ･･････ 219
第3部：手技の解説 ･･････････････････････････ 229

第1部

MRIガイド下生検の歴史

1．はじめに

本書を執筆するきっかけの一つは，2018年4月にMRIガイド下生検が保険収載されたことである（図1～3）。MRIガイド下生検はそれまでは特殊な手技であり，自費診療で興味のある施設だけで行えばよい，という雰囲気すらあったかもしれない。しかし，現在は，乳房MRIを施行する施設であれば必須の手技となった。欧米と同様に，乳房MRIを施行するならば，必ずMRIガイド下生検が施行できなければならない環境になったのである。

筆者はいつも，講演では次のように述べている。

「乳房MRIは，MRIでしか見えない病変の存在を確認することが目的である。つまり，MRIガイド下生検ができないならば，MRIをする資格はない！」

びっくりするかもしれないが，10年も前の海外のガイドライン[1)～3)]（図4～6）をそのまま伝えているにすぎない。そして，現在の米国放射線専門医会（ACR）のMRI-guided interventionガイドライン[4)]でも，その必要性は依然として変わらないのである（図7）。確かに，これまでは保険で行えない手技を推奨することはできないので，海外のガイドラインでは……，という枕詞をつけて話していた。しかし，もうその必要はなくなったのである。日本では，2018年4月を境に急に，MRIガイド下生検の知識や手技の習得が必要になったのである。

本節では，MRIガイド下生検は，海外ではどのように開始されるようになったのか，歴史的なことを

自費診療：特殊な手技

↓

保険診療：必須の手技

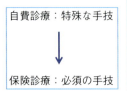

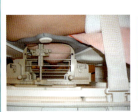

図1　MRIガイド下生検の保険収載で何が変わるか
（第26回 日本乳癌学会モーニングセミナー２より）

第７款 胸部
Ｋ４７４－３ 乳腺腫瘍画像ガイド下吸引術

1 マンモグラフィー又は超音波装置によるもの　6,240点
2 MRIによるもの　8,210点

マンモグラフィー又は超音波検査では検出できず、MRI撮影によってのみ検出できる病変が認められる患者に対して、当該病変が含まれる乳腺組織を摘出する目的で実施した場合に限り算定できる。

図2　MRIガイド下生検の保険収載
（厚生労働省告示：2018年4月から）

第61 の4の4 乳腺腫瘍画像ガイド下吸引術（MRIによるもの）

1.乳腺腫瘍画像ガイド下吸引術（MRIによるもの）に関する施設基準
（1） 1.5 テスラ以上のMRI装置を有していること。
（2） 画像診断管理加算1、2又は3に関する施設基準を満たすこと。
（3） 関係学会より乳がんの専門的な診療が可能として認定された施設であること。

2.届出に関する事項
乳腺腫瘍画像ガイド下吸引術（MRIによるもの）の施設基準に係る届出は、別添2の様式38を用いること。

*日本乳癌学会の単独申請であったため、関係学会とは、日本乳癌学会のことである。

図3　MRIガイド下生検の保険収載
（厚生労働省告示：2018年4月から）

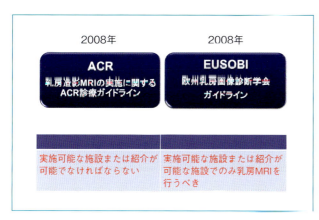

図4 ACRとEUSOBIにおける
MRIガイド下生検の位置づけ

図5 EUSOBIのMRIガイド下生検の記述
（参考文献2）より引用）

図6 ACSのMRIガイド下生検の記述
（参考文献3）より引用）

解説する。次に，日本で初めて導入してから保険収載されるまでの11年間の出来事を紹介する。最後に手技の解説を行い，各装置メーカーにも生検用の乳房コイルの解説をしていただいた。MRIガイド下生検を始める場合には，自分が使用する装置の特徴を知っておく必要があるからである。

2. ドイツ留学のエピソード：乳腺を専門にした理由

筆者がMRIガイド下生検という単語を知った時のことを紹介しよう。

2000年の前半，東京慈恵会医科大学の分院（第三病院）で恩師の多田信平先生と仕事をしていた。多田先生の部屋にはRadiology誌が並んでいた。先生の退官が近づいた頃，興味のあるところを破いて持って帰ってよいと言われ，Radiology誌の乳腺関連の論文をすべて破いて，クリアファイルに項目別に保存した。その時に，興味がある領域，ない領域，研究主体の論文で将来役に立たないと感じた論文等々，たくさんの論文をクリアファイルに分類し保存した。もともと，クリアファイルごとに文献を分類するのは自分の習性であった。そこで，日本の医療ではお目にかからない不思議な領域を2つ見つけて，新しいクリアファイルに分類した。その2つが，「MRIガイド下生検」と「ハイリスクのMRIサーベイランス」だったのである（図8）。

その後，2005年にドイツに留学し，帰国後は乳腺を専門にすることを決心した。正確に言うと，乳腺を辞めて他の領域に進むことを断念して，乳腺をさらに深めようと決心したのである。留学の目的は，自分の中で一段落した乳腺診断学を辞めるか継続するか，その見極めのためであった。決心したのは，

第Ⅲ章 MRIガイド下生検

> Introduction:
>
> The use of breast MRI for diagnosis and especially for screening purposes has become increasingly common, with a marked rise in numbers of examinations noted over the first decade of the 21st century.
> Consequently, the number of MRI-guided procedures has also increased.
> Therefore, the ability to offer MRI-guided biopsy is important for the facilities that perform breast MRI for diagnostic or screening purposes.

> If a practice performs breast MRI but does not offer MRI-guided biopsy, the patient must be referred to another facility for the procedure. Occasionally, the original MRI examination may have to be repeated prior to the biopsy due to differences in the breast MRI protocols between the 2 facilities. This will result in additional time commitment, inconvenience, and expense to the patient.
> If MRI biopsy is not offered at the facility performing the breast MRI, a mutually agreed-upon arrangement should be established with another facility to accept biopsy cases without the need to repeat the examination.
> Essentially, this means that the 2 facilities have agreed on compatible breast MRI protocols and technical factors.

図7　MRIガイド下生検の位置づけ（ACR 2016）
（参考文献4）より引用）

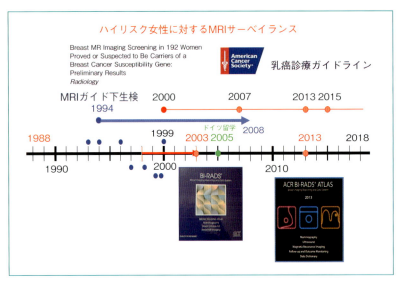

図8　MRIガイド下生検とハイリスクMRIサーベイランス
2005年の留学時にはすでに，世界では「MRIガイド下生検」と「ハイリスクのMRIサーベイランス」が議論されていた。

　ドイツに到着してすぐの2005年4月に開催されたドイツ放射線学会（ベルリン）がきっかけである。クリアファイルに入れて熟読していた論文の著者13人の講演を，わずか2，3日の間にすべて聴くことができたのである。北米放射線学会（RSNA）に比べるとかなり小さな規模ではあったが，毎日，乳腺診断学の話が聞けた。当然，MRIガイド下生検の講演もあった。留学先のJena大学のボスであったKaiser先生と，あのKuhl先生が仲悪そうに座長をしていたことも，今でも鮮明に覚えている。Fischer先生，Heywang-Kobrunner先生，München大学やTubingen大学の先生たちとも会えて，とにかく感動した。当時の筆者からすると，乳腺MRIのオールスターに会えた気分であった。また，Jena大学からは乳癌の凍結治療の講演もあり，帰国後に乳癌の凍結治療[5)～7)]に携わるきっかけとなった。

　自分の中で一段落したと思っていたことには多くの理由があることを悟った。日本では放射線科主体の乳腺診断学（特にMRI）が未発達だったし，欧米での議論やBI-RADSも軽視されていた。当時の乳腺診断学を一言で表現すると，「乳腺診断＝マンモグラフィ読影と言っても過言ではなく，超音波や生検は外科医の仕事，乳房MRIはごくごくマイナーな領域」という状況であった。第Ⅱ章第2部のガイ

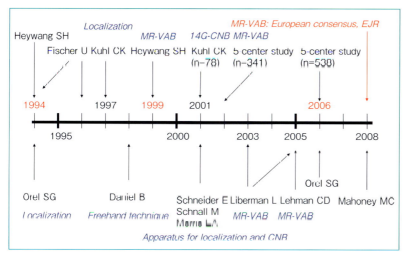

図9 MRI-guided interventionの歴史
上段は欧州，下段は米国

ドレインの項目を思い出してほしい。乳房MRIはCTと同等の扱いで，撮像法においても標準撮像法が理解されておらず，仰臥位MRIがトピックスな時代もあった。当然，MRI検出病変の対応やMRIガイド下生検の必要性の議論もなかった。

37歳と少し遅めの留学であったが，診断医としてのトレーニングを終えていて，帰国後に問題提起をし，正しいことを発信するにはちょうど良かったと思っている。そして，自分の抱えていた多くの疑問の答えを導くために，帰国後は乳腺領域のエビデンス作りに邁進した。年間予定表を作成して，論文のテーマを10〜20列挙し，数学の問題集を解くかのように論文を作成していった。そして，現在，あの2つの領域（「MRIガイド下生検」と「ハイリスクのMRIサーベイランス」）を特に専門にしていることに，何か運命じみたことを感じている。

3. MRI-guided interventionのさまざまなデバイス

MRI-guided interventionは，MRI-guided wire localizationとMRIガイド下生検を意味している。MRIガイド下生検は，穿刺吸引細胞診，針生検（core needle biopsy：CNB）および吸引式生検（vacuum-assisted biopsy：VAB）の手法が報告されてきたが，現在は採取される組織量が多いMRIガイド下吸引式生検（MRI-guided VAB）が推奨されている[8]。図9に示すように，米国（下段）では欧州（上段）よりも数年遅れてVABデバイスが承認された。それまでは，簡便かつ正確な手技であるMRI-guided localizationが頻繁に行われてきた[9]。現在は，簡便なVABデバイスの開発により，MRI-guided VABが主流となっている。

また，近年では，低侵襲性治療やMRIガイド下治療（MRI-guided ablation）に対して大きな期待が寄せられている。将来は，MRI-guided VABとMRI-guided ablationがMRI-guided interventionの2本柱になるかもしれない。

MRI-guided VABには，さまざまなデバイスが試作されてきた。現在，使用しているデバイスがどのような試行錯誤の結果出来上がったかを知ることは生検手技に有用と考え，以下に歴史的なデバイスを紹介する。まさに，筆者が留学前にクリアファイルに保存していた論文であり，留学中に学会や施設見学で見てきたデバイスである。

MRI-guided intervention自体は，1994年頃から施行されてきた（図9）。Fischer's scoreで有名なFischer先生は，最も古くからMRI-guided interventionを施行してきた医師であり，1993年からGöttingen interventional deviceを報告してきた[10),11]。これは仰臥位の体位で行う手技であり，普及することはなかった。また，本書で何度も登場するKuhl先生も，当然ながらMRI-guided interven-

第Ⅲ章 MRIガイド下生検

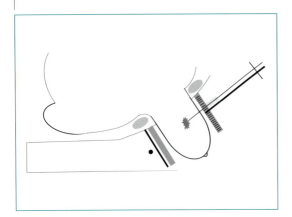

図10　Kuhl先生の針生検スタイル
Kuhl先生は，うつ伏せと側臥位の中間の体勢で乳房を術者側に引き出すようなスタイルでCNBを行ってきた。

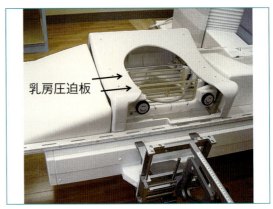

図11　生検対応1チャンネルコイル
　　　（シーメンス社製）

tionを行っている。うつ伏せと側臥位の中間の体勢で，乳房を術者側に引き出すようなスタイルである（図10）。特殊なフィリップス社製のデバイス（Bonnデバイス）を使用し，CNBで行ってきた[12),13)]。そのため，Bonn大学以外では普及しなかった。それ以外にも，Tubingenデバイス，座位で可能なLeipzigデバイスなども報告されてきたが，標準的なデバイスにはならなかった。

　最終的に，MRI-guided VABの一つのスタイルを築き上げ，多施設での成績を報告したのがHeywang-Kobrunner先生である[14)～18)]。2006年には，ドイツ，ベルギー，フランス，スウェーデンの4か国，5施設の多施設研究をCancer誌に報告している[18)]。このデバイスも特殊な構造であること，シングルループコイルにより画質が低いことなどから使用されなくなったが，筆者が日本で最初に使用したデバイスがこれである（図11）。内側かつ胸壁に近い病変へのアプローチが容易な点では，現在の標準コイルに勝っている〔第3部（229P）参照〕。

　乳房生検デバイスを供給するNoras MRI products社は，MRI-guided interventionがドイツで試行錯誤されていた時代から存在している。現在のシーメンス社の生検デバイスでもセットで使用されている（図12）〔第3部（233P）参照〕。

　乳房の生検用コイルは，各装置メーカーが自社で開発するもの（図13）と，コイルメーカーと協力して供給されるものと，2つのパターンがある。各装置によって仕様が異なるのはそのためである。コイルメーカーで有名なものは，Invivo社の7チャンネルコイル（図14），Sentinelle Medical社のセンチネルコイル（図15）である。しかし，Invivo社がフィリップス社に買収されたことによって，7チャンネルコイルはフィリップス社以外の装置メーカーでは使用されなくなってきた。また，センチネルコイルの販売権はHologic社に移り，今ではInvivo社が持っている。このような背景があり，装置メーカーが推奨する乳房生検用コイルは，時代や装置メーカーの戦略によって日々変わっているのである。

4. 2つの論文の紹介
　（欧州の多施設研究とコンセンサス会議）

　MRIガイド下生検に関する2つの論文を紹介する。1つは，前述した2006年のCancer誌で，ドイツ，ベルギー，フランス，スウェーデンの4か国，5施設の多施設研究である[18)]。これは，MRIガイド下生検に関する世界で最初の多施設研究である（図16～18）。

　もう1つは，2009年の欧州でのコンセンサス会議の論文である[8)]。後述する「乳腺MRI・Intervention研究会」で翻訳し，全国に配布したものである

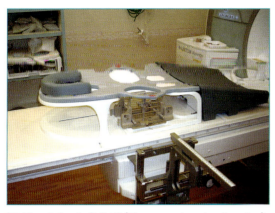

図12 4チャンネルBI（Biopsy and routine Imaging）Breast Coil（シーメンス社製）とaiming deviceとを組み合わせたMRIガイド下生検

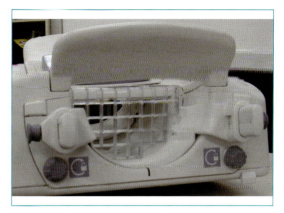

図13 グリッド型の乳房圧迫板（GE社製）

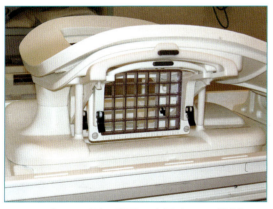

図14 グリッド型の乳房圧迫板（Invivo社製）

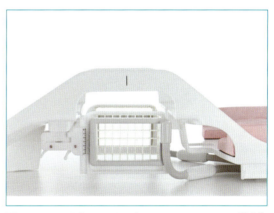

図15 センチネルコイル（Sentinelle Medical社製）

（図19〜28）。いずれも10年以上前の論文であるが，MRIガイド下生検の手技が成熟していく過程での代表的な論文である。その時代にどのような議論がなされてきたかを知ることは非常に勉強になるので，ここで紹介させていただく。

第Ⅲ章 MRIガイド下生検

<Material and Methods>

・Patients

649病変（578人）中，538病変にVABが行われた。

生検が施行できなかった111病変（17%：111/649）の内訳

1）検査直前のMRにて病変が消失：80例（12.3%：80/649）
  ①生理周期による…43例
  ②ホルモン補充療法中止後4週間以内…28例
  ③病変ではなくアーチファクト…9例

2）生検コイルや手順そのものに原因があったわけではない：10例（1.5%：10/649）
  ①MRの機械の故障…2例
  ②患者の同意が得られなかった…3例
  ③最初のMR撮像で患者の体動によるアーチファクト…3例
  ④病変の誤認識…2例

3）その他：21例（3.2%：21/649）
  ①体が大きすぎてマグネットに入らなかった…4例
  ②刺入の問題で病変まで針を挿入できなかった…11例
    内側で胸壁から2cm以内の領域が生検が困難と報告されている（文献16参照）
  ③大きな乳房で乳頭に近い病変の場合，coilに入れてpositioningをとるのが不可
  ④乳房が小さすぎた…2例
  ⑤圧迫が強すぎて造影されなかった…4例

上記3）の21人は，後日，ポジショニングを変える，圧迫を弱める，MRあるいはCTガイド下のwire挿入を行い外科的切除などの措置がとられた。
結果，悪性が8例，良性が13例であった。

・Biopsy Procedure

患者の適応は
―凝固系が正常
―Informed consentが得られている
―月経周期7～17日目，ホルモン補充療法を中止してから4～6週間後を推奨した。

装置は，シーメンス社の1.0Tか1.5TのMR装置を使用した。
患者はうつぶせになり，乳房は圧迫板によって圧迫
（圧迫板はさまざまな方向から穿刺できるようにflexible barでできている）

その体勢のまま造影前後のMRを撮像し標的とする病変の座標を計算し，穿刺装置を移動させる。皮膚に麻酔をし，皮膚切開を加える（4mmの針が入るように）
アーチファクトのでないチタン性の針で穿刺を行い，病変の位置に刺入できていることを確認後，穿刺針に変え，深くまで麻酔を追加してVABを行う。

最低20片を採取し，手技が終わったら，病変が取れたかどうか確認するために
追加の造影剤を使用して造影MRIを撮像した。

図16 対象と方法
（参考文献18）より引用作成）

<Results>

・Technical success

successful…96%（517/538）

その他…21例
  ―unsuccessful…13例
  ―不確実（評価が不確実で，画像と病理も不一致など）…8例
【21例の理由】
・MRの故障（ポジショニングのテーブルが破損）…1例
・生検針の問題（吸引の故障）…1例
・術者の失敗（座標計算のミス）…3例
・患者の著しい体動…2例
・出血のため…6例
    2例：中止を余儀なくされた（十分な検体が得られず）。
    4例：評価不能
・その他…8例

＊病変の大きさ
    1cm<の病変…52%

＊成功率 1cm<…96%
       1cm>…97%
→ 病変の大きさは成功率に影響がない。

＊施設間で結果に差はなかった。

・Patient tolerance and side effects

・3cm<の血腫形成…19例：3.5%（19/538）
・出血による合併症…6例
    圧迫により軽快…3例
    処置が必要…3例：0.6%（3/538）
      1例：外科縫合が必要
      2例：血腫を外科的に除去
・生検後6週間で感染をおこし，抗生剤内服…1例
・血管迷走神経反射（VVR）…6例
・検査後過呼吸により入院…1例

・多くの患者が生検自体よりも体位（腹臥位）に苦痛を感じていた。

・検査時間：
  1病変の場合―約70分
  2病変の場合―約90分

図17 結果
（参考文献18）より引用作成）

| Indication group | No. of lesions | Results (%) | | |
		Malignant	Malignant and ADH	Benign
Group 1				
After neoadjuvant chemotherapy	6	100	—	—
Mammographically detected	113	20	26	74
Group 2 : Multicentricity				
(preoperative patients)	36	36	44	56
Group 3 : Diagnostic problem				
After breast-conserving surgery	77	42	42	58
After benign surgery	53	15	15	85
Other	80	20	21	79
Search for primary tumor	10	50	50	50
Group 4 : High genetic risk				
Family risk	59	27	30	70
After ADH	10	30	40	60
After contralateral carcinoma	73	23	27	73

Percent of Lesions with Malignancy and Atypical Ductal Hyperplasia among Various Indication Groups（n=517 lesions）

図18 結果
（参考文献18）より転載）

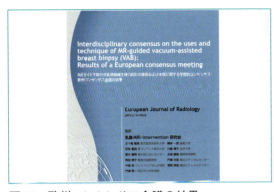

図19 欧州コンセンサス会議の結果
（乳腺MRI・Intervention研究会にて翻訳・配布）

図20 欧州コンセンサス会議の参加者29人
　　フランス（9），ドイツ（8），イギリス（6），ベルギー（2），スイス（2），オーストリア（1），ノルウェー（1）

- MRIによってのみ検出された病変の陽性適中度：15〜40%
  … 患者の選択やMR読影法に依存する …
- MR検出病変の病理組織学的評価は必須である。
- 多くの乳腺専門施設では，MRガイド下のワイヤー留置が行われている。
- MRガイド下コア針生検（CNB）が，一部の研究者により実施されている。
- しかし，適切な採取において不確実であるため広く普及していない。
- 現在はMRガイド下吸引式乳房組織生検（VAB）が主流になりつつある。

図21 MR-guided VAB：Introduction

- 2006年6月19日，ドイツのNorderstedtにおいてコンセンサス会議を開催
- 参加者は全員が乳腺画像の専門家でありVABの熟練者であった。
- 各主題は，グループにより承認されるまで討議された。
- 会議終了時，声明のリストが参加者全員により承認された。

図22 MR-guided VAB：Method

- マンモグラフィや超音波により病変が十分に描出できる場合は，これらを第一選択とする。
- 逆に，MRガイド下生検が必要と考えられる場合は，他の方法に置き換えるべきではない。
- 特に，MRガイドの代わりにCTガイドを用いることは推奨しない。
- MRガイド下生検は，MRガイド下針留置後の外科的切除よりも望ましい。

図23 MR-guided VAB：Results

- MRガイド下VABが，MRガイド下コア生検に優先して行われるべき根拠
  1：微細石灰化に関して，ステレオタクティックVABの方がCNBよりも優れている。
  2：MRIによってのみ描出される病変は，小さい傾向にある。
  3：DCISや境界病変の比率が高い。
  4：出血や針挿入で，組織の変位がありうる。正確な生検は，VABによる連続吸引とより多くの組織採取によって可能となる。
  5：造影される病変の縮小または切除が直接観察できる。

図24 MR-guided VAB：Results

- 生検デバイスは外側または内側アプローチが選択できるものが望ましい。
- 最小プローブサイズは11ゲージを用いて行うこと。
- サンプリング開始前に，ターゲットの位置にプローブイントロデューサーが刺入された状態で再撮像することにより，ターゲティングを確認すること。
- 採取するコアの平均個数は，11ゲージのプローブで25個以上であること（より大きなプローブを用いる場合は同等量）。
- VABは診断手順にすぎず，治療方法とみなしてはならない。
- 病変のほとんどが摘出できる小病変の場合，マーカーを置くことを考慮。
- 2つ以上の病変では，相互の混入を避けるために別のプローブを用いる。
- 生検後に最低1回の撮像を実施すること。
- 必要な場合は，さらに造影剤を静注し適切な造影検査を施行すること。

図25 MR-guided VAB：Results（VAB procedure）

- VAB（年間＞50例）と乳房MRIの両者について十分な経験を有するチームの場合，15例のMRガイド下VABで十分な技能が取得できると考えられる。
- この技能を維持するために，チームで年間最低10例を行う必要がある。
- VABと乳房MRIで十分な経験を積むまでは，MRガイド下生検の実施は勧められない。

図26 MR-guided VAB：Results（Training）

第Ⅲ章 MRIガイド下生検

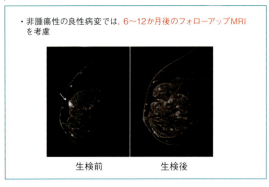

- 非腫瘍性の良性病変では、6〜12か月後のフォローアップMRIを考慮

生検前　　　生検後

図27　MR-guided VAB：Results（After VAB）

- 既存の研究によると、MRガイド下VABの精度は、MRガイド下でのワイヤー留置後の外科的切除に匹敵するとされる。
- この手技の世界規模での経験に限りがあるため、この合意は最適な品質保証の第一歩にすぎないかもしれない。
- この合意が、新たなユーザーが手技を確立する際の問題回避に役立つことを、著者は希望する。
- MRガイド下乳房生検を確立し普及させることは、増加すると予想されるMR検出病変を安全に管理し、不必要な外科的生検を避け、現在および将来の乳房MRIを最大限に利用するために不可欠である。

図28　MR-guided VAB：Discussion

●参考文献

1) ACR practice guideline for the performance of contrast enhanced magnetic resonance imaging of the breast, 2008.
2) Mann RM, Kuhl CK, Kinkel K, et al. : Breast MRI: guidelines from the European Society of Breast Imaging. *Eur Radiol* 18 (7) : 1307-1318, 2008
3) Saslow D, Boetes C, Burke W, et al. : American Cancer Society Breast Cancer Advisory Group. American Cancer Society guidelines for breast screening with MRI as an adjunct to mammography. *CA Cancer J Clin* 57 (2) : 75-89, 2007
4) ACR practice parameter for the performance of magnetic resonance imaging-guided breast interventional procedures, 2016 (https://www.acr.org/-/media/ACR/Files/Practice-Parameters/MR-Guided-Breast.)
5) Tozaki M, Fukuma E, Suzuki T, et al. : Ultrasound-guided cryoablation of invasive ductal carcinoma inside the MR room. *Magn Reson Med Sci* 9 (1) : 31-36, 2010
6) Tozaki M, Fukuma E : Ultrasound- and MRI-guided cryoablation for small breast cancer. Xu K, ed : Modern Cryosurgery for Cancer. World Scientific Publishing Co. Pte. Ltd. Singapore, pp511-523, 2012
7) Tozaki M : Importance of breast imaging before and after nonsurgical ablation therapy. Kinoshita T ed : Non-surgical Ablation Therapy for Early-stage Breast Cancer. Springer Japan, Tokyo, pp199-209, 2016
8) Heywang-Köbrunner SH, Sinnatamby R, Lebeau A, et al. : Interdisciplinary consensus on the uses and technique of MR-guided vacuum-assisted breast biopsy (VAB) : results of a European consensus meeting. *Eur J Radiol* 72 (2) : 289-294, 2009
9) Morris EA, Liberman L, Dershaw DD, et al. : Preoperative MR imaging-guided needle localization of breast lesions. *AJR Am J Roentgenol* 178 (5) : 1211-1220, 2002
10) Fischer U, Vosshenrich R, Keating D, et al. : MR-guided biopsy of suspect breast lesions with a simple stereotaxic add-on device for surface coils. *Radiology* 192 (1) : 272-273, 1994
11) Fischer U, Vosshenrich R, Döler W, et al. : MR imaging-guided breast intervention : experience with two systems. *Radiology* 195 (2) : 533-538, 1995
12) Kuhl CK, Elevelt A, Leutner CC, et al. : Interventional breast MR imaging: clinical use of a stereotactic localization and biopsy device. *Radiology* 204 (3) : 667-675, 1997
13) Kuhl CK, Morakkabati N, Leutner CC, et al. : MR imaging-guided large-core (14-gauge) needle biopsy of small lesions visible at breast MR imaging alone. *Radiology* 220 (1) : 31-39, 2001
14) Heywang-Kobrunner SH, Heinig A, Schaumloeffel-Schulze U, et al. : MR-guided percutaneous excisional and incisional biopsy of breast lesions. *Eur Radiol* 9 (8) : 1656-1665, 1999
15) Perlet C, Heinig A, Prat X, et al. : Multicenter study for the evaluation of a dedicated biopsy device for MR-guided vacuum biopsy of the breast. *Eur Radiol* 12 (6) : 1463-1470, 2002
16) Prat X, Sittek H, Baath L, et al. : European quadricentric evaluation of a breast MR biopsy and localization device : technical improvements based on phase-I evaluation. *Eur Radiol* 12 (7) : 1720-1727, 2002
17) Viehweg P, Heinig A, Amaya B, et al. : MR-guided interventional breast procedures considering vacuum biopsy in particular. *Eur J Radiol* 42 (1) : 32-39, 2002
18) Perlet C, Heywang-Kobrunner SH, Heinig A, et al. : Magnetic resonance-guided, vacuum-assisted breast biopsy : Results from a European multicenter study of 538 lesions. *Cancer* 106 (5) : 982-990, 2006

第2部
日本での保険収載までの11年間

1. MRI検出病変の対応：USガイド下生検の限界

2006年，留学先のドイツから帰国後すぐに，MRIガイド下生検が日本人にも必要なのか？を検証した。一般に，MRIだけで検出された病変（MRI-detected lesionやMR-only visible lesionと呼ぶ）は，MRIの造影域に一致する部位に対して再度，超音波検査（second look USの用語が普及しているが，現在はMRI-targeted USが推奨される）を施行する。MRI-targeted USにてMRIに一致する病変が認められる時には，超音波ガイド下吸引式生検（US-guided VAB）にて切除することが望ましい。MRI-targeted USにて病変が描出できない場合は，日本ではMRIで経過観察せざるを得なかった。しかし，LaTrenta先生[1]は，MRI-targeted USで描出できた症例は，描出できなかった症例よりも癌の頻度が高いが（43% vs. 14%），MRI-targeted USでの描出不能症例は生検が不要であるとは言えない，と結論づけている。

そこで，筆者は日本での検証を行った。亀田総合病院の検討では，MRI-detected lesionに対するUS-guided VABの成功率は91%（144/159）であった[2]。海外でのMRI-guided needle localization，針生検（core needle biopsy：CNB），VABの成功率は95～100%であり〔第1部の参考文献9）～18）参照〕，明らかに劣っていた。また，US-guided VABで9.4%（15/159）の病変が正確に切除できていないこと，さらに，再度MRIを施行して初めて生検手技が成功したかの評価ができること（図1）を考慮すると，MRI-guided VABは日本でも必須の手技と考えられた。

さらに，false negative（偽陰性）症例の検討をした。US-guided VABを施行した986病変のうち，MRI-detected lesionに対して施行されたUS-guided VABの26%（8/31）が，初回に乳癌と正しく診断できていない（図2）ことが明らかとなった[3]。この事実は衝撃的であった。MRI-detected lesionに対してUS-guided VABを施行したにもかかわらず，26%の乳癌が良性と診断されて放置され

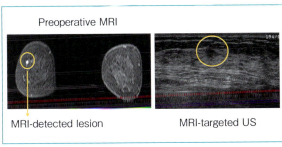
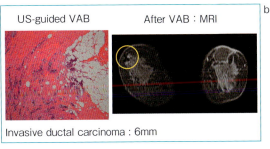

図1 MRI-detected lesionに対する超音波ガイド下生検
a：右のC領域にMRI-detected lesionが認められる。同部位に対してMRI-targeted USを施行する。
b：MRI targeted USにて一致する病変があれば，US-guided VABを施行する。その確認には，再度MRIを撮像する。

第Ⅲ章 MRIガイド下生検

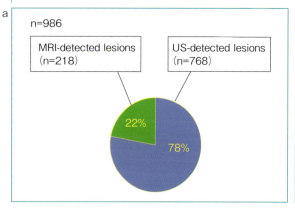
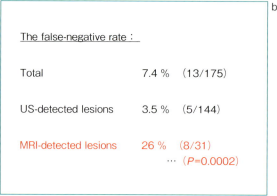

図2 超音波ガイド下VABの検討（参考文献3）より転載）
　a：US-guided VABを施行した986病変のうち，MRI-detected lesionは218病変である。
　b：MRI-detected lesionに対して施行されたUS-guided VABの26％（8/31）が，初回に乳癌と正しく診断できていなかった。

る危険性があるということである。しかも，良性の診断であるため，患者も施行医も安心してしまう問題点がある。MRI-detected lesionに対してUS-guided VABを行う時は，常にこのことを念頭に置かなくてはいけない。

2. 日本でのMRIガイド下生検の立ち上げ

　上記のように，MRI-guided VABは日本でも必須の手技と考えられた。そして，2007年5月から亀田総合病院で，倫理委員会の承認のもとMRI-guided VABを開始した[4)〜8)]。日本で薬事承認されていたMRIガイド下生検用のデバイスは，当時はaiming device（シーメンス社製）だけであった（214Pの図11参照）。そして，その後，さまざまなコイルやデバイスが徐々に薬事承認されてきた。4チャンネルBI（Biopsy and routine Imaging）Breast Coil（シーメンス社製）（215Pの図12参照），7チャンネルコイル（215Pの図14参照），センチネルコイル（215Pの図15参照）と，随時最新のコイルを導入して生検を施行してきた。以下，日本でのMRIガイド下生検の立ち上げを解説する。

2-1．吸引式生検のデバイス

　MRIガイド下生検に最初に使用したデバイス（図3）

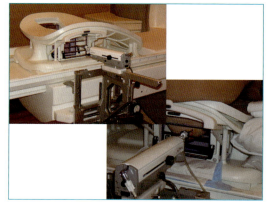

図3 MRIガイド下生検で最初に使用したデバイス（ジョンソン・エンド・ジョンソン社製）

は，ジョンソン・エンド・ジョンソン株式会社（当時）の製品であったが，開始後まもなく製造中止となった。その後は，株式会社メディコンのバード® バコラ® バイオプシーシステム（図4, 5）を使用してきた。シーメンス社のaiming deviceに設置可能なアダプタープレート（図4上）を用いて真っ直ぐに穿刺することも可能であったが，多くはフリーハンドで施行してきた（図5）。その後は，各社から生検用のデバイスが市販されるようになり，EnCor ENSPIRE®システム（10G：図6〜8），マンモトーム®（11G：図9〜12），ATEC®システム（9G：図13〜16）をそれぞれ使ってきた。各社それぞれに特徴があるため，使用する際にはその特徴をよく理解しておく必要がある。

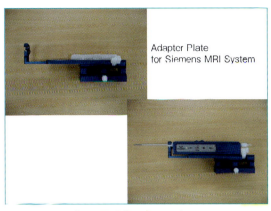

図4 バード®バコラ®バイオプシーシステム
（メディコン社製）

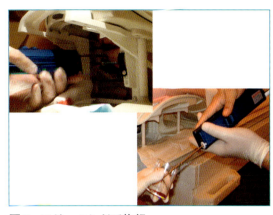

図5 フリーハンドで施行
（参考文献7)より転載）

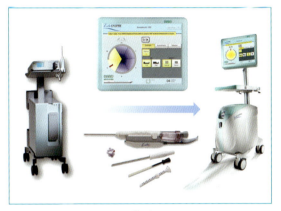

図6 EnCor ENSPIRE® システム
（メディコン社製）

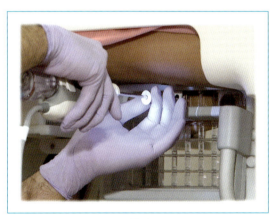

図7 EnCor ENSPIRE® システム
（メディコン社製）

2-2. 日本での普及活動

2007年から，MRIガイド下生検で診断される乳癌症例を経験するようになり，日本でも必須の手技であることを確信した。翌2008年には，「乳腺MRI・Intervention研究会」のキックオフミーティングを行った（2008年10月，東京慈恵会医科大学：参加者47名）。「乳腺のMRI診断」や「MRIを利用したIntervention」に関して，国内での需要，今後の発展性，海外との温度差を考えると，早急に検討できる場が必要である！と強く感じたので，この研究会を設立した。第1回は亀田総合病院（2009年4月：参加者87名），第2回は聖路加国際病院（2009年10月：参加者95名）にて開催した。

本研究会の大きな業績の一つは，欧米のガイドラインの翻訳作業である（図17）。2008年10月の世話人会にて，ACR（米国放射線専門医会）およびEUSOBI（欧州乳房画像診断学会）のガイドライン，ならびにMRガイド下吸引式乳房組織生検の欧州学際的コンセンサス会議の翻訳をすることが決定した。いずれも2008年に出版されたものであり，これを翻訳し全国で共有することは非常にタイムリーかつ有用であった。ACRガイドラインに関しては米国放射線専門医会から，MRガイド下吸引式乳房組織生検に関しては筆頭著者のHeywang-Kobrunner先生およびEuropean Journal of Radiology誌から翻訳許可をいただき，世話人全員で分担して翻訳した。用語の統一は筆者が最後に行った。そして，5000部が全国に配布され，教育活動の一環として

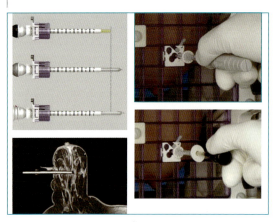

図8　EnCor ENSPIRE® システム
　　　（メディコン社製）

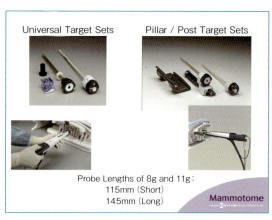

図9　マンモトーム®

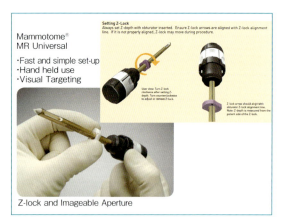

図10　マンモトーム®
　　　Disposables：Z-locks

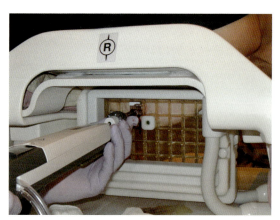

図11　マンモトーム®

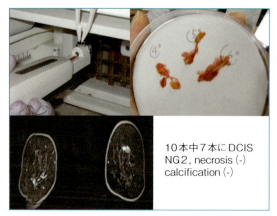

図12　マンモトーム®

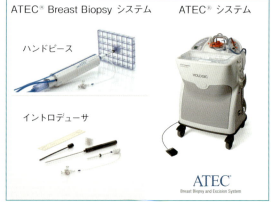

図13　ATEC® システム／ATEC® Breast
　　　Biopsy システム（ホロジック社製）

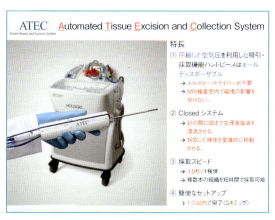

図14 ATEC® システムの特長

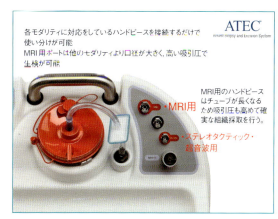

図15 ATEC® システム：3モダリティ対応

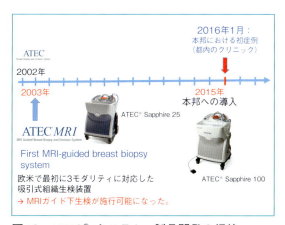

図16 ATEC® システム：製品開発の経緯

図17 乳腺MRI・Intervention研究会
ACRとEUSOBIガイドラインを翻訳・配布

非常に有用であったと考えている。

　MRIガイド下生検の手技が日本で浸透して行く中，生検の実施施設は徐々に増えていき（図18），2018年3月までで19施設に導入された（図19）。しかし，自費診療や研究費を使っての手技であり，継続して施行していた施設は4〜5施設程度だと思われる。その後，「乳腺MRI・Intervention研究会」の役割は十分に果たしたので，第10回（2015年2月）を最後に研究会は閉会した。そして，同年にバイエル薬品株式会社の共催のもと，「乳腺画像・インターベンション研究会」（http://big-reads.com/乳腺画像・インターベンション研究会.html）に生まれ変わった。

MRIガイド下生検のみならず，すべての画像診断やインターベンションを対象に扱う研究会として発展した。

　また，生検の必要な患者さんや生検を依頼する医師向けに，MRIガイド下生検の動画を作成し，誰でも閲覧できるようにした（図20．http://big-reads.com/movie01.html）。他院からの紹介の患者さんには，この動画で全体の流れを理解してもらっている。さらに，MRIガイド下生検が保険収載されてからは，厚生労働科学研究費補助金がん対策推進総合研究事業「ゲノム情報を活用した遺伝性乳癌卵巣癌診療の標準化と先制医療実装にむけたエ

第Ⅲ章　MRIガイド下生検

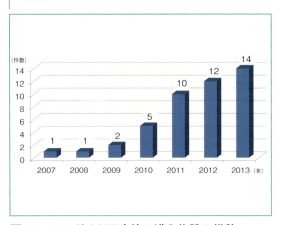

図18　MRIガイド下生検の導入施設の推移

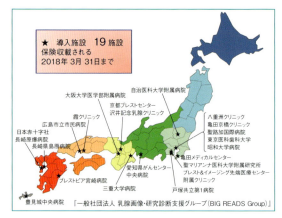

図19　MRIガイド下生検の導入施設：
2018年3月31日までで19施設

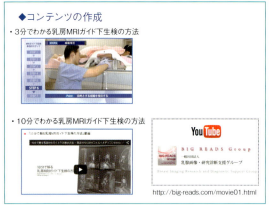

図20　MRIガイド下生検の普及活動：動画配信
（http://big-reads.com/movie01.html）

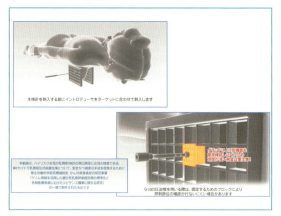

図21　MRIガイド下生検のCG制作
（https://bcin.jp/topics/49.html）

ビデンス構築に関する研究」の一環として，MRIガイド下生検のCGを制作し，安全かつ正確な手技の啓発に役立てている（図21）。

2-3．日本での成績

　MRIガイド下生検の講演をすると，どのくらいの頻度で施行しているのですか？　と，必ず聞かれる。筆者は年間2600件の乳房MRIを読影し，MRIガイド下生検は年間40例のペースで施行してきた。つまり，100件の乳房MRIを読影すると，1.5人のMRIガイド下生検のオーダーが出る計算である（図22）。

　では，その中で悪性は何人いますか？　が次の質問である。MRIガイド下生検の初期の結果では，30例中8例（27％）が乳癌であり[6]，その後は徐々に悪性の頻度が増してきた（図23）。そして，35～40％弱で一定（約38％）となった。読影するのも，MRIガイド下生検を施行するのも筆者一人であるため，悪性の頻度が一定になったと考える。連続する300例の結果では，悪性の頻度は38％であり，その多くは非浸潤癌である（図24）。そして，浸潤癌が10％以上含まれることも注目すべき点である。

　また，ちょうど100例に達した段階で論文として報告[8]したので，過去の論文と比較しながら，その内容を紹介しよう（図25～31）。2006年の*Cancer*誌の報告[9]と比較して，最も異なる点は，当日にMRIガイド下生検がキャンセルになった頻度であろう〔第1部の図16（216P）参照〕。*Cancer*誌では，

224

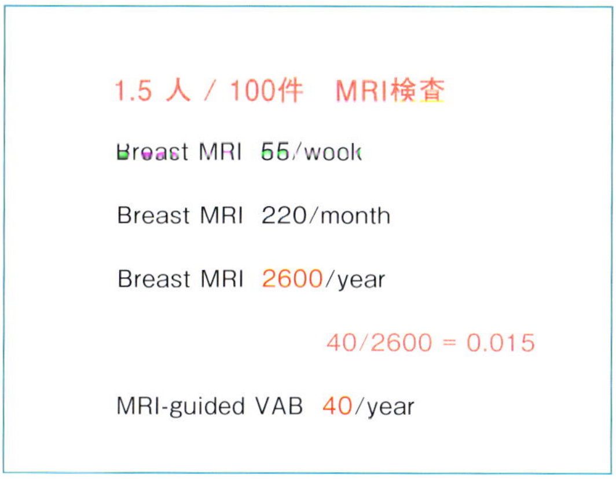

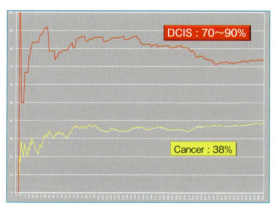

図22 MRIガイド下生検の頻度

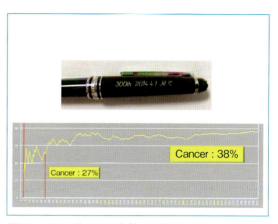

図23 MRIガイド下生検の悪性の頻度

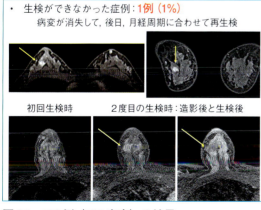

図24 300例での悪性の頻度
うちDCISは70〜90%

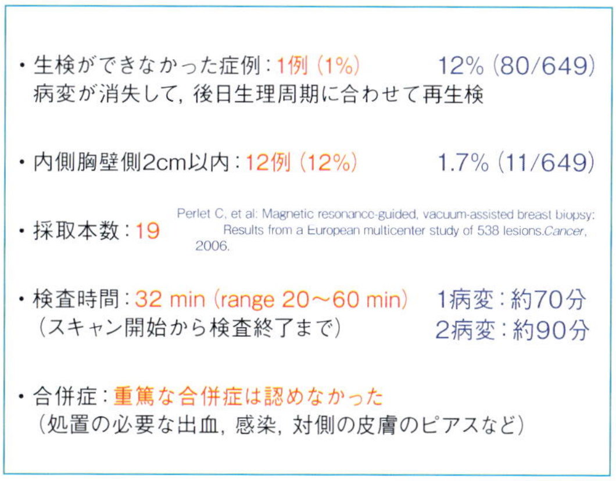

図25 100例（102病変）の結果
（参考文献8）より引用作成）

図26 100例（102病変）の結果
当日，生検がキャンセルになった症例：1例（1%）。
再生検にてhigh grade DCISと診断された。

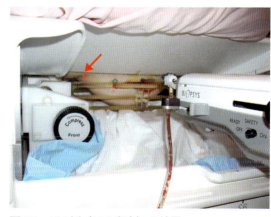

図27 100例（102病変）の結果
内側胸壁側2cm以内：12例（12%）

第III章 MRIガイド下生検

Lesion type :	The average lesion sizes :
Focus, 18 (18%)	
Cancer 22% (4/18)	4.5 mm (3〜5 mm)
Mass, 27 (26%)	
Cancer 37% (10/27)	8.2 mm (6〜13 mm)
Non-mass, 57 (56%)	
Cancer 39% (22/57)	21 mm (6〜75 mm)

図28 100例（102病変）の結果
（参考文献8）より引用作成）

Histopathology	VAB result	Final result
Malignant : Invasive	6 (6%)	9 (9%)
Malignant : In situ	28 (27%)	27 (26%)
High risk and benign	68 (67%)	66 (65%)
Total	102 (100%)	102 (100%)

図29 100例（102病変）の病理結果
（参考文献8）より転載）

Study & Year	Device & gauge	N	Cancer	Discordant	Underestimate	Technical success	Complication rate
Viehweg, et al. 2001	Mam : 11g	277	26% (72/280)	NR	NR	99% (277/280)	NR
Liberman, et al. 2003	ATEC : 9g	27	22%(6/27)	NR	7%(2/27)	96% (27/28)	4%(1/27)
Lehman, et al. 2004	ATEC : 9g	38	37%(14/38)	NR	8%(3/38)	100%	0
Liberman, et al. 2005	ATEC : 9g	95	25%(24/95)	9% (9/95)	4%(4/95)	97% (95/98)	6%(6/98)
Orel, et al. 2005	ATEC : 9g	85	61%(52/85)	2% (2/85)	7%(6/85)	N/A	0
Ghate, et al. 2006	Vacora : 10g	19	5%(1/20)	0	5%(1/20)	95% (19/20)	10%(2/20)
Perlet, et al. 2006	Mam : 11g	517	27% (138/517)	NR	2%(9/517)	96% (517/538)	7% (35/517)
Mahoney MC. 2008	EnCor : 10g	55	18%(10/55)	5% (3/55)	7%(4/55)	100%	4%(2/55)
Tozaki, et al. 2010	Mam : 11g / Vacora : 10g	10 / 0	35% (36/102)	0	5%(5/102)	100%	0

EnCor : EnCor MR　Mam : Mammotome

図30 MRIガイド下生検の成績：海外との比較

Postoperative examination ;
56%（5/9） 42%

Preoperative staging ;
47%（9/19） 36%

And other indications ;
30%（22/74） 20〜30%

図31 100例（102病変）の適応別の悪性頻度
適応別に癌の頻度は変わってくる。右の青数字〔参考文献9）〕と類似した結果であった。
（参考文献8）より引用作成）

当日キャンセルの頻度は17%（111/649），そのうち病変の消失は12%（80/649）だが，われわれの報告では1%（1/100）である。一番の理由は，「病変ではない背景乳腺の増強効果（BPE）」を過去の論文では生検対象病変として診断し，われわれはそのようなBPEを生検対象として診断していない，ということである。「MRIガイド下生検で最も重要なことは，BPEを生検しないこと!!」なのである。なお，生検キャンセルの1例は，最初のMRIガイド下生検は月経周期の後半に施行され，二度目のMRIガイド下生検は月経周期の前半に実施された（図26）。MRIガイド下生検およびその後の手術の病理組織学的診断は，high gradeの非浸潤性乳管癌（DCIS）

であった。

本来は，乳房MRI検査と同様に，MRIガイド下生検も月経周期7〜14日目で行うことが推奨されている。しかし，日本ではそこまで厳密に行うことは困難である。われわれは，MRIガイド下生検は月経周期とは関係なく予定を組んでいる。しかし，そのために生検が中止される割合は，上記のように1%程度である。では，なぜ，月経周期とは関係なくMRIガイド下生検を実施してもキャンセルの頻度が少ないのか。それは，生検前の初回のMRI画像から病変の位置を予測して，その部位を正確に採取するように心がけているからである。生検時のMRIで病変がBPEにマスクされてしまっても，病変はあ

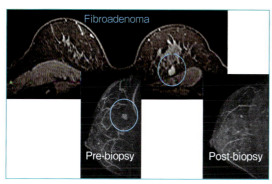

図32　内側胸壁側の生検例

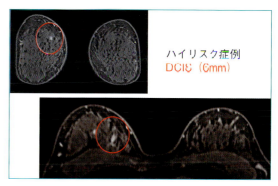

図33　内側胸壁側の生検例

る程度描出されるものである。そして、BPEにマスクされてまったくわからない、生検をキャンセルせざるを得ない、という頻度が1%程度であった、ということである。なお、生検前の患者さんには、この当日キャンセルの頻度（古い海外の報告では12%、自身の経験では1%）を説明している。

次に異なる点は、生検が最も困難な部位（内側胸壁側2cm以内）の頻度である。*Cancer*誌では、1.7%（11/649）、われわれの報告では12%（12/100）である（図27）。まったく同じ生検システム（シーメンスのaiming device）を用いた比較であるため、純粋に日本人と欧州の人々との体質の違いと考えられる。日本で行う場合は、このように施行困難な部位の病変に対しての対策をしっかりと構築する必要がある。シーメンスのaiming deviceでは、最上のバーの上（図27の←の範囲）から生検をしてきた。本来の穿刺領域外の部位であるが、胸壁に接するような病変でも、安全に全例生検可能であった（図32, 33）。

採取している本数は、平均19本と多めである。これは、前述した2009年の欧州でのコンセンサス会議を参考にしている〔第1部の参考文献8〕、217Pの図25参照〕。「採取するコアの平均本数は、11Gのプローブで25本以上であること」と記述されている。*Cancer*誌の報告[9]でも「最低20片を採取」している（216Pの図16参照）。現在では8〜10Gのプローブも使われることがあり、採取する本数は10本程度のことが多い。

検査時間は、平均32分（20〜60分）であった。

*Cancer*誌の報告[9]では、1病変の場合が約70分、2病変の場合が約90分と記述されている（216Pの図17参照）。これは計測している時間が異なると考える。われわれは、スキャン開始から生検終了までを計測しているので、*Cancer*誌よりも短い結果であったが、慣れてくると、それほど時間のかからない手技と考えてよい。

2-4．MRIガイド下生検の精度管理

上記のように、MRIだけでしか検出できない乳癌の頻度は、欧米と比較し決して少なくないことがわかった（図30）。欧米では必須であると認識されているこの手技を、安全に速やかに広めていかなければならない。そして、最も重要なことは、MRIガイド下生検の精度管理である。

そこで、筆者が「他院からMRIガイド下生検の適応相談」を受けた症例の内訳を提示したい（図34）。ポイントは以下のとおりである。

① 生検依頼があった約半数（51%：27/53）は、MRIガイド下生検の対象ではない。
② 生理周期に合わせて消える、と判断した症例は、全例病変の消失を認めた（図35）。第Ⅰ章❹の図4（37P）も、この表の中の症例である。
③ 超音波検査で描出可能と判断した症例は、全例、超音波ガイド下生検が可能であった〔第Ⅱ章第3部の症例4（137P）参照〕。
④ BI-RADSカテゴリー4bでMRIガイド下生検を施行した23例では、悪性率は61%であった。
⑤ BI-RADSカテゴリー4a（すぐには生検の必要が

第Ⅲ章 MRIガイド下生検

マネジメント	件数	内訳	
MRIガイド下生検の適応あり (BI-RADS Category 4b)	26 (49%)	23件	:生検実施 (浸潤癌:6例, DCIS:8例, 良性:9例)
		3件	:未実施 (自費診療のため経過観察希望)
経過観察を推奨 (BI-RADS Category 4a)	9	3件	:主治医の元で経過観察
		2件	:自分の外来で経過観察
		4件	:主治医よりMRIガイド下生検予定 (当日消失)
生検の必要なし (BI-RADS Category 3)	9	4件	:主治医より説明
		3件	:自分の外来で説明
		2件	:本人の希望によりMRIガイド下生検実施(良性)
超音波で描出可能と考える	6	6件	:超音波で描出され, 超音波ガイド下生検実施 (悪性:4例, 良性:2例)
病変消失の可能性あり	3	3件	:生理周期に合せた再撮で病変消失

図34 MRIガイド下生検適応相談53件の内訳
(2010年8月～2018年12月)

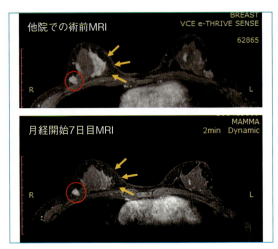

図35 右乳腺外側(赤丸)が既知の乳癌
術前MRIで内側に区域性の造影域(⇐)があり, MRIガイド下生検が必要かという相談があった患者。手術を延期して生理周期に合わせると, 造影域は消失した。

ない)でMRIガイド下生検をした4例は, 全例, 生検当日に病変が消失した。生検を強く希望して海外から来た患者さんや, 主治医から生検をするように説明を受けて来た患者さんが含まれる。生検当日のキャンセル率は, 14%(4/23+4+2)であった。Cancer誌の報告[9](12%)と類似する(225Pの図25)。

⑥ BI-RADSカテゴリー3またはカテゴリー4a(すぐには生検の必要がない)から, 乳癌は検出されていない。

以上から, いかに正確な読影・生検の適応判断が重要か, おわかりいただけると思う。経過を追って消失する造影域はどのような特徴があるのか, どのような病変が超音波で描出され, どのような病変がMRIでしか生検できないのか, などの判断が非常に重要となってくる。これには, MRIだけでなく, マンモグラフィや超音波検査, さらにはエラストグラフィなどの超音波検査の最先端の技術も熟知している必要がある。まさに, MRIガイド下生検を正確に行うことは, 乳腺画像診断の極みだと考えられる。

今後は, 学会などで日本全体のデータを学術的に検証し, 正しく精度管理を行わなければならない。不正確な適応判断にてハイリスク女性の乳癌診断を遅らせたり, 過剰な適応判断から無駄な生検を行ったり, 未熟な手技によりMRIガイド下生検の成功率を下げることは, 極力避けなければならない。

●参考文献
1) LaTrenta LR, Menell JH, Morris EA, et al. : Breast lesions detected with MR imaging : utility and histopathologic importance of identification with US. *Radiology* 227(3) : 856-861, 2003
2) 坂本尚美, 戸崎光宏, 福間英祐, 他 : MRI-detected lesionに対する超音波ガイド下マンモトーム生検の役割. 乳癌の臨床 22(4) : 275-279, 2007
3) Sakamoto N, Tozaki M, Higa K, et al. : False-negative ultrasound-guided vacuum-assisted biopsy of the breast: difference with US-detected and MRI-detected lesions. *Breast Cancer* 17(2) : 110-117, 2010
4) Tozaki M, Yamashiro N, Fukuma E : MR-guided vacuum-assisted breast biopsy using a non-titanium needle. *Magn Reson Med Sci* 6(4) : 259-264, 2007
5) 山城典恵, 戸崎光宏, 比嘉国基, 他 : MRIガイド下生検により診断できた同期多発乳癌の1例. 日本臨床外科学会雑誌 69(5) : 1033-1036, 2008
6) Tozaki M, Yamashiro N, Suzuki T, et al. : MR-guided vacuum-assisted breast biopsy: is it an essential technique? *Breast Cancer* 16(2) : 121-125, 2009
7) 戸崎光宏 : Handheld portable biopsy systemを用いたMRIガイド下生検の経験. 日本磁気共鳴医学会雑誌 29(3) : 113-119, 2009
8) Tozaki M, Yamashiro N, Sakamoto M, et al. : MR-guided vacuum-assisted breast biopsy : results in 100 Japanese women. *Jpn J Radiol* 28(7) : 527-533, 2010
9) Perlet C, Heywang-Kobrunner SH, Heinig A, et al. : Magnetic resonance-guided, vacuum-assisted breast biopsy: Results from a European multicenter study of 538 lesions. *Cancer* 106(5) : 982-990, 2006

第3部
手技の解説

1. 欧州で普及したaiming device

欧州では4か国（5施設）の多施設研究が行われ、2006年にCancer誌に報告された（第1部の参考文献18）参照）。ドイツ留学時に、共著者であるSittek先生（München大学）にMRIガイド下生検のことを直接教わったことがある。Cancer誌の論文が発表される直前のことであり、未発表の研究データをスライドで見せていただき、非常に感動したことを今でも鮮明に覚えている。

Aiming deviceは現在は使用されていないが、内側かつ胸壁に近い病変へのアプローチが容易な点で、現在の標準的なコイルよりも勝っている。第3部では、この歴史的なデバイスを用いて行った手技を解説することで、現在の手技がどのように進化してきたのかを紹介したい。また、Cancer誌に報告された内容を理解するには、この手技の知識が必要である。

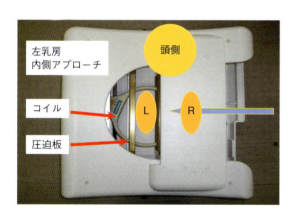

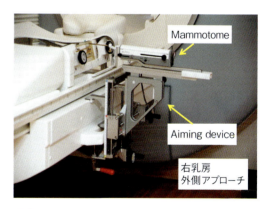

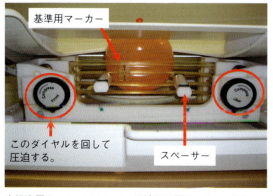

生検専用のpatient tableで、圧迫版の間に1チャンネルループコイルを挿入して撮像する。

【特　徴】

Aiming deviceをテーブルに固定できること、生検用デバイスをその上に装着できることが最大の特徴である。穿刺の角度を自由につけられることから、胸壁や腋窩に近い病変でも（外側から）アプローチが可能である。病変の位置は、設定した角度を入力するとコンソール上に自動で測定される。そのため、特別なCADシステムが不要である。欠点としては、1チャンネルループコイルを内外側の乳房圧迫板の間に挿入して用いるため、現在の多チャンネルコイルよりも画質が良くない。

第Ⅲ章 MRIガイド下生検

【ポジショニング】

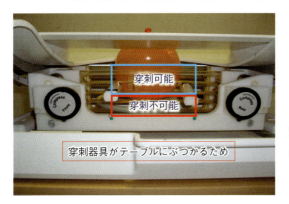

生検用コイルの種類により，穿刺可能な範囲が異なる。生検前のMRI画像や乳房厚などの情報から，病変が生検可能な範囲にポジショニングできるかをあらかじめ判断する必要がある。

【位置合わせ】

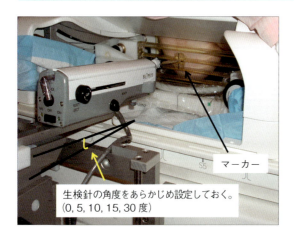

造影剤が封入されたマーカーを圧迫板に置き，生検針の先端をマーカーに合わせる。この位置でのx, y, zの座標軸を記録する。

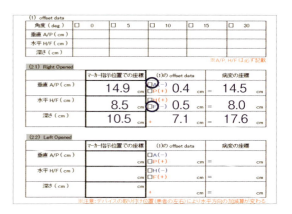

病変とマーカーをコンソール上でクリックすると，病変までの距離（x, y, zの座標軸）が自動的に算出される。

【ターゲットの計測】

算出された目盛りまで，デバイスを移動させる。

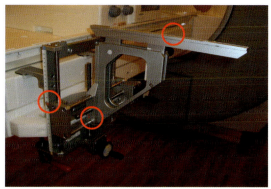

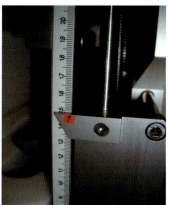

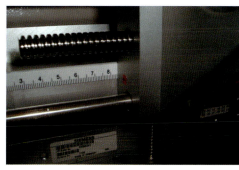

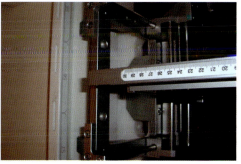

【麻　酔】

デバイスを移動させ，穿刺ルート上の皮膚に麻酔をする。必要に応じてスペーサーでルートを確保する。麻酔の針（20G）の外筒を残し，その直上（または直下）にマーカーを留置する。

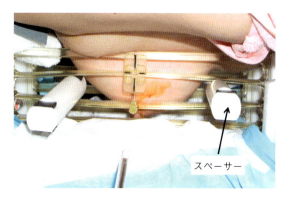

スペーサー

【組織採取】

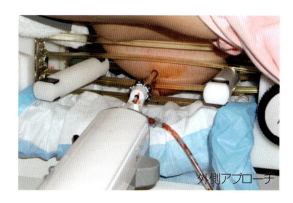

外側アプローチ

胸壁側のパッドが存在せず，胸壁近傍の病変でも内側から生検が可能である。

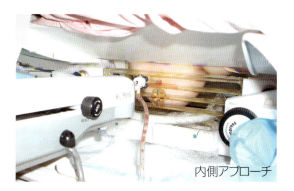

内側アプローチ

2. 現在の標準的手技（グリッドとピラー）

【MRIガイド下生検の前準備】

MRIガイド下生検を安全に行うには，診療放射線技師や看護師の協力体制が必須である。そして，それぞれの役割分担を十分に認識することが重要である。各デバイスの特徴を理解し，どのタイプのデバイスが最も適しているかなどを，生検前にスタッフ全員で検討する必要がある。

特に，ポジショニングや生検ができない領域（死角）の把握は非常に重要であり，念入りなファントム実験が必要である。また，救急カートなど，血管撮影室と同様の準備が基本となる。

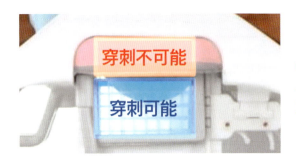
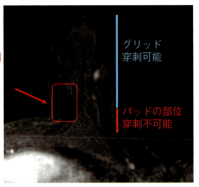

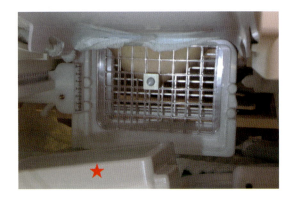

センチネルコイルは胸壁側のパッドが存在せず，内側アプローチを行いやすいコイルである。生検時には，撮像用のコイル（★）を圧迫板から取り外すことが可能であり，穿刺範囲が広い。

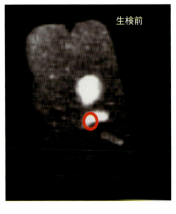
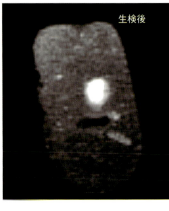

こんにゃくを用いたファントム実験。○をターゲットとして，生検を施行した。施行者だけでなく，診療放射線技師や看護師が操作手順と各々の役割を認識するには有用である。

【圧迫板：グリッドタイプとピラータイプ】

乳房を固定するための圧迫板が必要となる。圧迫板には，Grid（グリッドタイプ）とPost & Pillar（ピラータイプ）の2種類があり，病変の部位やアプローチ方法により使い分けが可能である。両者の違いをよく理解して使い分けることが重要である。

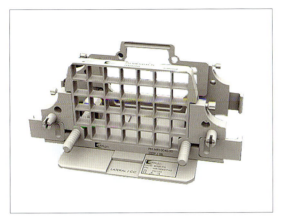

Grid（グリッドタイプ）　　　　　　　　　　　Post & Pillar（ピラータイプ）

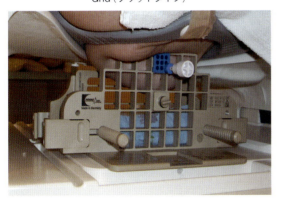
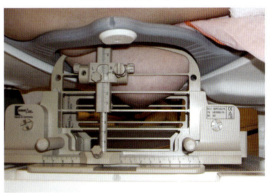

● Grid（グリッドタイプ）
現在の標準的な手法である。比較的容易であり，初心者はこの方法でスタートすることをお勧めする。
欠点は，グリッドの格子状構造の背側がデッドスペースになること，水平方向のアプローチで角度がつけられないことである。固定したグリッドにマーカー（ビタミンEなど）を置き，グリッドのライン（矢状断で確認）と病変の位置関係から穿刺部位を決定する。深さは病変と皮膚との距離を測定する。

● Post & Pillar（ピラータイプ）
グリッドの格子状構造のデッドスペースが少なくなり，ピンポイントで穿刺が可能である。また，穿刺に角度がつけられる。欠点は，日本人は乳房が薄い場合が多く，外套針の固定が困難なことである。撮像の間，外套針を固定するためにテープを用いる。この操作は慣れるまでストレスになるかもしれない。筆者は個人的にはピラータイプを好んで使用するが，手技に慣れるまではグリッドタイプをお勧めする。

第III章 MRIガイド下生検

【マニュアル用のワークシート】

● ピラータイプ

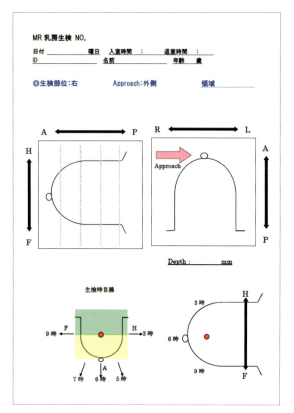
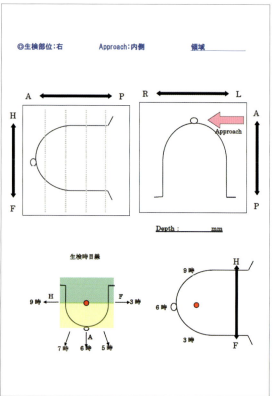

スタッフ全員が生検の手順を共有できるように，ワークシートの作成を推奨する。
施行する医師と診療放射線技師で病変の部位を同定し，穿刺部位，皮膚から病変までの距離を確認する。
外側アプローチと内側アプローチで左右の表示が逆になるので，「頭側，足側」で呼び合うことを推奨する。

【ポジショニング】

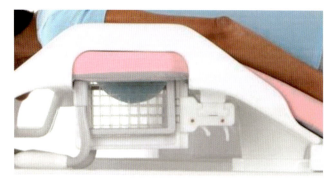

最初のポジショニングが非常に重要である。胸壁側の病変であれば，乳房をしっかり下垂させることが重要である。乳頭側の病変で乳房が大きい場合には，体とコイルの間にタオルやクッションを入れて，病変がグリッドの中央にくるように調整する。

【マーカー留置】

● グリッドタイプ

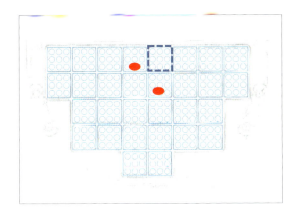
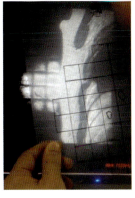
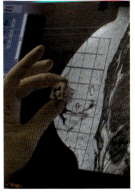

穿刺部位と予測されるブロック（点線）の近傍に，2個のマーカー（●）を留置すると便利である。

透明なシートにグリッドを書き込み，ワークステーションの画面に固定する。画像が同じサイズになるように拡大率を調整すると，病変の位置，および穿刺部位が同定可能となる。

● ピラータイプ

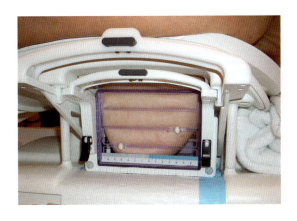
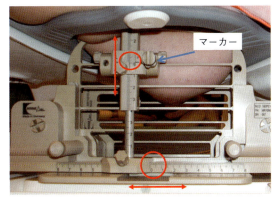

穿刺部位と予測される部位の近傍に，2個のマーカーを留置すると便利である。穿刺部位は，マーカーからの距離を計測し決定する。

NORAS MRI products社製のピラーの場合，あらかじめマーカーを照準器に設置可能である。照準器の位置・角度を0ポジションに設定しておく。

235

第Ⅲ章 MRIガイド下生検

Step 1 MRI撮像

MRI撮像方法の基本は，横断画像と矢状断画像のセットである。

■1 造影前T1強調画像（脂肪抑制なし，脂肪抑制あり）

最初に脂肪抑制なしのT1強調画像を撮像する。この段階で，ある程度の病変の位置を予測する。ポジショニングを変える必要があれば，ちゅうちょせずに行う。胸壁側の病変（外側アプローチ）では，腕が下がってじゃまな場合がよくある。腕をしっかりと体に固定することも重要である。これらのポジショニングの調整を怠ると，生検終了までずっと後悔することになる。

■2 ダイナミック撮像（横断画像）

ポジショニングおよび穿刺ルートが問題ないと判断されれば，造影検査を行う。造影剤の使用は1回のみでよいが，古い欧州の方法では，生検後に2回目のダイナミック撮像を行う。必ずしも必要ではないが，筆者は出血の程度などを確認する目的で行うことが多い。あくまでも初回の造影検査がメインなので，造影剤は8：2ぐらいの比率で使用している。検査を早く終了させたい場合は，2回目の造影検査を省くこともある。

■3 矢状断画像

ダイナミック撮像は第3相まで設定しておくが，第1相で病変の確認ができたら，第2相で終了して矢状断像を撮像する。

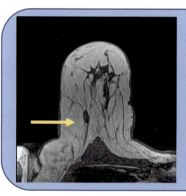

初回のMRIで造影剤の副作用が認められた症例。
脂肪性の乳房で，非造影で病変が確認できれば，造影剤を使わずにMRIガイド下生検は可能である。

Step 2　病変の同定

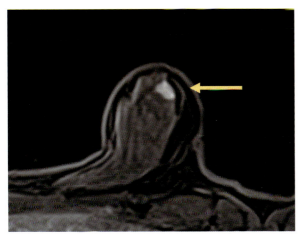
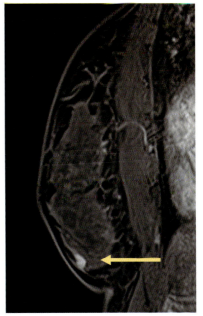

造影された病変を横断と矢状断の2方向の画像から計測し，組織を採取する部位を特定する。

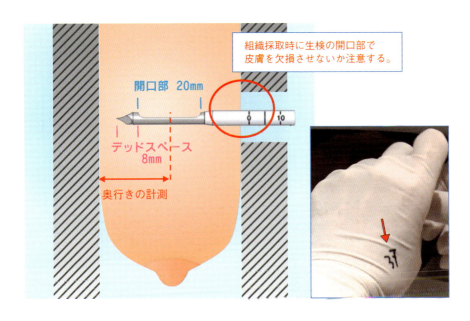

病変の位置の計測と併せて，奥行きが生検針のデッドスペースをカバーしているか，組織採取時に生検針の開口部で皮膚を欠損しないかなどを確認する。
術者が知っておくべき最も重要な点は，病変と皮膚との距離である!!
手袋には必ずその数値を記載している（↓）。

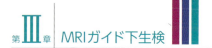

Step 3 穿刺位置の計算

● グリッドタイプ

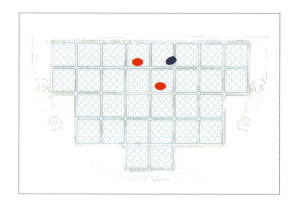

病変（●）とブロックの位置関係が把握できたら，穿刺の準備を行う。穿刺位置の決定が容易である点は，グリッドタイプの最大の利点である。

● ピラータイプ

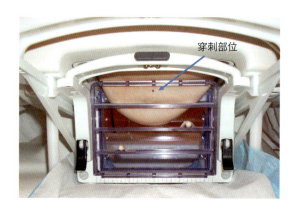

マニュアルで計測した後，穿刺部位の皮膚にマジックでマーキングを行う。

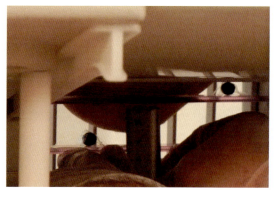

内側アプローチの場合は，狭い領域でマーカーからの距離を計測するので，難易度が高い。

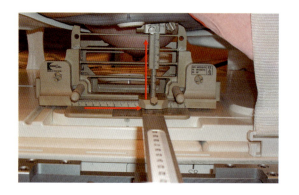

病変の位置とマーカーの位置をx, y軸で計算し，照準器をそれぞれ移動させる。

【マニュアル計測】

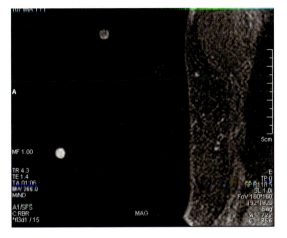
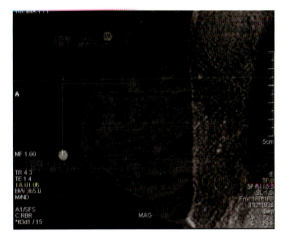
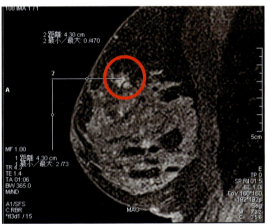

2つのマーカーのうち，計測しやすいマーカーと病変との距離（x，y軸）を計測する。装置メーカーにより操作手順がかなり異なるが，練習して計測方法に慣れておく必要がある。この計算を間違えると，異なった部位を穿刺してしまうため，非常にストレスのかかる作業である。複数のスタッフで協力しながら慎重に行う。また，この時間帯は患者が放置されがちなので，声かけを行うことは重要である。

第III章 MRIガイド下生検

【CADシステム】

各社から，穿刺部位をコンピュータで計測するCADシステムが発売されている。正確な位置関係の把握には非常に便利であるが，MRIガイド下生検の件数が多くない施設では習得するのに手間がかかることもある。また，操作ミスで穿刺部位や深さを間違える危険性もあるため，最初はマニュアルでも施行できるようにトレーニングすることが重要である。

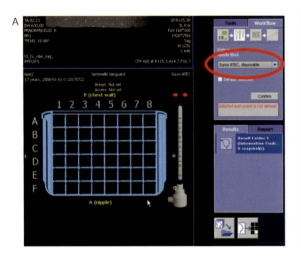
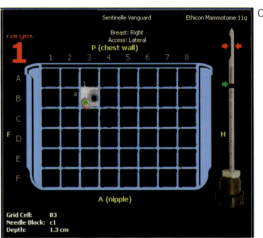
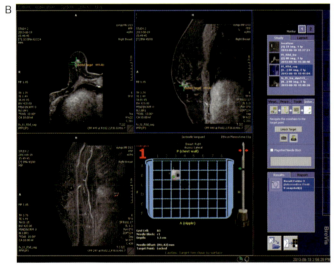

シーメンス社の"*syngo*. BreVis Biopsy"を例に説明する（A→B→C）。
① 生検針を選択する。
② 基準となるマーカーを置く。
③ 病変を矢状断と横断の2方向の画像から計測して，採取する部位を決定する。
④ 採取する部位が赤丸で表示され，最も近い穿刺部位が緑で表示される。病変内でカーソルを移動させると，赤丸が移動する。それと連動して緑およびブロックの位置が変化し，病変の範囲や穿刺しやすい部位などが正確に把握できる。

Step 4 消毒・皮膚の麻酔・深部の麻酔

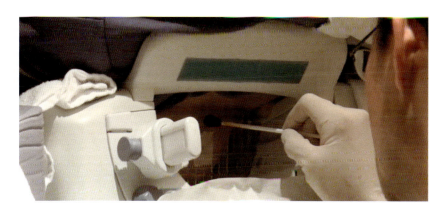

消毒は穿刺するブロックの範囲で十分である。

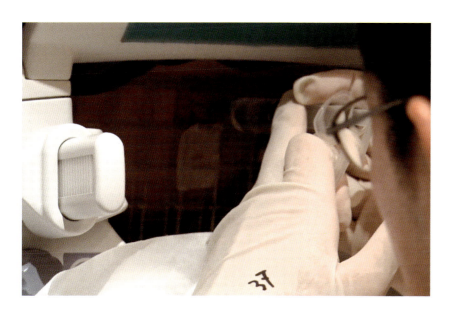

麻酔は，病変の変位を避ける目的で超音波ガイド下VABよりも少なめに行う。
これまでの使用量の平均は，5〜6cc程度であった。
皮下と病変の周囲に注入し，病変が胸壁に近い場合は，胸壁側に少し多めに
注入している。病変が皮膚に近い場合は，皮下の注入量を多めにして，病変と
皮膚との距離をかせぐことを行っている。
その後，メスで4mm程度の皮膚切開を行い，イントロデューサを刺入する。

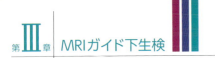

Step 5 麻酔後の撮像

ピラータイプで，いきなり太いイントロデューサを刺入することに抵抗がある場合，穿刺部位の確認のための撮像を行う。グリッドタイプでは，この麻酔後の撮像は必要ない。

4 T1強調画像（脂肪抑制なし）

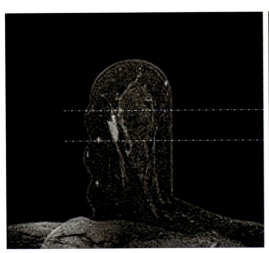
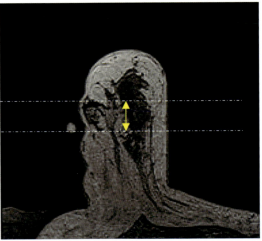

脂肪抑制ありの撮像でもよいが，脂肪抑制なしの撮像では麻酔後の変化が明瞭である。

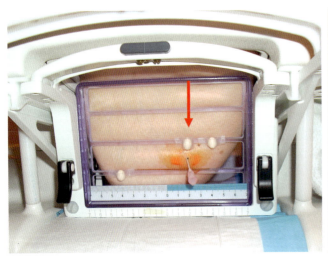
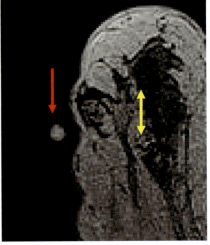

穿刺予定部位にサーフローの外筒を残し，その直上にマーカー（↓）を設置して撮像するとよい。
穿刺予定部位の断面にマーカーが描出されていれば問題ない。

> **Step 6** イントロデューサの刺入（A→B→C→D）

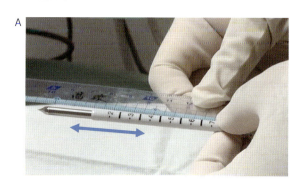

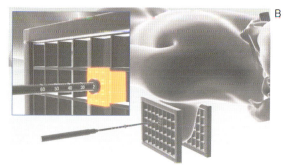

目盛りを参照して刺入する深さを決定する。病変が開口部の中心にくるように計測し、「皮膚がどの目盛りに一致していればよいのか」を再確認する。病変と皮膚との距離よりも、約5mm深く刺入することを推奨する。

一般的には、ブロックをしっかりと固定して、それからイントロデューサを刺入する、と説明されている。しかし、カニューラの先端が乳房内に刺入されていない状態で手技を進めてしまったケースを見たことがある。

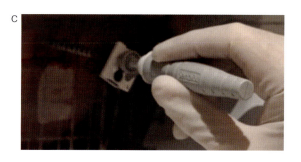

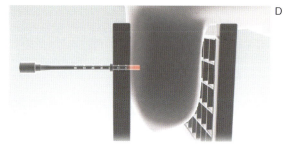

カニューラの先端が確実に乳房内に刺入されていることを必ず確認する必要がある。
また、ブロックが固く固定されてしまい、外れにくい場合がある。逆に、ブロックを浅く固定して、病変までの距離を間違うことがある。
以上のことから筆者は、ブロックを固定せずに、皮膚面を直接見ながらイントロデューサの刺入および生検を行っている。

イントロデューサを目的の位置に刺入したら、軽くブロックを固定して、イントロデューサを抜去する。

第Ⅲ章 MRIガイド下生検

Step 7　オブチュレータの挿入

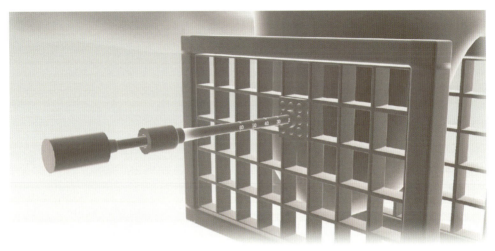

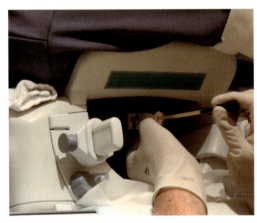 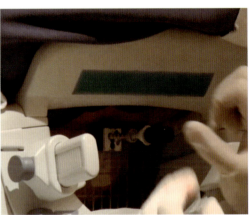

外套針（イントロデューサカニューラ）の中に，オブチュレータを挿入する。
オブチュレータを挿入した状態で，再度撮像を行う。

●ピラータイプの場合

先述したが，日本人は乳房が薄い場合が多く，イントロデューサカニューラがわずかしか乳房内に刺入されない症例が多い。その場合，撮像の間はテープを用いてイントロデューサカニューラを固定する必要がある。筆者は，コイルから吊り下げるように固定するが，手袋とテープがからまったりするため，慣れるまではこの操作はストレスである。

しかし，内側アプローチでは時に穿刺角度をつける必要があり，グリッドタイプでは不可能である。また，イントロデューサカニューラをテープで固定することは，内側アプローチの場合は容易である。

Step 8　オブチュレータ挿入後の撮像

MRI撮像方法の基本は，横断像と矢状断像のセットである。

5 T1強調画像（脂肪抑制あり）

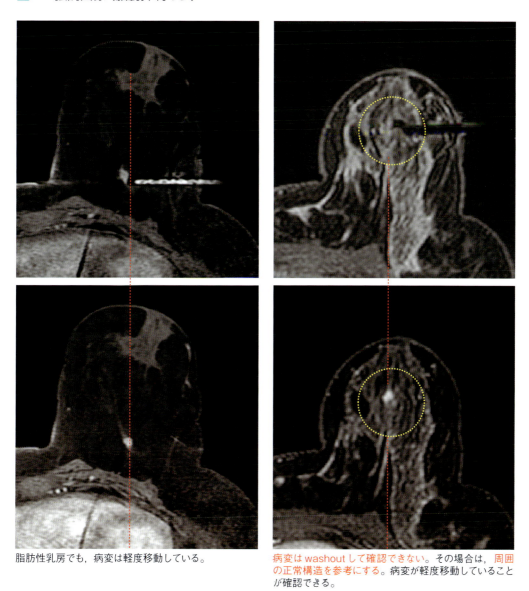

脂肪性乳房でも，病変は軽度移動している。

病変はwashoutして確認できない。その場合は，周囲の正常構造を参考にする。病変が軽度移動していることが確認できる。

オブチュレータの先端と目標の病変の位置関係を確認する。イントロデューサ，オブチュレータの挿入後，病変が移動することがあり，入念な確認を行う。

Step 9　生検針の挿入：組織採取

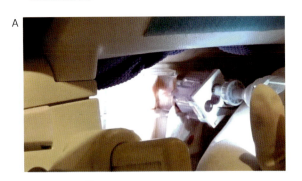
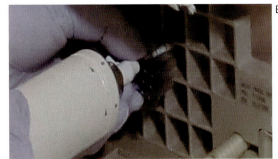
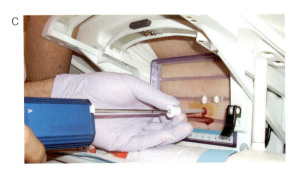
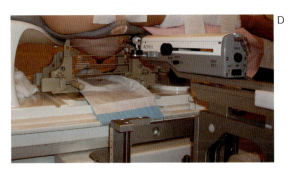

病変が軽度移動している場合は，それを考慮して少し深めで組織採取する。
オブチュレータを抜いて，イントロデューサカニューラの中に生検針を挿入する。
複数本の組織採取により出血することが多い。出血量が多いと組織採取が困難になるので，最も採取したい方向から生検を始める。
前述したが，ブロックを固定せずに，皮膚面を直接見ながら組織採取を行う。皮膚上の目盛りが動かないことや，出血量に注意を払いながら採取する。

採取中に多めの出血があった場合：
追加の採取が困難（1回の採取で終了）と判断し，多めに採取することも考慮する。

採取中にほとんど出血がなかった場合：
追加の採取が容易であり，数本採取した段階で確認の撮像を行うことができる。追加する必要性があるか，追加する場合はその部位（何時方向か）と採取量（何本か）を決定する。

皮膚に近い場合：
深部方向から採取し，移動させながら慎重に皮膚側の採取を行う。再撮像にて病変の残存の評価を行う。

> **Step 10** 組織採取後の確認の撮像

組織採取が終わったら，生検針を抜いて，再度オブチュレータを挿入して確認の撮像を行う。
撮像方法の基本は，横断像と矢状断像のセットである。

6 T1強調画像（脂肪抑制あり）

目的部位が採取されたか確認する。この画像確認が最も重要なステップの一つである。

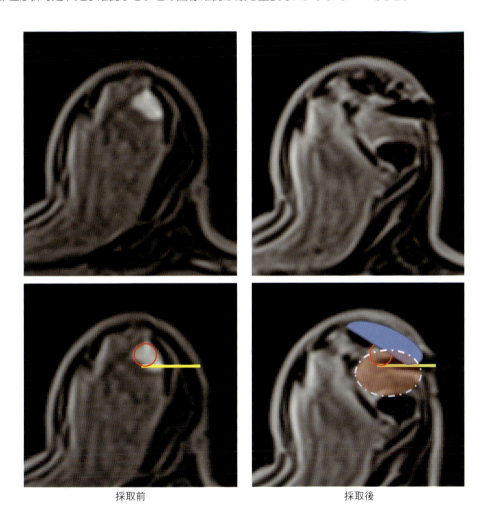

採取前　　　　　　　　　　　採取後

採取前後の同一断面で，病変部位にマーク（○）をおく。病変の位置と採取された部位（血腫）が一致していることを2方向から確認する。
水色の部分は，皮膚との距離を取るために多めに注入した麻酔の部分である。病変が皮膚から遠ざかっており，血腫（●）がその部位に一致していることがわかる。この確認はスタッフ全員で行い，生検を終了する。

第Ⅲ章 MRIガイド下生検

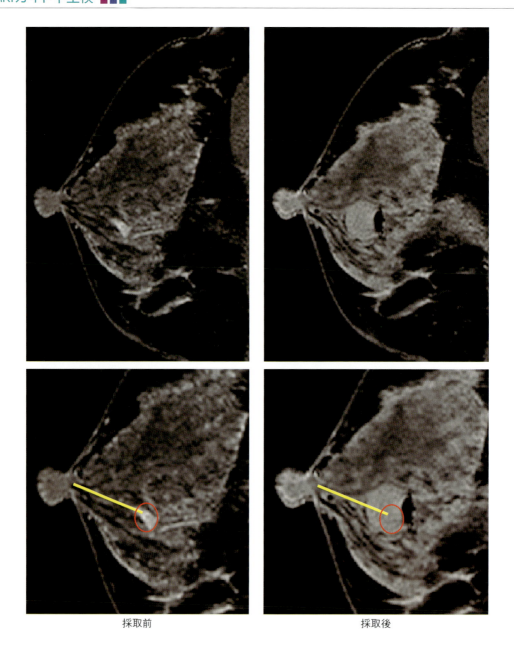

採取前　　　　　　　　　　　　　　採取後

病変部位（○）が血腫に置き換わっている。

7 ダイナミック撮像（横断画像）

必要に応じて，2回目の造影検査を行う。
病変の残存や血腫内の出血の程度（造影剤の漏出）を確認する目的で行うので，不要であれば省略してよい。

ワンポイントアドバイス

【胸壁側の病変】

吸引による胸壁損傷を避ける目的で病変の胸壁側に生検針を進めて，乳頭側を組織採取する。

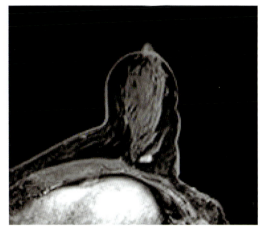
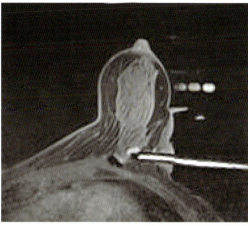

【乳房が薄い場合】

MRIガイド下生検は，ほとんど圧迫をしなくても生検が可能である。
イントロデューサの刺入まで乳房を圧迫し，その後，圧迫を解除して組織を採取する。

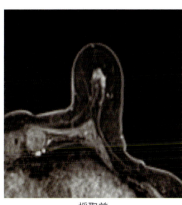
採取前

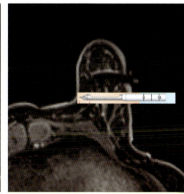
採取後

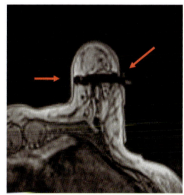
採取後

必要に応じて，生検する側の皮下および対側の皮下に多めの麻酔を注入する。
病変は開口部2cmの範囲に必ず入るので，生検時は両側の皮膚（←）損傷のみに注意すればよい。

第III章 MRIガイド下生検

3. MRIガイド下生検のテクニック

キヤノンメディカルシステムズ株式会社

ここでは,「かんたん!」な乳房MRI検査を実現した当社のアプローチを紹介する。

1. 当社の乳房MRI検査
― 「かんたん!」な乳房MRI撮像を実現するために ―

◎確実な脂肪抑制画像を提供する
"eShim Breast" "Enhanced Fat Free"

乳房MRI検査で最も難解な部分が,脂肪抑制の安定性である。乳房は脂肪に富んだ組織のため,撮像プロトコルの大半は脂肪抑制法が必須とされている。しかし,乳房領域はMRIの中でも,その特殊な形状により脂肪抑制が難しい。

よって,当社は脂肪抑制のカギとなるシミング技術を改良し,新たに乳房専用のシミング技術eShim Breastを開発した。eShim Breastは静磁場の補正の際,乳房以外の部分を抜くことにより,乳房のような特殊な形状でも,安定した磁場均一性の補正を可能とした。さらに脂肪抑制法にも着目。当社独自の脂肪抑制法Enhanced Fat Freeは,2発の脂肪抑制パルスを組み合わせることで,RF強度のムラを低減することが可能となり,消え残った脂肪を確実に抑制することができる(図1)。また通常,2発の脂肪抑制パルスを印加すると撮像時間の延長を来すが,Enhanced Fat Freeは縦磁化の回復を待つ必要がない。RFムラに強いとされるSPAIR法では撮像時間の延長を伴うが,Enhanced Fat Freeでは時間延長がなく,より高い時間分解能が求められる検査において,高い有用性を発揮できる。

乳房専用のシミング技術eShim Breastおよび脂肪抑制法Enhanced Fat Freeによって,確実かつ安定した脂肪抑制効果を提供でき,「かんたん!」な乳房MRI撮像を実現している。

◎BPEの鑑別補助
"Quick 3D's + DRKS"

BI-RADS第5版では,背景乳腺の増強効果を反映する用語"back parenchymal enhancement (BPE)"が採用された。BPEが強い場合には,病変が埋もれて検出できない場合がある。当社のBPEの鑑別補助としてview sharingを用いた高速撮像技術Quick 3D's + DRKSがある。空間分解能を維持しながら時間分解能を向上し,超早期相を得る

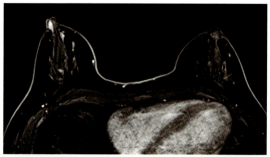
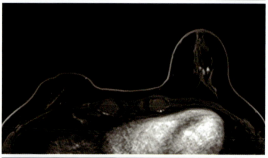
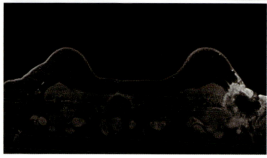

図1 Dynamic 早期相
脂肪信号の残りやすい乳頭直下や,ムラになりやすい片側切除後や腋窩も安定した脂肪抑制画像が得られる。

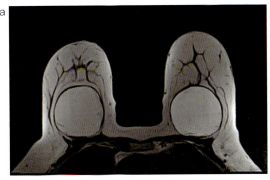 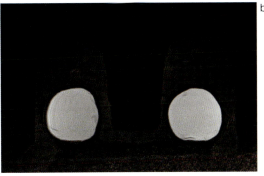

図2 シリコンインプラント画像
　a：PASTA-Si。脂肪とシリコンは高信号に，水は低信号に描出。
　b：脂肪抑制PASTA-Si。シリコンのみが高信号に，水および脂肪は低信号に描出。

手段である。従来の早期相60sより速い超早期相30sを取得することにより，背景乳腺の染まりが少ない状態で，淡い染まりを確認することができる。

○簡易的なブレスト・インプラント・
　スクリーニング "PASTA-Si"

2013年，乳癌により乳房切除となった患者への乳房再建に使用するインプラントが保険適用となり，定期的にインプラントの破裂や漏れを観察可能な画像検査の需要が高まっている。

MRIにおけるインプラントの描出は，シリコンを描出することが必要であり，水と周波数が異なるシリコンをとらえることは非常に困難を極める。従来，シリコン成分を高信号に描出したい場合は，手動で中心周波数をシリコンの周波数に合わせる必要があるが，脂肪の周波数も近傍にあるため，設定を誤ると脂肪抑制不良や，シリコン成分が高信号に描出されないといった問題が生じてしまう。

しかし，当社のシリコンインプラント検査用アプリケーションPASTA-Siは，装置がシリコンの周波数に合わせて自動で励起するため，シリコンを高信号で容易にとらえることができる（図2）。そのためインプラントの内容成分がシリコンか生理食塩水かの識別，さらにはシリコンの漏れの有無の確認など，誰でも簡単にインプラントの検査を行うことが可能となる。

2. 当社のMRIガイド下生検
― 「かんたん！」な乳房MRIガイド下生検を実現するために ―

乳房MRIガイド下生検において問題となる一つは，アプローチ範囲および方向の制限である。

当社の乳房MRIガイド下生検用RFコイル「ブレストSPEEDER」は，コイル位置が固定された従来タイプと異なり，コイル装着フレームを上下左右の任意の位置に動かすことができ，乳房の形状や大きさに応じてコイルを密着できるため，高いSNRで画像を得ることが可能となる。

また従来，アプローチが難しかった大胸筋に近い病変に対して，コイル装着フレームを通常より背側方向に動かし，さらにフレームからコイルを取り外せるため，穿刺しやすい環境を構築できる（図3）。内側アプローチでは左右の乳房の間の中央コイルを取り外し，左右コイルのみで患側乳房を挟んでアプローチすることもできる。このようにブレストSPEEDERは，コイルを可動することができるためアプローチ範囲が広く取れ，簡単に内側からの穿刺をも可能とする。

3. 「かんたん！」な乳房MRI診断を実現するために

当社のワークステーション「Vitrea」は，簡単に解析・レポート作成を行うことを可能とする。dynamic画像の解析では，データを選択後，アプリ

第Ⅲ章　MRIガイド下生検

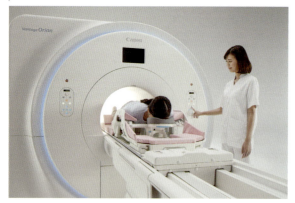

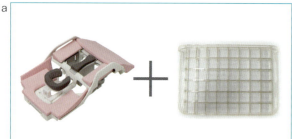
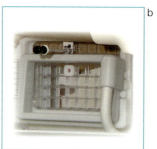

図3　乳房MRIガイド下生検用RFコイル「ブレストSPEEDER」
　　a：生検に必要なコイルとグリッド
　　b：大胸筋付近へアプローチするセッティング例

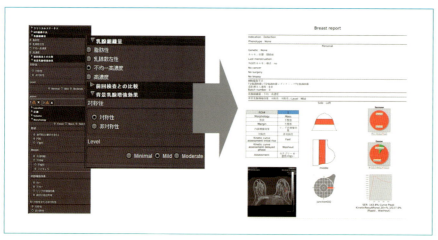

図4　BI-RADS第5版に準拠したレポート
　　読影結果を項目別に選択するだけで，簡単にレポートの作成が可能

ケーションボタンワンクリックで自動解析を行い，time intensity curve（TIC）や各種パラメトリックマップなどの解析結果を表示する。また，カーソルを置いたピクセルのTICがリアルタイムに表示できる。さらに，permeability解析を行うことも可能である。

レポートを作成する場合は，必要項目にチェックを入れるだけで，BI-RADS第5版に基づいたレポートを簡単に作成可能である（図4）。BPEの4段階やデンスブレストもレポートに表記することができる。

（国内営業本部MRI営業部：千葉寿恵）

3. MRIガイド下生検のテクニック

シーメンスヘルスケア株式会社

BI-RADSの普及により乳房MRIで重要視される画像の種類が絞られてきており，検査を行う施設やMRI装置間での撮像内容のバラつきも少なくなっている。一方で，実際の撮像におけるワークフローをサポートする機能には装置による違いがある。また，2018年4月から保険適用となったMRIガイド下生検においても，コイルの構造やソフトウエアの機能に違いが見られる。

ここでは，乳房MRIと生検における当社の特徴的な機能について紹介する。

1. 当社の乳房MRI検査

乳房MRIにおいては脂肪信号の抑制が重要である。当社のプレスキャンの機能では，最適な磁場の均一度が得られているのかを確認するために，撮像開始前に水と脂肪のピークを表すスペクトルを表示させて，オペレータが中心周波数を確認できるようになっている。これにより，中心周波数のズレによる脂肪抑制不良を防ぐことができる。

乳房MRIで必須と考えられている造影ダイナミック撮像は，多くの場合は3Dのグラディエントエコー法のtransverseまたはcoronalでタイミングを決めて撮像される（第Ⅰ章の❷「撮像の基本概念」参照）。

さまざまな撮像ワークフローをサポートする"Dotエンジン"の乳房撮像用機能である"Breast Dotエンジン"では，ダイナミック撮像のタイミングをわかりやすく設定したり，造影剤到達のタイミングを自動的に検知して撮像を始める機能がある（図1）。

ダイナミック撮像においては早期相の画像が重要視されているが，最近では，TWISTやcompressed sensingを用いて1時相あたりの時間分解能を3秒程度まで短縮し，早期相の中のわずかな濃染のタイミングの違いを可視化することで，病態をより詳しく観察する試みも行われている[1]。

2. 当社のMRIガイド下生検

◎代表的なコイル

日本における当社のMRI装置で最も多く用いられるのは，生検とイメージング兼用の4chコイルである（図2）。多チャンネルのコイルなので画質も良く，パラレルイメージングによる時間短縮も可能である。生検において被検者が腹臥位になった時に，左右が大きく開口しているので，lateralおよびmedialの穿刺アプローチをしやすい構造である。また，頭側も大きく開口しているので，乳房と生検デバイスを固定するプレートの向きを変えることで，cranio-caudal方向の穿刺も可能となる。組織を採取すべき病変の位

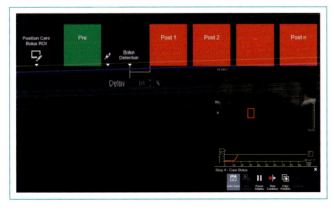

図1 Breast Dotエンジン
ダイナミック撮像タイミング確認画面

第Ⅲ章 MRIガイド下生検

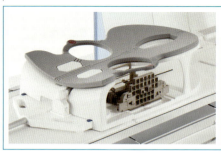
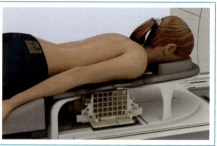

図2　代表的な生検対応コイル
4ch，生検・イメージング兼用。グリッドなどの器具はNORAS社の製品を使用している。
NORAS社HP　http://www.noras.de/en/mri-products/breast-biopsy-solutions/bi-320-pa-si/

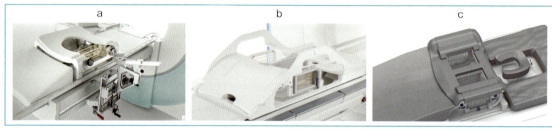

図3　生検対応コイルの変遷
a：1chコイル（生検専用），b：センチネルコイル（生検・イメージング兼用），c：7ch兼用コイル（生検・イメージング兼用，LEDライト付き）

置に応じて，柔軟な生検手技の選択が可能である。本コイルでは，プレートを交換することでグリッド法とピラー法のどちらにも対応可能である。

◎コイルの変遷

2007年，戸﨑光宏医師により国内で初めてMRIガイド下生検が始められた時は，汎用の1chループコイルを生検専用固定台と組み合わせたものであった（図3 a）。生検のデバイスを固定する支持台はテーブルに取り付けられ，ハンドルやレバーを用いてデバイスの位置を調整していた。

センチネルコイル（図3 b）は，コイルエレメントを交換することで多チャンネルコイルによるイメージングと2chコイルによる生検の両方に対応している。左右の開口が大きく，また，被検者の腕を支える構造になっているため，lateralよびmedialの穿刺アプローチをしやすい。グリッドプレートと共に，コイルエレメントは乳房に密着して動かすことがで

きるため，生検をする際にもSNRの高い画像が得られる。

最新の装置に対応する生検対応の7chコイル（図3 c）も，開口を大きくしてlateral，medialの穿刺アプローチが可能である。また，穿刺する際の手元を明るくするために，LEDライトを内蔵している。コイルのチャンネル数がさらに増え，イメージングおよび生検においてパラレルイメージング併用で，時間短縮，高画質を実現できる。

◎生検をサポートするソフトウエア

MRIガイド下生検においては，MRI上で対象となる組織の三次元的な座標を正確に求め，それを実際に穿刺する針の位置情報とすることが必要となる。"syngo BreVis Biopsy"ソフトウエアでは，3DボリュームデータのMPRやMIPでも確認が可能である（図4）。これにより，簡便に対象の病変を指定し，使用している固定プレート（図4ではグリッド法），

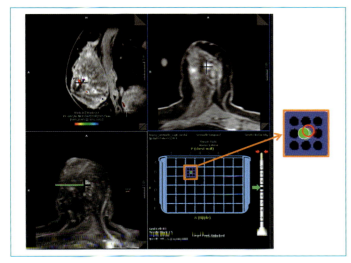

図4　*syngo* BreVis Biopsy による穿刺位置ガイド画面
3Dで撮像された画像の各方向の断面，早期濃染の組織（左上画像赤色），実際に使用しているグリッド，穿刺するブロック位置，穴の位置（●），吸引する方向（○），深さ（➡）が表示される。

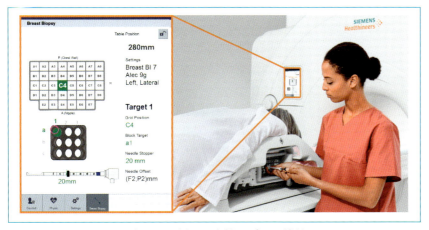

図5　RSNA 2018で発表された新しい生検サポート機能
ガントリ横のモニタに穿刺の位置が表示される。

針の穿刺位置，深さおよび吸引する方向をリアルタイムに確認することが可能である。

このように *syngo* BreVis Biopsy では，穿刺位置と吸引方向をコンソール上にわかりやすく表示することができるが，MRI室内で実際に手技を行う際には，この画面と同じ情報を記入したメモ用紙などを持ち込んで，確認することが多い。

穿刺に当たっては，手元をLEDライトなどで照らしながら手技を進めることが多いが，図3cに示す新型の生検対応7chコイルではLEDライトを内蔵しているため，ライトを手で持つ必要がなくなる。

2018年の北米放射線学会（RSNA 2018）においては，さらに進化したソフトウエアとハードウエアを展示した。新装置では，コンソール上で確認した穿刺位置などの情報を，ガントリ横のモニタにも表示させることができる（図5）。

これらによって，穿刺位置の情報をメモした紙を用意したり，手元を照らすライトを持ったりすることが不要になるため，MRIガイド下生検のワークフローが改善することが期待される。

●参考文献
1) Onishi N, Kataoka M, Kanao S, et al. : Ultrafast Dynamic Contrast-Enhanced MRI of the Breast Using Compressed Sensing : Breast Cancer Diagnosis Based on Separate Visualization of Breast Arteries and Veins. *J Magn Reson Imaging* 47（1）: 97-104, 2018

（ダイアグノスティックイメージング事業本部MR事業部：井村千明）

3. MRIガイド下生検のテクニック

株式会社フィリップス・ジャパン

　働き盛りの女性に多い乳癌。2018年のがん統計予測（国立がん研究センターがん情報サービス：がん登録・統計）[1]によると，罹患数約8.7万人，死亡数約1.5万人に達すると予測され，累積罹患リスクも11人に1人が乳癌を患う時代に突入している。このような疫学的背景において乳房MRIは，存在・病期診断のみならず，「生検」という新たな役割を担う必要性が2018年の保険適用により注目されている。ここでは，当社の乳房MRIの技術的特徴，生検時における被検者，医療従事者に対する快適な検査環境とワークフローについて紹介する。

1. 当社の乳房MRI検査

◎より簡単に安定した脂肪抑制画像を提供する"SmartExam Breast"

　乳房MRIは，いかに安定した両側の脂肪抑制画像が得られるかに尽きる。当社が開発したアプリケーション"SmartExam Breast"には，撮像から後処理まで担う機能と自動シミング機能の2つのアシスト機能が組み込まれている。特に，自動シミング機能では，脂肪抑制パルスにおいて左右の乳房の脂肪抑制不良のないように，静磁場不均一をB0 field mapから自動で最適化させることで，被検者ごとの異なる形状の乳房においても，より安定した両側の脂肪抑制画像を得ることが可能となる（図1）。

◎Compressed SENSEの
　ルーチン画像への応用

　2013年3月に公表された「乳がん発症ハイリスクグループに対する乳房MRIスクリーニングに関するガイドライン ver.1.2」（日本乳癌検診学会）[2]では，BI-RADS診断に準ずる撮像方法の推奨も行われており，ダイナミック撮像の重要性はもとより，脂肪抑制T2強調画像，T1強調画像の撮像も強く勧められている。当社のCompressed SENSE[*1]（以下，C-SENSE）では，これらの画像に対して高速化，もしくは高分解能化への還元が可能となり，より被検者の乳房の形態に応じた撮像プロトコールの個別化が可能となる。例えば，高分解能化に還元した場合，造影後3D T1強調画像においてC-SENSE factor 4.0を使用し，0.86 mm×0.86 mm×0.86 mmの等方形ボクセルを2分強で撮像することが可能である（図2）。

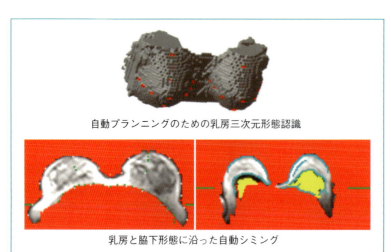

図1　SmartExam Breast
　　　脂肪抑制パルスにおいて，左右の乳房の脂肪抑制不良のないように，静磁場不均一をB0 field mapから自動で最適化

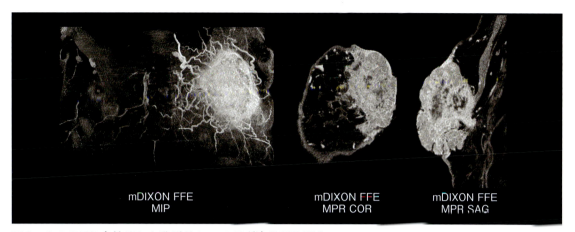

図2 C-SENSEを使用した造影後3D T1強調高分解能画像
(画像ご提供：倉敷中央病院「Ingenia 1.5T」)

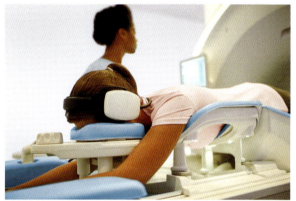

図3 診断と生検を兼ねる7ch乳房専用コイル

2. 当社のMRIガイド下生検

◎診断と生検を兼ねる専用コイルと
　生検アプローチ

　当社の乳房コイルは，診断と生検を兼ねる7chコイル（図3）と，診断専用の16chコイルがある。
　生検時は健側乳房をBreast Blockerにて圧排し，患側のみを下垂させる。その後，専用の格子状グリッドでlateral-medialにて患側乳房を圧迫固定し，生検に必要な撮像を行う。これまでのアプローチ方法としてはlateral-medial，cranio-caudalにてグリッドとピラータイプ共に可能であったが，当社の乳房画像診断専用ワークステーション「DynaCAD」の最新バージョンではlateral-medialのグリッドアプローチのみに対応している。生検を行う開口径も胸壁まで対応可能な矩形を有しており，穿刺においてもLEDライトを搭載していることで，視野の確保が容易に行われる。

◎2ステップで完了
　"DynaLOC Breast"

　MRIガイド下生検における穿刺計画の計算にはdynamic 3D画像を用いて，基準マーカーを起点とした病変までの距離計測が重要である。non-automationでのアプローチには熟練の経験を必要とし，精度管理を考慮するとガイド機能を有するautomation機能が好ましい。DynaCADに搭載さ

第Ⅲ章　MRIガイド下生検

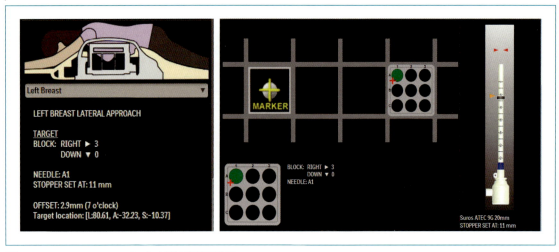

図4　DynaLOC Breastによる穿刺計画結果

れている"DynaLOC Breast"では，2ステップで穿刺計画が完了する。

①グリッドに装着した基準マーカーを画像上でクリックする。

②次に，ターゲットとなる病変部をクリックする。

この2ステップで，穿刺に必要な諸条件（穿刺位置，深さ情報，吸引方向）を網羅する（図4）。

◎DynaCAD Breast Diagnostic

DynaCADは，乳房画像診断専用のワークステーションとして米国では多くの導入実績を有し，Server & Client TypeとStandalone Typeの選択購入が可能である。また，生検計画のみならず，乳房専用画像診断としての専用機能（他のシリーズとのリンク表示，MPRやMIP処理，fusion機能，time intensity curve解析，造影された領域のvolume計測 quick TP configurationなど）も有し，デンスブレストなどの背景抑制が厳しい症例においても，computed DWIを使用することで病変の検出能の向上が期待される。

＊1 Compressed SENSEとは，圧縮センシングとパラレルイメージングを組み合わせた技術

●参考文献
1) 2018年のがん統計予測（国立がん研究センターがん情報サービス：がん登録・統計）
https://ganjoho.jp/reg_stat/statistics/stat/short_pred.html
2) 乳がん発症ハイリスクグループに対する乳房MRIスクリーニングに関するガイドラインver.1.2. 日本乳癌検診学会 編，2013.
http://www.jabcs.jp/images/mri_guideline_fix.pdf

（CS本部D&Tクリニカルアプリケーション
MRアプリケーションスペシャリスト：
松本光代）

3. MRIガイド下生検のテクニック

GEヘルスケア・ジャパン株式会社

2018年4月の診療報酬改定においてMRIガイド下生検が保険収載されたことにより，乳房MRIガイド下生検に対する注目度が格段に向上し，各地の厚生局への届け出施設数も増加している。

しかし，実際，日本よりもMRIガイド下生検が一般的な米国では，年間約160万件もの乳房生検が行われているが，その30%は（針生検でなく）外科生検であり，さらに，およそ30万件は実際には不要な乳房外科生検であるとの報告がある[1]。今後，より安全で侵襲性を抑えたMRIガイド下生検が，より重要性を増すと考えられる。

ここでは，当社の乳房MRI検査・MRIガイド下生検に対する，これまでとこれからのアプローチに関して紹介する。

1. 当社の乳房MRI検査

乳房MRI検査において最も重要と考えられる造影ダイナミック検査には正確な脂肪抑制が不可欠であるが，乳房領域はその形状の複雑さゆえに局所的な磁場不均一が生じやすく，脂肪抑制が難しい。当社の乳房撮像ではdual shim機能を搭載することで，左右それぞれの乳房に独立したシミングが可能となり，正確な脂肪抑制に貢献している（図1）。

また，昨今ではダイナミック撮像用シーケンス"VIBRANT"（Volume Imaging for BReast AssessmeNT）に2ポイントDixon法を併用したVIBRANT-FLEXや，"View Sharing"を用いた高速ダイナミック撮像"DISCO"（DIfferential Subsampling with Cartesian Ordering）などの登場により，さらに均一で空間・時間共に高分解能な3Dダイナミック撮像が可能になっている。特に，DISCOは，その高い時間分解能が特長であり，空間分解能を合わせた従来法に比べて6倍もの高い時間分解能を実現できるようになっている[2]。

しかし，従来以上に高分解能なダイナミック撮像が一般的になると，膨大な枚数の画像処理が必要となり（第Ⅰ章の❶「読影の順番」参照），画像再構成に時間がかかってワークフローに深刻な問題を来す場合がある。当社の3T MRI装置は1秒あたり最速6万2000枚（256×256マトリックス，フルFOV時）を再構成することができるリコンストラクションエンジンを搭載しており，時間・空間共に高分解能なデータを高速に処理し，また，multi-bandやcompressed sensingなどの複雑な演算処理にも対応可能なハードウエアを意識して設計されている。

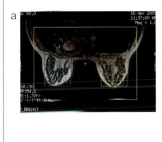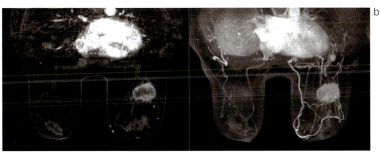

図1　Dual shimによる均一な脂肪抑制
a：dual shim設定画面。両側乳房にそれぞれ独立してshimming volumeを置く。
b：造影第1相とそのMIP画像（aとは別症例）（画像ご提供：川崎幸病院）

第Ⅲ章 MRIガイド下生検

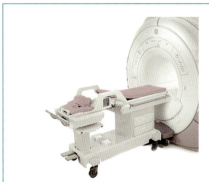
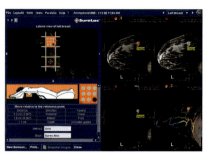

a：乳房専用コイル・テーブルを擁した概観写真　　b：穿刺位置ガイダンス機能

図2　乳房専用1.5T MRI（過去に海外でのみ販売）

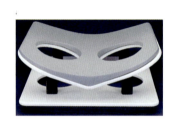
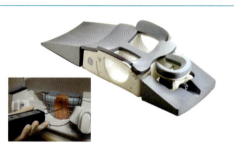

a：4ch Open Breast Array コイル　　b：8ch HD Breast Array コイル

図3　当社の乳房専用コイル

2. 当社のMRIガイド下生検

◎乳房専用コイルの歴史

　非常に興味深いハードウエアとして，過去に乳房専用1.5T MRIが海外で販売され，米国を中心としていくつかの地域で稼働している（図2 a）。これは，さまざまな角度からの穿刺アプローチが可能となるよう，乳房専用のコイルと着脱式テーブルが一体化されており，検査室外でも簡便に患者セッティングが可能である。また，穿刺ガイダンス用のアプリケーションなども充実しており（図2 b），まさに乳房専用機として高いワークフローが実現できる[3]。

　また，当社の乳房専用コイルは4chから始まり，現在は8chが主流になっている。4chのOpen Breast Arrayコイルは生検には対応していなかったが，8chのHD Breast Arrayコイル以降は専用のグリッドを使用することで，生検への対応が可能となっている（図3）。

◎新しい16ch Breastコイル：
　MRIガイド下生検に適したデザイン

　2018年の北米放射線学会（RSNA 2018）で発表された新しい16ch Breastコイルは，イメージング時は両側の乳房に対して16エレメントをフルに活用する（図4 a）。MRIガイド下生検を意識した非常にユニークでフレキシブルな構造になっており，外側から穿刺する際はLateral Arrayを取り外し，代わりにグリッドを取り付けたBiopsy Arrayを装着する（図4 b）。一方，内側からアプローチする際には，Lateral Arrayはそのままに中央のMedial Arrayを取り外し，代わりにBiopsy Arrayを装着する（図4 c）。特に，従来困難だった内側からのアプローチに関しては，Lateral Array（もしくは内側のBiopsy Array）を左右に動かし，かつ専用のCompression Plateも装着することが可能で，乳房に密着・固定させながらより穿刺しやすいデザインになっている（図4 c右）。また，専用グリッドのサイズが大きくなり，より広い範囲を位置決めできる

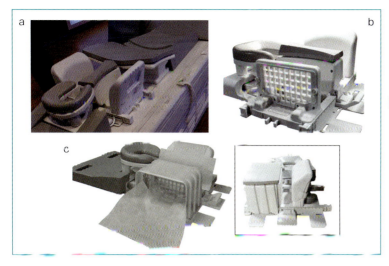

図4　新しい16ch Breastコイル
a：16chをフルに使うイメージング用セッティング
b：左乳房に外側から穿刺する際の生検用セッティング
c：右乳房に内側から穿刺する際の生検用セッティング。左乳房位置にはBlockerを置き，右Lateral Arrayには専用のCompression Plateを装着している。これらは左右に動かすことも可能である。

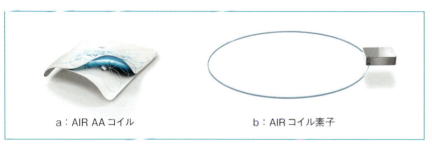

a：AIR AAコイル　　　b：AIRコイル素子

図5　AIRテクノロジー

ようになっていて，腕の位置は挙上でも下垂でも撮像することができるため，患者にとってもより快適な検査が可能になる。多チャンネルコイルでイメージングにおいても高画質，もしくは高速化を実現しながら[4]，同時により柔軟で穿刺しやすい構造は，今後，国内でもますます注目を集めるMRIガイド下生検には最適なコイルと考えられる。

RSNA 2018で16ch Breastコイルと同時に展示していたAIRテクノロジーも，次世代のコイルを考える上で重要である（図5）。コイル素子間での電気的干渉の影響をほぼ無視できるほど低減させつつ，より軽く柔らかい素材に生まれ変わった。もちろん，乳房撮像はうつ伏せが必須だが，外科医が求める仰臥位のポジショニング（第I章の❷「撮影法の基本概念」参照）には，この軽くて柔らかいAIR AAコイルが貢献できるかもしれない。また，深さ方向の感度が向上したこの素子はsurgical settingや生検への応用にも可能性があり[5]，特に，胸腺付近の穿刺には有用性が高いことが期待される。今後も，MRIガイド下生検のためのハードウエアの技術開発は継続していくと考えられる。

●参考文献
1) Lakoma A, Kim ES : Minimally invasive surgical management of benign breast lesions. *Gland Surg* 3 (2) : 142-148, 2014
2) Morrison CK, Henze Bancroft LC, DeMartini WB, et al. : Novel High Spatiotemporal Resolution Versus Standard-of-Care Dynamic Contrast-Enhanced Breast MRI. *Invest Radiol* 52 (4) : 198-205, 2017
3) Abbas E, Omeroglu A, Kao E, et al. : Granular Cell Tumor of the Breast Detected on MRI Screening. *Breast J* 19 (5) : 545-547, 2013
4) Lehman CD : Breast MRI in Less than Ten Minutes. SIGNA Pulse of MR. Autumn 2016, 14-17, 2016
5) Stormont R, et al. : Reimaging Flexible Coil Technology. SIGNA Pulse of MR. Spring 2017, 69-71, 2017

（アカデミック本部：名内存人）

Index

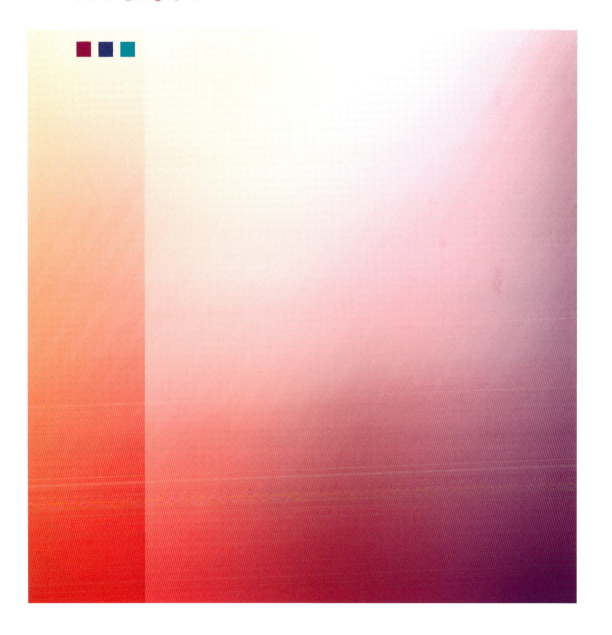

欧文索引

A

ABUS ……90
Abbreviated MRI ……14, 18, 74, 96, 102, 103
ACRIN 6657 MRS trial ……195
active fat suppression ……97
ADC_{mean} ……121
ADH ……174
AI ……95, 186
aiming device ……229
ALH ……174
architectural distortion ……160

B

background parenchymal enhancement ……32
BASING ……192
BCIN ……46
BI-RADS-MRI ……30, 34, 95, 111
blooming sign ……105, 106, 108
branching ……30, 113
branching ductal ……26
BRCA 1 ……75, 76, 80, 83, 144, 145, 146, 147
BRCA 2 ……75, 76, 80, 83
BRCA 関連乳癌卵巣癌症候群 ……75
BPE ……32, 35, 36, 64

C

calcified DICS ……50
central enhancement ……109
Cho ……190
choline ……190
clumped ……26, 30, 117
clustered microcysts ……160, 161
clustered rings ……26, 117, 165
clustered ring enhancement ……30, 117, 118
COMICE trial ……21, 72, 74
COMET ……56, 59
complicated cyst ……160, 161
complex cystic and solid mass ……161
conventional 3D shim ……203

D

DCIS ……15, 30, 50, 53, 54, 55, 57, 59, 179
delayed rim enhancement ……108
dark internal septation ……110
ductal changes ……165
ductal enhancement ……111
DWI ……14, 33, 195, 199, 201

E

early rim enhancement ……108
echogenic halo ……155
EIC ……26, 27
enhancing internal septation ……108
extensive intraductal component ……26

F

FAD ……135
FEA ……177
Fischer' s score ……124

G

Göttingen score ·······124

H

HBOC ·······75

I

integrated slice-by-slice shimming ·······203
intraductal carcinoma ·······28
intraductal spread ·······27, 28
iShim ·······203

J

JOHBOC ·······76
J-START ·······44

K

kinetic curve ·······97

L

LCIS ·······174, 175
lobar anatomy ·······29
LORD ·······56
LORETTA ·······57
LORIS ·······56
low grade breast neoplasia family ·······179

M

marginal enhancement ·······108
MARIBS study ·······125, 126

MDCT ·······16, 64
MR only visible lesion ·······219
MRI-detected lesion ·······219
MRI-guided ablation ·······213
MRI-guided intervention ·······213
MRI-guided VAB ·······213, 217
MRI-targeted US ·······24, 219
MRS ·······189, 190, 193, 195
MR スペクトロスコピー ·······189, 190
multi quadrant ·······70

N

NCCN ガイドライン ·······88
NCDB ·······53, 57
nipple-sparing mastectomy ·······55
NSM ·······55

P

passive fat suppression ·······97
penetrance ·······81
periductal enhancement ·······118
peripheral enhancement ·······108
peripheral washout sign ·······109
peritumoral edema ·······206
PET/MRI ·······199
PRESS ·······192
problem solving ·······71

Q

quality-assured breast MRI ·······77, 79

Index

R

radiogenomics	186, 206
radiomics	186, 206
reticular/dendritic	117
rim enhancement	108
ring-like enhancement	108
risk reducing mastectomy	80
risk reducing salpingo-oophorectomy	80
Rosen triad	179
RRSO	80
RRM	80
RTOG	57

S

second look US	24, 219
SEER プログラム	53
semidynamic	22, 23
shrinkage pattern	188
skin-sparing mastectomy	55
split dynamic	22, 23
SSM	55
SUV_{max}	201

T

TDLU	27, 170
The EVA trial	75, 77
three time-point technique	24, 96, 102
TILs	206
time-signal intensity curve	96, 102, 124
tumor-infiltrating lymphocytes	206

U

US-guided VAB	219

V

Van Nuys Prognostic Index	56
Van Nuys 分類	183
VNPI	56

W

wash-in rate	95

数字索引

^{1}H-MRS	190, 193
3D-VIBE	16, 17, 96
3D 脂肪抑制併用高分解能撮像	96
3D マンモグラフィ	41, 42

和文索引

い

異型小葉過形成 ···················· 174

異型乳管過形成 ···················· 174

遺伝性乳癌卵巣癌症候群 ········· 75

イントロデューサ ···················· 243

お

オブチュレータ ············· 244, 245

か

拡散強調画像 ············· 14, 33, 199

過剰診断 ···················· 41, 48

カテゴリー分類 ·········· 121, 152, 164

外部標準法 ················· 191, 192

き

局所的非対称性陰影 ··············· 135

仰臥位 MRI ···························· 21

け

血性乳頭分泌 ··························· 24

こ

構築の乱れ ··························· 160

高濃度乳房 ················· 41, 45, 64

高分解能撮像 ·················· 64, 95

個別化検診 ·················· 45, 46

さ

サブトラクション ······················ 97

し

脂肪抑制法 ····························· 97

終末乳管小葉単位 ················· 170

浸透率 ································ 81

自動超音波検査 ············· 90, 168

人工知能 ·················· 95, 186

せ

腺葉の解剖 ····························· 29

前方境界線の断裂 ················· 156

そ

造影マンモグラフィ ···················· 41

た

多区域 ································ 70

ダイナミック MRI ················· 64, 95

ダイナミック撮像 ················· 64, 95

て

低異型度非浸潤性乳管癌 ········· 184

低侵襲性治療 ························· 213

デンスブレスト ············· 41, 45, 46, 64

と

トモシンセシス ························· 42

ドプラ法 ······························· 152

Index

な

内部標準法 ……………………… 192

内分泌療法 ……………………… 59

に

乳管内癌 ……………………… 26

乳管内進展 ……………………… 27, 28

乳腺症 ……………………… 170

乳房温存術 ……………………… 56

乳房専用コイル ……………………… 21

は

背景乳腺の増強効果 ……………… 32, 64

ハイブリッドパラメータ ……………… 200

ひ

非浸潤性小葉癌 ……………… 174, 175

非浸潤性乳管癌 ……………… 15, 179

被包型乳頭癌 ……………………… 182

病的バリアント ……………………… 85

へ

平坦型上皮異型 ……………………… 177

ほ

放射線治療 ……………………… 57

ま

マルチ遺伝子パネル検査 ……………… 85

り

リキッドバイオプシー ……………… 40

リスク低減卵管卵巣摘出術 ……………… 80

る

累積乳癌リスク ……………………… 81

累積卵巣癌リスク ……………………… 81

れ

レアバリアント ……………………… 86

著者紹介

戸﨑光宏　Tozaki Mitsuhiro
相良病院附属ブレストセンター放射線科 部長
昭和大学医学部放射線医学講座 客員教授

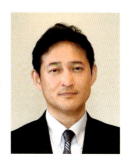

1993年 東京慈恵会医科大学卒業。同年 東京都立駒込病院外科。1995年 東京慈恵会医科大学放射線科。2005年 イエナ大学放射線科（ドイツ）に留学。2006年 亀田総合病院乳腺科部長。2015年～相良病院附属ブレストセンター放射線科部長。2018年～昭和大学医学部放射線医学講座客員教授を兼務。2009年に米国のBI-RADS（Breast Imaging Reporting and Data System）-MRIの編集メンバーに選出。現在，画像診断医としてハイリスク外来を開設し，リスクに合わせた個別化検診およびMRIガイド下生検を実施している。

相良安昭　Sagara Yasuaki
社会医療法人博愛会 相良病院 院長
京都大学大学院医学研究科外科学講座乳腺外科 非常勤講師・客員研究員

2001年 鹿児島大学医学部卒業。同年 九州大学医学部附属病院外科。2002年 別府先端医療センター腫瘍外科。2003年 九州がんセンター乳腺科・外科。2004年 大分県立病院外科。2005年 相良病院乳腺科，2009年 同院乳腺科部長，2011年 同院臨床研究センター長。2013～2015年 ダナファーバー癌研究所，ブリガム アンド ウィメンズホスピタル客員研究員。2017年 ハーバード大学公衆衛生大学院卒業。同年 4月～京都大学大学院医学研究科外科学講座乳腺外科　非常勤講師・客員研究員。2018年4月～相良病院院長。

大井恭代　Ohi Yasuyo
社会医療法人博愛会 相良病院病理診断科 部長・副院長

1987年 鹿児島大学医学部卒業，1992年 同大学院卒業（病理学専攻）。1993年 鹿児島大学医学部文部教官助手。2003年 相良病院病理診断科医長，2006年 同院同科科長，2009年～同院同科部長。2018年4月～同院副院長兼任。

佐々木道郎　Sasaki Michiro
社会医療法人博愛会 さがらパース通りクリニック放射線診断科センター長

1993年 鹿児島大学医学部卒業，放射線科に入局。1994年 鹿児島市医師会病院放射線科。1995年 国立都城病院放射線科。1996年 沖縄県立中部病院放射線科。1997年 鹿児島大学医学部放射線科。2000年 鹿児島市医師会病院放射線科科長。2006年～さがらパース通りクリニック放射線診断科センター長。

乳房MRIを極める！
サーベイランスからMRIガイド下生検まで

2019 年 7 月 5 日　　　　　　　　　　　　　　　　　検印省略

編　　著　　戸﨑　光宏
発　　行　　株式会社　インナービジョン
　　　　　　〒 113-0033　東京都文京区本郷 3-15-1
　　　　　　TEL 03-3818-3502　FAX 03-3818-3522
　　　　　　E-mail　info@innervision.co.jp
　　　　　　URL　http://www.innervision.co.jp
　　　　　　郵便振替　00190-6-53037
印　　刷　　株式会社　シナノ

©INNERVISION　　落丁・乱丁はお取り替えいたします。

ISBN978-4-902131-72-7